全国中医药行业高等教育"十四五"规划教材
全国高等中医药院校规划教材（第十一版）配套用书

U0129539

中医儿科学习题集

（供中医学、针灸推拿学、中西医临床医学等专业用）

主　编　赵　霞　李新民

中国中医药出版社
·北　京·

图书在版编目（CIP）数据

中医儿科学习题集 / 赵霞，李新民主编 . —北京：中国中医药出版社，2023.3

全国中医药行业高等教育"十四五"规划教材配套用书

ISBN 978-7-5132-7986-4

Ⅰ . ①中… Ⅱ . ①赵… ②李… Ⅲ . ①中医儿科学 – 中医学院 – 习题集 Ⅳ . ① R272-44

中国版本图书馆 CIP 数据核字（2022）第 241574 号

中国中医药出版社出版

北京经济技术开发区科创十三街 31 号院二区 8 号楼

邮政编码　100176

传真　010-64405721

山东华立印务有限公司印刷

各地新华书店经销

开本 787×1092　1/16　印张 21　字数 465 千字

2023 年 3 月第 1 版　2023 年 3 月第 1 次印刷

书号　ISBN 978-7-5132-7986-4

定价 78.00 元

网址　www.cptcm.com

服 务 热 线　010-64405510　　微信服务号　zgzyycbs

购 书 热 线　010-89535836　　微商城网址　https://kdt.im/LIdUGr

维 权 打 假　010-64405753　　天猫旗舰店网址　https://zgzyycbs.tmall.com

如有印装质量问题请与本社出版部联系（010-64405510）

全国中医药行业高等教育"十四五"规划教材
全国高等中医药院校规划教材（第十一版）配套用书

《中医儿科学习题集》编委会

主　　编　赵　霞（南京中医药大学）
　　　　　李新民（天津中医药大学）
副 主 编　（以姓氏笔画为序）
　　　　　王孟清（湖南中医药大学）
　　　　　王俊宏（北京中医药大学）
　　　　　任献青（河南中医药大学）
　　　　　孙丽平（长春中医药大学）
　　　　　肖　臻（上海中医药大学）
　　　　　张葆青（山东中医药大学）
　　　　　秦艳虹（山西中医药大学）
　　　　　薛　征（上海中医药大学）
编　　委　（以姓氏笔画为序）
　　　　　史正刚（甘肃中医药大学）
　　　　　白晓红（辽宁中医药大学）
　　　　　刘　华（广州中医药大学）
　　　　　刘　英（江西中医药大学）
　　　　　李　岚（浙江中医药大学）
　　　　　李　敏（首都医科大学）
　　　　　李伟伟（广西中医药大学）
　　　　　张雪荣（湖北中医药大学）
　　　　　尚莉丽（安徽中医药大学）
　　　　　郑　健（福建中医药大学）
　　　　　赵　琼（成都中医药大学）
　　　　　侯树平（黑龙江中医药大学）
　　　　　俞　建（复旦大学）
　　　　　唐　彦（云南中医药大学）

崔瑞琴（宁夏医科大学）

彭　玉（贵州中医药大学）

韩耀巍（天津中医药大学）

戴启刚（南京中医药大学）

学术秘书　董盈妹（南京中医药大学）

陈鸿祥（天津中医药大学）

编写说明

中医儿科学是以中医药学理论体系为指导，以中医药防治方法为手段，研究小儿生长发育、预防保健和疾病诊治的一门临床医学学科。中医儿科学起源于中华民族的传统文化，是中医学的一个重要组成部分。中医儿科学作为中医药教育的一门主干临床课程，是中医药院校各临床专业学生的必修课。

《中医儿科学习题集》是全国中医药行业高等教育"十四五"规划教材、全国高等中医药院校规划教材（第十一版）《中医儿科学》的配套用书，由《中医儿科学》（第十一版）教材编委会成员编写而成，是高等中医药院校本科生、研究生、临床医师及中医药工作者学习中医儿科学的参考书。

本习题集所命习题范围与现行全国高等中医药院校本科教学大纲一致，覆盖教材全部知识点。内容编排与相应教材的章、节一致，方便学生同步练习，也便于与教材配套复习。全书共十章，各章节题型分为两类：第一类为选择题，包括 A 型题（最佳选择题，即五个备选答案只有一项是最佳选择）、B 型题（配伍题）、X 型题（多选题）、判断题（对所述内容进行是非判断）；第二类为非选择题，包括填空题、名词解释、简答题、问答题、复合题（病案分析题）。每章节题后列有参考答案，供学生做题后核对。

命题工作是一项科学性、规范性要求很高的工作，随着教材和教学内容的不断更新与发展，恳请各高等中医药院校师生在使用本习题集时，提出宝贵意见，使本习题集得以不断完善，更好地适应教学及各类考试需要。

《中医儿科学习题集》编委会
2022 年 8 月

目 录

第一章　中医儿科学基础 ▷▷▷▷

第一节　中医儿科学术体系的形成和发展

一、选择题

（一）A1 型题

1. 被后世尊称为"中医儿科鼻祖"的医家是（　　）

    A. 钱乙　　　　　　　　B. 万全　　　　　　　　C. 陈文中

    D. 扁鹊　　　　　　　　E. 徐叔响

2. 最早记载儿科医案的医家是（　　）

    A. 华佗　　　　　　　　B. 钱乙　　　　　　　　C. 张仲景

    D. 淳于意　　　　　　　E. 万全

3. 提出"疳皆脾胃病，亡津液之所作也"的著作是（　　）

    A.《小儿卫生总微论方》　B.《小儿药证直诀》　　C.《幼幼新书》

    D.《颅囟经》　　　　　　E.《幼科发挥》

4. 首先区分开急、慢惊风的著作是（　　）

    A.《颅囟经》　　　　　　B.《小儿药证直诀》　　C.《幼幼新书》

    D.《小儿卫生总微论方》　E.《幼科发挥》

5. 明确指出"新生儿脐风、撮口是由于断脐不慎所致"的著作是（　　）

    A.《颅囟经》　　　　　　B.《小儿药证直诀》　　C.《幼幼新书》

    D.《小儿卫生总微论方》　E.《幼科发挥》

6. 提出小儿"阳常有余，阴常不足"观点的医家是（　　）

    A. 钱乙　　　　　　　　B. 陈文中　　　　　　　C. 刘昉

    D. 万全　　　　　　　　E. 陈复正

7. 痘疹用温补之学派的创始人是（　　）

    A. 钱乙　　　　　　　　B. 陈文中　　　　　　　C. 刘昉

    D. 万全　　　　　　　　E. 陈复正

8. 提出烧灼断脐法预防初生儿脐风的著作是（　　）

    A.《幼幼新书》　　　　　B.《小儿卫生总微论方》　C.《全幼新鉴》

D.《婴童百问》　　　　　　　E.《保婴撮要》

9. 我国最早的小儿医是（　　）

A. 钱乙　　　　　　　　B. 万全　　　　　　　　C. 陈文中

D. 扁鹊　　　　　　　　E. 徐叔响

10. 我国最早的儿科专著是（　　）

A.《小儿药证直诀》　　　B.《颅囟经》　　　　　C.《小儿病源方论》

D.《小儿卫生总微论方》　E.《活幼心书》

11. 首创小儿"纯阳"理论的著作是（　　）

A.《活幼心书》　　　　　B.《颅囟经》　　　　　C.《小儿卫生总微论方》

D.《小儿药证直诀》　　　E.《小儿病源方论》

12. 论述小儿麻、痘、斑、疹的第一部专著是（　　）

A.《小儿斑疹备急方论》　B.《小儿药证直诀》　　C.《幼幼新书》

D.《小儿痘疹方论》　　　E.《博集稀痘方论》

13. 汇集宋代以前儿科学术成就，为当时世界上内容最完备儿科专著的是（　　）

A.《颅囟经》　　　　　　B.《幼幼新书》　　　　C.《活幼新书》

D.《全幼心鉴》　　　　　E.《保婴撮要》

14. 主张用辛苦寒凉法治疗小儿热性病的医家是（　　）

A. 张从正　　　　　　　B. 刘完素　　　　　　　C. 钱乙

D. 朱丹溪　　　　　　　E. 李杲

15. 重视母乳与婴儿之间的关系，提出"大抵保婴之法……既病则审治婴儿，亦必兼治其母为善"的是（　　）

A.《小儿药证直诀》　　　B.《幼幼新书》　　　　C.《保婴撮要》

D.《幼科发挥》　　　　　E.《幼科折衷》

16. 首创儿科五脏辨证体系的医家是（　　）

A. 张仲景　　　　　　　B. 孙思邈　　　　　　　C. 钱乙

D. 万全　　　　　　　　E. 王肯堂

17. 最早专篇记载儿科各类疾病病因证候的著作是（　　）

A.《诸病源候论》　　　　B.《备急千金要方》　　C.《小儿药证直诀》

D.《幼幼新书》　　　　　E.《活幼心书》

18. 我国的"人痘接种法"盛行于（　　）

A. 唐代　　　　　　　　B. 宋代　　　　　　　　C. 元代

D. 明代　　　　　　　　E. 清代

19. 提出"小儿病者纯阳，热多冷少也"学术观点的医家是（　　）

A. 张元素　　　　　　　B. 刘完素　　　　　　　C. 张从正

D. 李杲　　　　　　　　E. 朱丹溪

20. 宋代医籍中的"痘"，西医学中命名为（　　）

    A. 水痘   B. 麻疹   C. 天花

    D. 脓疱疮   E. 手足口病

（二）A2 型题

1. 患儿 2 岁，经常患感冒、肺炎。家长诉平时已特别注意多穿衣、不外出。医生要求其不要衣着过暖，要多带孩子去户外晒太阳。该医师的观点来源于（　　）

    A.《诸病源候论》   B.《小儿药证直诀》   C.《备急千金要方》

    D.《小儿病源方论》   E.《麻科活人全书》

2. 患儿 6 个月，每闻声响则惊惕哭闹不安，面色略发青。其病位在（　　）

    A. 肺   B. 脾   C. 心

    D. 肝   E. 肾

（三）B 型题

    A. 钱乙   B. 万全   C. 夏禹铸

    D. 陈复正   E. 吴瑭

1. 归纳小儿指纹诊法为"浮沉分表里，红紫辨寒热，淡滞定虚实"的医家是（　　）

2. 运用"灯火十三燋"治疗脐风、惊风等病证的医家是（　　）

    A.《育婴家秘》   B.《小儿药证直诀》   C.《幼科铁镜》

    D.《幼幼集成》   E.《麻科活人全书》

3. 详细阐述育婴四法的著作是（　　）

4. 治疗麻疹的专著是（　　）

（四）X 型题

1. 关于小儿生理、病理特点，万全提出（　　）

    A. 易寒易热，易虚易实   B. 心常有余，肺常不足   C. 肝常有余，脾常不足

    D. 肾常虚   E. 心神怯弱，心气不足

2. 万全的儿科著作有（　　）

    A.《保婴撮要》   B.《全幼心鉴》   C.《育婴家秘》

    D.《幼科发挥》   E.《幼科折衷》

3. 钱乙创制的方剂有（　　）

    A. 泻白散   B. 导赤散   C. 异功散

    D. 七味白术散   E. 六味地黄丸

4. 明代万全提出"育婴四法"为（　　）

    A. 预养以培其元   B. 胎养以保其真   C. 蓐养以防其变

    D. 鞠养以慎其疾   E. 首重保护胃气

二、非选择题

（一）填空题

1. 相传至今我国最早的儿科专著为＿＿＿＿＿＿＿＿＿。

2.《小儿药证直诀》中将小儿生理特点总结为"脏腑柔弱""成而未全……全而未壮"，其病理特点为易＿＿＿＿＿易＿＿＿＿＿易＿＿＿＿＿易＿＿＿＿＿。

3. 针对小儿体质特点，提出"稚阳未充，稚阴未长"学说的著作是＿＿＿＿＿＿＿＿。

4. ＿＿＿＿＿＿提出了小儿"三有余，四不足"的生理病理学说。

5. 现代在小儿外感热病中应用最多的辨治方法是＿＿＿＿＿辨证，内伤杂病中应用最多的是＿＿＿＿＿辨证。

6. 朱丹溪倡导小儿＿＿＿＿＿，＿＿＿＿＿，注重养阴。

（二）简答题

1.《幼幼集成》对小儿指纹辨证是如何概括的？

2. 小儿生理病理特点的"三有余，四不足"指的是什么？

（三）问答题

1. 关于小儿体质特点，钱乙、万全、吴鞠通分别提出了哪些著名论点？

2. 列举万全关于儿科的主要思想观点。

参考答案

一、选择题

（一）A1 型题

1. A　2. D　3. B　4. B　5. D　6. D　7. B　8. B　9. D　10. B　11. B　12. A　13. B　14. B　15. C　16. C　17. A　18. D　19. B　20. C

（二）A2 型题

1. A　2. C

（三）B 型题

1. D　2. C　3. A　4. E

（四）X 型题

1. BCD　2. CD　3. ABCDE　4. ABCD

二、非选择题

（一）填空题

1.《颅囟经》

2. 虚；实；寒；热

3.《温病条辨·解儿难》

4. 万全

5. 卫气营血；脏腑

6. 阳常有余；阴常不足

（二）简答题

1.《幼幼集成》将指纹辨证概括为"浮沉分表里、红紫辨寒热、淡滞定虚实""风轻、气重、命危"。

2. 阳常有余，阴常不足，肝常有余，脾常不足，心常有余，肺常不足，肾常虚。

（三）问答题

1. 关于小儿体质特点，钱乙概括为"脏腑柔弱、易虚易实、易寒易热"。万全概括为"阳常有余，阴常不足，肝常有余，脾常不足，心常有余，肺常不足，肾常虚"，即"三有余，四不足"。吴鞠通概括为"小儿稚阳未充，稚阴未长者也""易于感触，易于传变"。

2. 在保健学方面，他提出"育婴四法"，即"预养以培其元，胎养以保其真，蓐养以防其变，鞠养以慎其疾"；在生理病理学方面，他提出小儿"三有余，四不足"，即"阳常有余，阴常不足，肝常有余，脾常不足，心常有余，肺常不足，肾常虚"；在治疗方面，他提出"首重保护胃气"。

第二节　小儿年龄分期

一、选择题

（一）A1 型题

1. 古代医籍对小儿年龄分期的论述，最早见于（　　）

  A.《灵枢》   B.《小儿卫生总微论方》 C.《寿世保元》

  D.《颅囟经》   E.《小儿药证直诀》

2. 胎儿期是指（　　）

  A. 从受精开始到分娩共 240 天

  B. 从受精开始到分娩共 280 天

  C. 从受精开始到分娩共 300 天

  D. 从末次月经第 1 天算起 40 周

  E. 从末次月经第 1 天算起 42 周

3. 小儿以下各年龄期中，死亡率最高的时期是（　　）

  A. 新生儿期   B. 婴儿期   C. 幼儿期

  D. 学龄期   E. 青春期

4. 小儿以下各年龄期中，生长发育最迅速的时期是（　　　）

    A. 新生儿期　　　　　　　B. 婴儿期　　　　　　　　C. 幼儿期

    D. 学龄前期　　　　　　　E. 学龄期

5. 现代儿科就诊的年龄上限一般为（　　　）

    A. 12 岁　　　　　　　　B. 14 岁　　　　　　　　C. 16 岁

    D. 18 岁　　　　　　　　E. 青春期结束

6. 孕妇遭受不利因素影响，如感染、药物、劳累等的伤害之后，最易造成流产、死胎或先天畸形的时期为妊娠的前（　　　）

    A. 4 周　　　　　　　　B. 8 周　　　　　　　　C. 12 周

    D. 16 周　　　　　　　　E. 20 周

7. 围生期是指（　　　）

    A. 从受孕到分娩中　　　　　B. 孕期 28 周到生后 7 天

    C. 生前 28 天到生后 28 天　　D. 从出生到生后 28 天

    E. 出生后 28 天到满 1 岁

8. 新生儿期是指（　　　）

    A. 孕期 28 周到生后 7 天　　B. 生前 28 天到生后 28 天

    C. 从出生到生后 28 天　　　D. 从出生到生后 30 天

    E. 出生后到满 1 岁

9. 小儿生长发育的第二次高峰出现于（　　　）

    A. 婴儿期　　　　　　　　B. 幼儿期　　　　　　　　C. 学龄前期

    D. 学龄期　　　　　　　　E. 青春期

10. 幼儿期具有以下特点（　　　）

    A. 生长发育较前加快　　　B. 睡眠时间较前延长　　　C. 活动范围较前扩大

    D. 进餐次数较前增加　　　E. 意外事故较前减少

11. 从儿童向成人期过渡的时期是（　　　）

    A. 婴儿期　　　　　　　　B. 幼儿期　　　　　　　　C. 学龄前期

    D. 学龄期　　　　　　　　E. 青春期

12. 学龄前期是指（　　　）

    A. 1～3 岁　　　　　　　B. 3～7 岁　　　　　　　C. 5～7 岁

    D. 3～8 岁　　　　　　　E. 5～9 岁

（二）B 型题

    A. 从出生到 28 天　　　　B. 出生 28 天后到满 1 周岁

    C. 1～3 岁　　　　　　　D. 3～7 岁　　　　　　　E. 7～12 岁

1. 婴儿期是指（　　　）

2. 幼儿期是指（　　　）

    A. 胎儿期　　　　　　　　B. 围生期　　　　　　　　C. 新生儿期

D. 婴儿期　　　　　　　　　E. 幼儿期

3. 儿童生命活动的开始，起于（　　　）

4. 儿童独立生存的开始，起于（　　　）

A. 1 倍　　　　　　　　B. 1.5 倍　　　　　　　C. 2 倍

D. 2.5 倍　　　　　　　E. 3 倍

5. 1 周岁小儿体重与初生时比较，增至（　　　）

6. 1 周岁小儿身长与初生时比较，增至（　　　）

（三）X 型题

1. 幼儿期容易发生的疾病有（　　　）

A. 甲状腺肿大　　　　　B. 吐泻、疳证　　　　　C. 水痘、流行性腮腺炎

D. 急性肾炎、风湿热　　E. 中毒、烫伤等意外事故

2. 学龄前期小儿的特点有（　　　）

A. 体格发育稳步增长　　　B. 智力发育渐趋完善

C. 性格特点形成的关键时期　D. 接受文化教育的重要时期

E. 发病率较幼儿期增高

二、非选择题

（一）填空题

1. 古代医家很重视胎儿保健，称之为_____、_____、_____。

2. 小儿体格发育最快的时期是_____期；小儿发病率最高的时期是_____期。

3. 按年龄分期，出生后 29 天的小儿属于_____期；5 周岁的小儿属于_____期；14 周岁的小儿属于_____期。

4. _____一书提出"十八已上为少，六岁已上为小"。

（二）简答题

简述婴儿期保健重点。

参考答案

一、选择题

（一）A1 型题

1. A　2. D　3. A　4. B　5. D　6. C　7. B　8. C　9. E　10. C　11. E　12. B

（二）B 型题

1. B　2. C　3. A　4. C　5. E　6. B

（三）X 型题

1. BCE 2. ABC

二、非选择题

（一）填空题

1. 护胎；养胎；胎教

2. 婴儿；新生儿

3. 婴儿；学龄前；青春

4.《灵枢·卫气失常》

（二）简答题

提倡母乳喂养，及时添加辅食，预防脾胃、肺系疾病，按时接受计划免疫接种，预防传染病的发生。

第三节　小儿生长发育

一、选择题

（一）A1 型题

1. 按公式计算，3 岁小儿的身长应为（　　）

  A. 70cm   B. 80cm   C. 84cm

  D. 91cm   E. 96cm

2. 前囟关闭的时间为（　　）

  A. 2～4 个月   B. 4～6 个月   C. 6～12 个月

  D. 12～18 个月   E. 18～24 个月

3. 1 周岁小儿的头围应为（　　）

  A. 33cm   B. 46cm   C. 48cm

  D. 50cm   E. 54cm

4. 最后一颗恒牙长出的时间一般在（　　）

  A. 6 岁   B. 8 岁   C. 12 岁

  D. 12～15 岁   E. 20～30 岁

5. 新生儿的头围一般为（　　）

  A. 26cm   B. 28cm   C. 44cm

  D. 34cm   E. 20cm

6. 乳牙在（　　）岁出齐

  A. 1～2   B. 2～2.5   C. 3～3.5

  D. 4～4.5   E. 5～6

7. 正常情况下，3岁时在小儿腕部已有几个骨化中心（　　）

　　A. 2　　　　　　　　　B. 3　　　　　　　　　C. 4

　　D. 5　　　　　　　　　E. 7

8. 新生儿的呼吸与脉搏的比率一般是（　　）

　　A. 1:1　　　　　　　　B. 1:1.5　　　　　　　C. 1:2

　　D. 1:3　　　　　　　　E. 1:4

（二）A2型题

1. 患儿，4岁。不会穿简单的衣服。正常儿童应当（　　）岁能穿简单的衣服

　　A. 1　　　　　　　　　B. 2　　　　　　　　　C. 3

　　D. 4　　　　　　　　　E. 5

2. 患儿，3岁。有医生认为在变蒸期。变蒸的时期应在（　　）日内

　　A. 32　　　　　　　　B. 64　　　　　　　　　C. 128

　　D. 320　　　　　　　E. 576

3. 患儿20天。其呼吸:脉搏次数比应该是（　　）

　　A. 1:2　　　　　　　　B. 1:3　　　　　　　　C. 1:4

　　D. 1:5　　　　　　　　E. 1:6

4. 患儿，身高108cm，体重21kg，身长之中点位于脐与耻骨联合之间，腕部骨化中心已出现7个，尚未开始出恒牙。其可能的年龄是（　　）岁

　　A. 6　　　　　　　　　B. 7　　　　　　　　　C. 8

　　D. 9　　　　　　　　　E. 5

（三）B型题

　　A. 5　　　　　　　　　B. 6　　　　　　　　　C. 7

　　D. 8　　　　　　　　　E. 12

1. 正常小儿开始会爬的月龄一般是（　　）

2. 正常小儿开始会独坐的月龄一般是（　　）

3. 正常小儿开始会独走的月龄一般是（　　）

（四）X型题

小儿智能发育包括（　　）

　　A. 感知　　　　　　　B. 运动　　　　　　　C. 语言

　　D. 性格　　　　　　　E. 情绪

（五）判断题

1. 小儿出生后体重匀速增长。（　　）

2. 正常小儿的骨化中心按年龄出现，根据骨化中心出现的时间、数目、形态、融合时间，可判断骨骼发育程度及骨龄，通常采用拍摄左手腕部骨骼的X线正位片观察。（　　）

3. 小儿1岁时能简单地交谈。（　　）

4. 从 1 周岁到 4 周岁为幼儿期。（　　　）

二、非选择题

（一）填空题

1. 新生儿胸围约_____cm。

2. 小儿骨龄，通常采用拍摄_____的 X 线正位片观察。

3. _____个月后未萌出者为乳牙萌出延迟。

4. 前囟应在小儿出生后的_____个月闭合。

5. 小儿体重，1 周岁以后平均每年增加约_____kg。

（二）名词解释

1. 头围

2. 骨龄

3. 饮食偏嗜

（三）简答题

1. 何谓变蒸？如何理解变蒸学说？

2. 请简述儿童运动发育的特点。

3. 何谓小儿生长发育？请简述掌握小儿生长发育规律的意义。

4. 请简述小儿体重测量的意义。

5. 请简述观察囟门的意义。

参考答案

一、选择题

（一）A1 型题

1. D　2. D　3. B　4. E　5. D　6. B　7. C　8. D

（二）A2 型题

1. C　2. E　3. B　4. A

（三）B 型题

1. D　2. B　3. E

（四）X 型题

ABCD

（五）判断题

1. ×　2. √　3. ×　4. ×

二、非选择题

（一）填空题

1. 32

2. 左手腕部骨骼

3. 12

4. 12～18

5. 2

（二）名词解释

1. 自双眉弓上缘处，经过枕骨结节，绕头一周的长度为头围。

2. 随年龄的增加，长骨干骺端的软骨次级骨化中心按一定顺序及骨解剖部位有规律地出现。骨化中心的出现可反映长骨的成熟程度。用 X 线检查测定不同年龄儿童长骨干骺端骨化中心出现时间、大小、形状、密度的变化，并将其标准化，即为其骨龄。

3. 饮食偏嗜是指特别喜好某种性味的食物或专食某些食物而导致某些疾病发生的一类因素，包括寒热饮食偏嗜、五味偏嗜、食类偏嗜等。

（三）简答题

1. 变蒸是古代医家阐述婴幼儿生长发育规律的一种学说，始见于西晋王叔和的《脉经》。变者，变其情智，发其聪明；蒸者，蒸其血脉，长其百骸。婴幼儿处于人一生中生长发育的旺盛阶段，其形体、神智都在较快地不断变化，蒸蒸日上，故称变蒸。小儿变蒸有一定的规律性，在变蒸过程中，不仅其形体不断地成长，而且其脏腑功能、精神意识也不断地成熟完善，因而形成了小儿形与神之间的协调发展。变蒸学说在中医儿科基础理论中有着重要地位。第一，它揭示了小儿生长发育是一个连续的渐变的过程，量变的积累会带来质的飞跃，而这种飞跃是婴幼儿特定周期性成熟程度的标志。第二，变蒸学说指出了变与蒸的同步，也就是指出了变其情智和蒸其血脉，形体生长与精神发育应是相应的，否则就不是生理现象。第三，变蒸周期由短到长提示了婴幼儿阶段生长发育速度由快到慢的变化，这也是符合实际的。变蒸学说揭示的婴幼儿生长发育规律对于我们认识小儿的生长发育特点、研究当代儿童的生长发育规律有重要的借鉴价值。但是，也曾有些古代医籍提出，变蒸时小儿会出现发热、微惊、耳冷等表现，属于正常表现，不属于病态，无须治疗，这种说法历来引起争议，则应扬弃。

2. 儿童运动发育顺序是由上到下、由粗到细、由不协调到协调的进展。①粗运动：新生儿仅有反射性活动（如吸吮、吞咽等）和不自主的活动；1 个月小儿睡醒后常做伸欠动作；2 个月时扶坐或侧卧时能勉强抬头；4 个月时可用手撑起上半身；6 个月时能独坐片刻；8 个月会爬；10 个月可扶走；12 个月能独走；18 个月可跑步和倒退行走；24 个月时可双足并跳；36 个月会骑三轮车。②精细运动：手指精细运动的发育过程为新生儿时双手握拳；3～4 个月时可自行玩手，并企图抓东西；5 个月时眼与手的动作取得协调，能有意识地抓取面前的物品；5～7 个月时出现换手与捏、敲等探索性的动作；

9～10 个月时可用拇指、示指拾东西；12～15 个月时学会用匙，乱涂画；18 个月时能摆放 2～3 块方积木；2 岁时会粗略地翻书页；3 岁时会穿简单的衣服。

3. 一般以"生长"表示形体的增长，"发育"表示各种功能的进步，生长主要反映量的变化，发育主要反映质的变化，两者密切相关，形与神同步发展，通常相提并论。掌握小儿生长发育规律，对于指导儿童保健，做好儿科疾病防治，具有重要意义。

4. 体重测量可以反映小儿体格生长状况和衡量小儿营养情况，并作为临床用药量的主要依据。体重增长过快常见于肥胖症，体重明显低下者常见于疳证。

5. 囟门反映小儿颅骨间隙闭合情况，对某些疾病诊断有一定意义。囟门早闭且头围明显小于正常者，为头小畸形；囟门迟闭及头围大于正常者，常见于解颅（脑积水）、佝偻病等。囟门凹陷多见于腹泻病或反复高热阴伤液竭之失水；囟门凸出多见于热炽气营之脑炎、脑膜炎等。

第四节　生理病理病因特点

一、选择题

（一）A1 型题

1. "脏腑娇嫩，形气未充"是说明小儿为（　　　）

   A. 纯阳之体　　　　　　　B. 稚阳之体　　　　　　　C. 稚阴之体

   D. 稚阳稚阴之体　　　　　E. 盛阳之体

2. 小儿生理特点中所说的"稚阴稚阳"的含义是（　　　）

   A. 生机蓬勃，发育迅速　　B. 脏腑娇嫩，形气未充

   C. 年龄越小，生长越快　　D. 年龄越小，发育越快

   E. 纯阳无阴，阳常有余

3. "凡孩子三岁以下，呼为纯阳，元气未散"见于（　　　）

   A.《颅囟经·脉法》　　　　B.《宣明论方·小儿门》

   C.《医学正传·小儿科》　　D.《幼科要略·总论》

   E.《格致余论·慈幼论》

4. 小儿易产生营养失调性病证，原因主要是（　　　）

   A. 肝常有余　　　　　　　B. 心常有余　　　　　　　C. 肺常不足

   D. 脾常不足　　　　　　　E. 肾常虚

5. 小儿易产生感冒、咳喘，原因主要是（　　　）

   A. 脾常不足　　　　　　　B. 肺脏娇嫩　　　　　　　C. 肾常虚

   D. 稚阳未充　　　　　　　E. 稚阴未长

6. 下列属小儿病理特点的是（　　　）

   A. 纯阳之体　　　　　　　B. 脏腑娇嫩，形气未充

C. 稚阳未充，稚阴未长　　　D. 生机蓬勃，发育迅速

E. 易虚易实，易寒易热

7. 小儿发生传染病的病邪主要是（　　　）

A. 风热　　　　　　　　B. 风寒　　　　　　　　C. 湿热

D. 燥邪　　　　　　　　E. 疫疠

8. 小儿肺常不足，最易为何邪所伤（　　　）

A. 风邪　　　　　　　　B. 寒邪　　　　　　　　C. 湿邪

D. 燥邪　　　　　　　　E. 疫疠

（二）A2 型题

1. 患儿，2 岁。生后至今不能行走与站立，头项歪斜。其病变脏腑主要在（　　　）

A. 心肝　　　　　　　　B. 肺脾　　　　　　　　C. 心肺

D. 心肾　　　　　　　　E. 脾肾

2. 患儿，半岁。骤闻异声后，夜啼 2 个月，每夜发作 3～5 分钟。其病因是（　　　）

A. 感受外邪　　　　　　B. 伤乳因素　　　　　　C. 惊恐因素

D. 环境污染　　　　　　E. 胎产因素

3. 患儿，3 岁。吃瓜子时误吸入气管引起窒息，其病因是（　　　）

A. 乳食因素　　　　　　B. 先天因素　　　　　　C. 情志因素

D. 意外因素　　　　　　E. 其他因素

4. 患儿，4 岁。平素喜食生冷瓜果，容易损伤（　　　）

A. 肝阴　　　　　　　　B. 脾阳　　　　　　　　C. 肺气

D. 肾气　　　　　　　　E. 肾阴

（三）B 型题

A.《幼科要略》　　　　　B.《颅囟经》　　　　　　C.《小儿药证直诀》

D.《温病条辨》　　　　　E.《小儿病源方论》

1. 提出"稚阳未充，稚阴未长"的是（　　　）

2. 首次提出"纯阳"理论的是（　　　）

3. 提出"五脏六腑，成而未全……全而未壮"的是（　　　）

A. 万全　　　　　　　　B. 钱乙　　　　　　　　C. 叶天士

D. 吴鞠通　　　　　　　E. 张景岳

4. 提出"稚阳未充，稚阴未长"的是（　　　）

5. 提出"不足有余"论的是（　　　）

6. 提出"襁褓小儿，体属纯阳，所患热病最多"的是（　　　）

A. 肺娇易病　　　　　　B. 脾弱易伤　　　　　　C. 心热易惊

D. 肝旺易搐　　　　　　E. 肾虚易损

7. 小儿易患夜啼、多动症、抽风症，主要责之于（　　）

8. 小儿易患心神怯弱、易喜易怒易惊，主要责之于（　　）

9. 小儿易患腹痛、积滞、厌食，主要责之于（　　）

  A. 脏腑娇嫩   B. 心常有余   C. 易虚易实

  D. 纯阳之体   E. 稚阴稚阳

10. 小儿生长发育迅速，如旭日之东升，草木之方萌，古代医家称为（　　）

11. 小儿机体柔弱，形体和功能均未臻完善，古代医家称为（　　）

12. 小儿五脏六腑的形与气皆属不足，古代医家称为（　　）

  A. 口入   B. 鼻入   C. 皮毛入

  D. 耳入   E. 口鼻与皮毛入

13. 小儿易患痢疾、霍乱等传染病，邪从何而入（　　）

14. 小儿易患麻疹、流行性腮腺炎、水痘等传染病，邪从何而入（　　）

  A. 易患感冒、咳嗽、肺炎喘嗽、咳喘等疾病

  B. 易患呕吐、泄泻、腹痛、积滞等疾病

  C. 易出现夜啼、多动症、惊风等疾病

  D. 易出现五迟五软、解颅、遗尿等疾病

  E. 易出现麻疹、风疹等时行疾病

15. 小儿肺娇易病的特点可致小儿（　　）

16. 小儿脾弱易伤的特点可致小儿（　　）

17. 小儿心热易惊的特点可致小儿（　　）

（四）X 型题

1. 小儿脏腑娇嫩，形气未充，突出表现这一特点的脏腑是（　　）

  A. 肝   B. 心   C. 脾

  D. 肺   E. 肾

2. 小儿的生理特点表现为（　　）

  A. 生机蓬勃   B. 脏腑娇嫩   C. 传变迅速

  D. 形气未充   E. 发育迅速

3. 清代医家吴鞠通运用阴阳理论，将小儿的生理特点概括为（　　）

  A. 稚阳未充   B. 生机蓬勃   C. 脏腑娇嫩

  D. 稚阴未长   E. 纯阳之体

4. 小儿发病容易，突出表现在易患时行疾病及哪三系的病证（　　）

  A. 肝   B. 心   C. 脾

  D. 肺   E. 肾

5. 小儿的病理特点表现为（　　　）

　　A. 脏气清灵　　　　　　　B. 脏腑娇嫩　　　　　　　C. 传变迅速

　　D. 易趋康复　　　　　　　E. 发病容易

6. 小儿发病容易的特点主要表现在（　　　）

　　A. 肺娇易病　　　　　　　B. 脾弱易伤　　　　　　　C. 心热易惊

　　D. 肝旺易搐　　　　　　　E. 肾虚易损

（五）判断题

1. "肾常虚"主要指小儿元精不足，肾脏素虚。（　　　）

2. 小儿病证易趋康复的主要原因是小儿多外感疾病，且少情志因素的影响。（　　　）

二、非选择题

（一）填空题

1. 清代医家吴鞠通将小儿的生理特点概括为_____、_____。

2. 小儿五脏六腑的形与气皆属不足，其中以_____、_____、_____最为突出。

3. "纯阳"学说是以_____、_____为客观存在为基础，成为生理特点的依据之一。

4. 六淫易伤害小儿而致病，其途径多从_____、_____而入，或两者同时受邪。

5. 引发小儿发病的病因与成人多数相同，但由于小儿具有自身的生理特点，因而小儿对不同病因为病的情况和易感程度与成人有明显的差异，主要体现在_____、_____及食伤。

（二）名词解释

1. 稚阴稚阳

2. 纯阳之体

3. 脾常不足

（三）简答题

1. 请简述你对"三不足、二有余"的理解。

2. 何谓"易寒易热、易虚易实"？试举例说明。

3. 请简述小儿患病易生惊动风的原因。

4. 请简述小儿发病的常见病因及小儿病理特点。

参考答案

一、选择题

（一）A1 型题

1. D　2. B　3. A　4. D　5. B　6. E　7. E　8. A

（二）A2 型题

1．E　2．C　3．D　4．B

（三）B 型题

1．D　2．B　3．C　4．D　5．A　6．C　7．D　8．C　9．B　10．D　11．E
12．A　13．A　14．E　15．A　16．B　17．C

（四）X 型题

1．CDE　2．ABDE　3．AD　4．CDE　5．ACDE　6．ABCDE

（五）判断题

1．×　2．×

二、非选择题

（一）填空题

1．稚阳未充；稚阴未长

2．肺；脾；肾

3．生机蓬勃；发育迅速

4．肌表；口鼻

5．外感因素；先天因素

（二）名词解释

1．"稚"是幼稚、幼小、不完善、不健全、不成熟的意思。"阴"，是指体内精、血、津液，也包括脏腑、筋骨、脑髓、血脉、肌肤等有形物质。"稚阴"指的是小儿肌肤、脏腑、筋骨、精髓、血脉、津液等皆未充实和完善。"稚阳"的"阳"是指体内脏腑的各种生理功能活动。"稚阳"指的是脏腑功能均属幼稚不足和不稳定状态。"稚阴稚阳"说明小儿无论在物质基础还是生理功能上，都是幼稚和不完善的。

2．"纯阳"是指生机蓬勃，发育迅速。因为阳主升发，以阳为用，好比旭日之初生，草木之方萌，蒸蒸日上，欣欣向荣，并非是有阳无阴或阳气偏盛。

3．脾为后天之本，主运化水谷精微，为气血生化之源，小儿生长发育迅速，生长旺盛，对营养精微需求较成人相对较多，但小儿脾胃薄弱，且不知饮食自节，稍有不慎即易损伤脾胃引起运化功能失调，出现呕吐、积滞、泄泻、厌食等病证，并进而造成其他脏腑的濡养不足，衍生出多种相关疾病或使原有疾病发作。

（三）简答题

1．"三不足"指小儿脾常不足、肺常不足、肾常虚。"二有余"指小儿肝常有余、心常有余。小儿肺脏娇嫩，卫外功能未固，外邪每易由表而入，侵袭肺系，故小儿感冒、咳喘等肺系病证最为常见；小儿脾常不足，脾胃的运化功能尚未健旺，而因生长发育迅速，对精血津液等营养物质的需求却比成人多，因此，小儿易为饮食所伤，出现积滞、呕吐、腹泻等疾患；小儿肾常虚，表现为肾精未充，肾气不盛，青春期前的女孩无"月事以时下"，男孩无"精气溢泻"，婴幼儿二便不能自控或自控能力较弱等。此外，小儿心、肝两脏亦未臻充盛，功能尚不健全。心主血脉、主神明，小儿心气未充、心神怯弱，表现为脉数，易受惊吓，思维及行为的约束能力较差；肝主疏泄、主风，小儿肝气尚未充实、经筋刚柔未济，表现为好动，易发惊惕、抽风等症。

2. 易寒易热：寒热是疾病中两种不同性质的病理属性。"易寒易热"是指在疾病的过程中，由于小儿"稚阴未长"，故易阴伤阳亢，出现热证；又由于小儿"稚阳未充"，故易阳气虚衰，出现寒证。小儿的易寒易热常与易实易虚交错出现，在病情演变中，形成寒证、热证迅速转化，或夹虚或夹实的证候。如小儿风寒外束的（表）寒实证，易转化为外寒里热，甚至邪热入里的实热证，失治或误治也易转变成阳气虚衰的虚寒证，或阴伤内热的虚热证等。

易虚易实：虚实是指小儿机体正气的强弱与导致疾病的邪气盛衰状况而言。易虚易实是指小儿一旦患病，则邪气易实，正气易虚，实证可迅速转化为虚证，虚证也可转化为实证，或虚实并见之证。如小儿泄泻，病起多因内伤乳食，或感受湿热之邪，可见脘腹胀满、泻下酸腐、小便短少、舌红苔腻、脉滑有力之实证，若失治误治，泄泻不止，则可迅速出现气阴两伤之虚证甚至阴竭阳脱之脱证。

3. 小儿生理上心神怯弱，肝气未盛，病理上易感外邪，各种外邪均易从火化，因此，易见火热伤心生惊，伤肝引动肝风的证候。

4. 外感因素与乳食因素是小儿的主要病因，先天因素致病是小儿特有的病因，同时还有情志失调、意外性伤害和其他伤害等。小儿病理特点为"发病容易，传变迅速，脏气清灵，易趋康复"。"发病容易"是指小儿脏腑娇嫩，形气未充，为"稚阴稚阳"之体，御邪能力较弱，抗病能力不强，加之幼儿寒暖不知自调，乳食不知自节，若家长护理喂养失宜，则外易感六淫，内易伤饮食，再加上胎产禀赋等因素影响，因而小儿易于感触，容易发病，年龄越小，发病率越高，且有迅速传变的特点。"传变迅速"是指小儿患病后具有传变迅速的演变规律，主要表现为易虚易实、易寒易热，即寒热虚实的转化较成人更加迅速。"脏气清灵，易趋康复"是指小儿体禀纯阳，生机蓬勃，脏腑清灵，活力充沛，组织再生和修补的过程较快，对各种治疗反应灵敏；小儿宿疾较少，病因相对单纯，疾病过程中情志因素的干扰和影响相对较少。因此，小儿虽有发病容易、传变迅速等不利的一面，但一般来说，只要诊断无误，辨证准确，治疗及时，处理得当，用药合理，护理适宜，疾病康复也较快。

第五节　诊法概要

一、选择题

（一）A1 型题

1. 小儿见舌下连根处红肿胀突，形如小舌，为（　　）

　　A. 连舌　　　　　　　　B. 重舌　　　　　　　　C. 木舌

D. 舔舌   E. 吐舌

2. 男孩阴囊紧缩，颜色沉着，是（   ）表现

    A. 肾气充足   B. 肾气亏虚   C. 脾肾亏虚

    D. 脾虚气陷   E. 肝气瘀滞

3. 若小儿唇色淡青多为（   ）

    A. 气血不足   B. 脾不统血   C. 肾气不足

    D. 气滞血瘀   E. 风寒束表

4. 除下列哪一项外舌苔可表现为白色（   ）

    A. 寒证   B. 湿证   C. 血虚

    D. 阴虚   E. 阳虚

5. 小儿寐时眼睑张开而不闭，多属（   ）

    A. 脾气虚弱   B. 脾肾亏虚   C. 肾气亏虚

    D. 气血两虚   E. 肾精不足

6. 舌体局部剥蚀无苔，剥蚀边缘清楚，周围有苔，多属（   ）

    A. 阴虚内热   B. 肾精亏虚   C. 胃阴不足

    D. 气血两虚   E. 胃火上炎

7. 若小儿头方发稀，囟门宽大，当闭不闭，可见于（   ）

    A. 五迟证   B. 解颅   C. 疳积

    D. 斑秃   E. 破伤风

8. 小儿皮肤丘疹、疱疹、结痂并见，疱疹内有水液色清，多为（   ）

    A. 风疹   B. 水痘   C. 急疹

    D. 猩红热   E. 脓疱疮

9. 舌吐唇外，缓缓收回，称吐舌，常为（   ）

    A. 心经有热   B. 心气不足   C. 先天不足

    D. 脾经伏热   E. 惊风先兆

10. 察指纹主要观察小儿（   ）处的浅表静脉

    A. 大鱼际处   B. 食指尺侧   C. 拇指桡侧

    D. 食指桡侧   E. 拇指尺侧

11. 小儿指纹色鲜红浮露，常为（   ）

    A. 邪热郁滞   B. 瘀滞络闭   C. 外感风寒

    D. 内有虚寒   E. 瘀热内结

12. 小儿指纹色淡红，常为（   ）

    A. 邪热郁滞   B. 瘀滞络闭   C. 外感风寒

    D. 内有虚寒   E. 瘀热内结

13. 小儿大便稀薄，夹有白色凝块，提示（   ）

    A. 脾肾阳虚   B. 阴虚内热   C. 肠腑湿热

D. 内有实热　　　　　　　E. 内伤乳食

14. 疳证面色表现为（　　）
    A. 面白少华，唇甲淡白　　B. 面色萎黄　　　　C. 面色青白
    D. 面黄而灰暗　　　　　　E. 面色苍白

15. 小儿面白浮肿常见于（　　）
    A. 阳水　　　　　　　　　B. 阳气欲绝　　　　C. 阴水
    D. 脱证　　　　　　　　　E. 脾虚

16. 若见小儿哭声洪亮而长，并有泪水说明（　　）
    A. 身体健康　　　　　　　B. 腹痛　　　　　　C. 饥饿
    D. 头痛　　　　　　　　　E. 烦热

17. 母乳喂养儿大便表现为（　　）
    A. 呈金黄色，稍带酸臭味　B. 淡黄色，质地硬　C. 暗绿色
    D. 赤褐色　　　　　　　　E. 黄色，成条

18. 看指纹适用于哪一年龄段的小儿（　　）
    A. 0～2 岁　　　　　　　B. 0～3 岁　　　　　C. 0～4 岁
    D. 0～5 岁　　　　　　　E. 0～6 岁

19. 若小儿妄言乱语，语无伦次，声音粗壮，多属（　　）
    A. 阳热有余　　　　　　　B. 肝郁气滞　　　　C. 肝火上炎
    D. 心气大伤　　　　　　　E. 气虚心怯

20. 新生儿的脉息至数为（　　）
    A. 5 至（90 次/分）　　　B. 5～6 至（90～110 次/分）
    C. 6～7 至（110～120 次/分）D. 7～8 至（120～140 次/分）
    E. 4 至（76～80 次/分）

21. 肾阳亏虚小儿小便表现为（　　）
    A. 尿混浊如米泔　　　　　B. 小便频多　　　　C. 小便黄短
    D. 小便清长，夜尿多　　　E. 小便刺痛，滴而不尽

22. 小儿囟门隆凸，按之紧张，多为（　　）
    A. 风火痰热上攻　　　　　B. 肝肾阴虚　　　　C. 水湿内停
    D. 肾气不足　　　　　　　E. 严重吐泻

23. 小儿脐周疼痛，按之痛减，并可触及条索状包块者，多为（　　）
    A. 便秘　　　　　　　　　B. 蛔虫证　　　　　C. 疳积
    D. 肠痈　　　　　　　　　E. 鼓胀

24. 小儿面色青而晦暗，尤其是两眉间及唇周明显者，多为（　　）
    A. 阳气虚衰　　　　　　　B. 肾气亏虚　　　　C. 惊风先兆
    D. 肺气闭塞　　　　　　　E. 胎禀不足

25. 下面哪种大便性状是肠套叠的表现（　　）

A. 呈果酱色　　　　　B. 夹有白色凝块　　　　　C. 赤白黏冻

D. 色灰白不黄　　　　E. 呈糊状

（二）A2 型题

1. 患儿，出生 29 天，生后 2 天出现面目皮肤发黄，颜色逐渐加深，晦暗无华，右胁下痞块质硬，肚腹膨胀，青筋显露，唇色暗红，大便干结，舌见瘀点，苔黄。该患儿诊断为（　　　）

A. 阳黄　　　　　　　B. 阴黄　　　　　　　　　C. 鼓胀

D. 痞满　　　　　　　E. 疳积

2. 患儿，6 岁，皮肤出现皮疹 1 周就诊。1 周前食用海鲜后出现高出皮肤的鲜红色皮疹，压之不退色，尤以双下肢多见，并有双侧关节肿痛，大便干，小便黄，舌红苔黄，脉细数，诊断为（　　　）

A. 急疹　　　　　　　B. 荨麻疹　　　　　　　　C. 紫癜

D. 水痘　　　　　　　E. 风疹

3. 患儿，2 岁。受凉后出现发热，流涕，咳嗽，自行服用抗生素 3 天后热退，现患儿咳嗽呈阵发性痉挛性咳嗽，咳嗽末可闻及鸡鸣样回声，舌红苔黄，脉数，指纹紫红，诊断为（　　　）

A. 百日咳　　　　　　B. 哮喘　　　　　　　　　C. 急性喉炎

D. 白喉　　　　　　　E. 肺炎喘嗽

4. 患儿，3 岁。1 天前受凉后出现发热，流清涕，时有咳嗽，舌红苔薄白，脉浮细，指纹鲜红，此指纹提示病机为（　　　）

A. 内有虚寒　　　　　B. 外感风寒　　　　　　　C. 外感风热

D. 邪热内盛　　　　　E. 瘀滞络闭

5. 患儿，4 岁。因口唇四周发红伴有脱屑、作痒 1 月余就诊，平素喜食辛辣，大便干结，小便黄，脉数。诊断为唇风，该病病机为（　　　）

A. 脾经伏热　　　　　B. 脾胃虚寒　　　　　　　C. 心经有热

D. 气血瘀滞　　　　　E. 气阴不足

6. 患儿，10 岁。因其母亲发现舌苔与正常孩童有异故前来就诊，就诊时见舌苔正中及边缘剥去数处，剥蚀边缘清楚，周围有苔。临床称此种舌象为"地图舌"。该舌苔病机为（　　　）

A. 气阴不足　　　　　B. 脾虚湿热　　　　　　　C. 气血两虚

D. 脾胃积热　　　　　E. 外感风热

7. 患儿，9 个月。昨日下午起大便稀薄，渐转为蛋花汤样，至今晨已泻 8 次，啼哭不安，呕吐 2 次，不思进食，小便短黄，舌苔黄腻。大便常规检查：白细胞（+）。诊断为泄泻，该病病机为（　　　）

A. 中脏虚寒　　　　　B. 脾肾阳虚　　　　　　　C. 阴虚内热

D. 内有实热　　　　　E. 湿热积滞

8. 患儿，3 岁。反复腹痛 2 个月，时作时止，疼痛不甚，用手抚摩多能缓解，面色少华，胃纳欠佳，大便溏烂，舌淡苔白，脉缓。诊断为腹痛，病机为（　　）

  A. 脾肾阳虚   B. 肠道气滞   C. 阴虚内热

  D. 脾胃湿热   E. 脾胃虚寒

9. 患儿，6 岁。发热 3 天，伴咳嗽。患儿 3 天前起发热无汗，咳嗽阵作，泪水汪汪，眼睑红赤，就诊时颊黏膜见黏膜斑，舌质偏红，苔薄白，脉浮有力。该患儿诊断为（　　）

  A. 麻疹   B. 荨麻疹   C. 急疹

  D. 水痘   E. 紫癜

10. 患儿，10 岁。因咳嗽气喘 1 年，再发 7 天就诊。7 天前因剧烈运动后气喘发作，喉中痰鸣，烦躁口渴，纳食欠佳，二便尚调，舌红苔黄腻，脉数。诊断为哮喘，病机为（　　）

  A. 肾不纳气   B. 肺气闭塞   C. 痰热壅肺

  D. 肺脾气虚   E. 脾肾阳虚

（三）A3 型题

1. 患儿，5 岁，哮喘病史，10 天前因受凉哮喘发作，刻下：咳嗽气喘，声低气怯，痰量少，时感乏力，形体瘦弱，腰膝乏力，平素易于感冒，白天及睡时汗出均较多，纳食尚可，夜寐安，时有便溏，舌淡苔薄白。查体：肺部听诊呼吸音稍粗。

 （1）患儿诊断为哮喘，其病机为（　　）

  A. 肺脾气虚   B. 虚实夹杂   C. 脾肾阳虚

  D. 寒性哮喘   E. 肺肾阴虚

 （2）患儿白天及入睡时汗出较多病机为（　　）

  A. 阳虚   B. 气虚   C. 湿热

  D. 痰热   E. 积食

2. 患儿，女，3 岁。自年初以来反复感冒发热，多次输液使用抗生素治疗。昨日再次受凉，发热，输液治疗后仍高热 37.8℃，现患儿时有咳嗽，汗出多，烦躁，大便正常，舌质略红，苔薄黄，指纹青紫显于风关。查体：咽部红肿，扁桃体Ⅱ度肿大，可见脓点。

 （1）该患儿诊断为（　　）

  A. 风寒感冒   B. 风热感冒   C. 肺炎喘嗽

  D. 风热咳嗽   E. 风寒咳嗽

 （2）该患儿指纹提示（　　）

  A. 病情轻浅   B. 病邪深入   C. 病情由轻转重

  D. 病邪外透   E. 病情由重转轻

3. 患儿，6 岁，腹泻反复发作半年余就诊。刻下：患儿面色萎黄，形体消瘦，大便不成形，日行 3～5 次，色黄，夹有不消化食物，时有腹痛，以脐周为主，痛则腹泻，舌质淡红，苔薄白，脉细。

（1）患儿面色萎黄提示为（　　）

    A. 脾胃亏虚　　　　　　　B. 气血两虚　　　　　　　C. 饮食内积

    D. 湿热内蕴　　　　　　　E. 燥热内结

（2）该病病机为（　　）

    A. 脾肾阳虚　　　　　　　B. 气机阻滞　　　　　　　C. 湿热内蕴

    D. 脾虚失运　　　　　　　E. 心脾积热

4. 患儿，7岁，因"双下肢对称性瘀点瘀斑2天"就诊，2天前患儿继"感冒"后出现双下肢皮肤瘀点瘀斑，斑疹大而密集，部分融合成片，斑疹色红紫，根盘紧束，部分斑疹上有水疱，疱液清，无脓性分泌物，伴有痒感，无明显腹痛，无关节肿胀疼痛等。平素大便偏干，小便黄，舌尖红，苔微黄腻，脉浮数。

（1）该患儿诊断为（　　）

    A. 脓疱疮　　　　　　　　B. 紫癜　　　　　　　　　C. 水痘

    D. 麻疹　　　　　　　　　E. 风疹

（2）该病病机为（　　）

    A. 风热伤络　　　　　　　B. 血热妄行　　　　　　　C. 气不摄血

    D. 湿热内蕴　　　　　　　E. 阴虚火旺

5. 患儿，10岁，因"反复口腔溃疡3年"就诊。刻下：患儿上腭、颊内可见多处溃疡，疼痛拒食，身热，纳少口臭，大便干结，2～3日一行，小便短赤，舌红苔黄，脉滑数，指纹紫滞。

（1）该病病机为（　　）

    A. 脾胃积热　　　　　　　B. 风热乘脾　　　　　　　C. 心火上炎

    D. 虚火上浮　　　　　　　E. 乳食积滞

（2）指纹紫滞提示（　　）

    A. 实热　　　　　　　　　B. 虚热　　　　　　　　　C. 湿热

    D. 虚寒　　　　　　　　　E. 阴虚

（四）B型题

    A. 寒证　　　　　　　　　B. 热证　　　　　　　　　C. 痛证

    D. 虚证　　　　　　　　　E. 瘀证

1. 面呈黄色，多为（　　）

2. 面呈红色，多为（　　）

    A. 干咳无痰，咳声响亮　　B. 咳嗽频频，痰稠难咳　　C. 喉中痰鸣

    D. 咳声嘶哑如犬吠状者　　E. 咳而呕吐，伴鸡鸣样回声

3. 小儿诊断白喉可闻及何种咳嗽声（　　）

4. 小儿诊断百日咳可闻及何种咳嗽声（　　）

A. 乳食内积　　　　　　　　B. 气血亏虚　　　　　　　C. 腹痛

D. 胁肋疼痛　　　　　　　　E. 痰饮内伏

5. 小儿喜俯卧提示多为（　　　）

6. 小儿翻滚不安，呼叫哭闹，二手捧腹为（　　　）

A. 恶寒发热　　　　　　　　B. 寒热往来　　　　　　　C. 身热不扬，午后热盛

D. 午后或傍晚潮热，伴盗汗E. 夜间发热，腹壁手足心热

7. 小儿因饮食不节，乳食积滞可见何种热象（　　　）

8. 小儿因寒暖不调，引发外感可见何种热象（　　　）

A. 痰阻气道，肺失宣肃　　　B. 胸阳不振，痰阻气逆

C. 心阳虚衰，血脉瘀滞　　　D. 肺热壅盛，腐肉伤络

E. 肝郁气滞，痰邪滞络

9. 若症见胸部窒闷，喘鸣肩息，提示（　　　）

10. 若症见胸痛咳嗽，咯吐脓血，提示（　　　）

A. 木舌　　　　　　　　　　B. 重舌　　　　　　　　　C. 连舌

D. 吐舌　　　　　　　　　　E. 弄舌

11. 舌系带过短、牵连舌头，以致舌体转动伸缩不灵，为（　　　）

12. 舌吐唇外，掉弄如蛇，为（　　　）

A. 麻疹　　　　　　　　　　B. 风疹　　　　　　　　　C. 幼儿急疹

D. 猩红热　　　　　　　　　E. 荨麻疹

13. 小儿壮热，皮肤布满疹点，舌绛如草莓，提示（　　　）

14. 小儿皮肤出现斑丘疹，大小不一，如云出没，瘙痒难忍，提示（　　　）

（五）X 型题

1. 小儿见面色青，多主（　　　）

A. 寒证　　　　　　　　　　B. 痛证　　　　　　　　　C. 瘀证

D. 惊痫　　　　　　　　　　E. 虚证

2. 儿科望诊内容包括以下（　　　）

A. 望神色　　　　　　　　　B. 望形态　　　　　　　　C. 审苗窍

D. 辨斑疹　　　　　　　　　E. 察二便

3. 小儿面色黄而不润者，多主（　　　）

A. 虚证　　　　　　　　　　B. 热证　　　　　　　　　C. 痛证

D. 湿证　　　　　　　　　　E. 寒证

4. 以下哪几项会表现出异常舌质偏红（　　　）

A. 温热病入营血　　　　B. 阴虚火旺　　　　　　C. 气血瘀滞

D. 猩红热　　　　　　　E. 气血亏虚

5. 察小儿指纹发现其指纹色紫，推之滞涩，复盈缓慢，多主（　　）

A. 瘀热　　　　　　　　B. 痰湿　　　　　　　　C. 虚寒

D. 风热　　　　　　　　E. 积滞

6. 问小儿个人史包括（　　）

A. 胎产史　　　　　　　B. 喂养史　　　　　　　C. 生长发育史

D. 预防接种史　　　　　E. 既往史

7. 小儿舌体胖嫩，舌边齿痕显著，多为何证（　　）

A. 气血两虚　　　　　　B. 气血瘀滞　　　　　　C. 水饮内停

D. 脾肾阳虚　　　　　　E. 痰湿内停

8. 按诊小儿发现手足心热，多属（　　）

A. 阴虚内热　　　　　　B. 内伤乳食　　　　　　C. 外感表证

D. 真热假寒　　　　　　E. 壮热炽盛

9. 以下哪种舌苔属于正常舌苔（　　）

A. 新生儿白腻苔　　　　B. 新生儿舌红无苔　　　C. 乳婴儿的乳白苔

D. 幼童薄黄苔　　　　　E. 幼儿薄白苔

10. 在小儿颈部按诊时，可扪及小结节，下列哪种情况为异常（　　）

A. 连珠成串　　　　　　B. 质地较硬　　　　　　C. 推之可移动

D. 推之不动　　　　　　E. 结节肿大

（六）判断题

1. 小儿午后颧红潮热，口唇红赤为虚阳上越，阳气欲脱证候。（　　）

2. 小儿五部配五脏中多对应额上为脾，鼻为肺，颏为肾。（　　）

3. 新生儿面色嫩红，或小儿面色白里透红，为正常肤色。（　　）

4. 初生儿舌红无苔和哺乳婴儿的乳白苔，属正常舌象。（　　）

5. 小儿皮肤疱疹较大，疱液混浊，壁薄而易破，流出脓水，常见于水痘。（　　）

6. 麻疹小儿在鼻准部出现了疹点，为麻疹邪毒已经内陷之逆证表现。（　　）

7. 小儿指纹达气关，示病邪尚轻，病情不重。（　　）

8. 初生婴儿脉息6～7至（110～120次/分）。（　　）

9. 小儿肌肤肿胀，按之随手而起，属阳水水肿。（　　）

10. 若小儿初生不啼，不属病态，无须特殊处理。（　　）

二、非选择题

（一）填空题

1. 被儿科医家列为四诊之首的诊法为_____。

2. 新生儿进乳后容易吐出多为_____。

3. 小儿哭声尖锐，阵作阵缓，弯腰曲背，多为＿＿＿＿＿＿＿。

4. 小儿呼吸急迫，甚则鼻扇，咳嗽频作者，是为＿＿＿＿＿＿＿之象。

5. 咽痛微红，有灰白色假膜，不易拭去，为＿＿＿＿＿＿＿之症。

6. 小儿面颊潮红，唯口唇周围苍白，是＿＿＿＿＿＿＿征象。

7. 舌苔厚腻不化，舌面垢浊，是属＿＿＿＿＿＿＿的表观。

8. 小儿面部表情异常，或眨眼，或咧嘴等多为＿＿＿＿＿＿＿。

9. 小儿语声重浊，伴有鼻塞，多为＿＿＿＿＿＿＿。

10. 五部配五脏多指左腮为肝，右腮为肺，额上为＿＿＿＿＿＿＿，鼻为脾，颏为＿＿＿＿＿＿＿。

11. 小儿面白浮肿者多为＿＿＿＿＿＿＿，常见于＿＿＿＿＿＿＿。

12. 小儿面黄无华，脐周阵痛，夜间磨牙，可能为＿＿＿＿＿＿＿。

13. 若见小儿头大颌缩，前囟宽大，目睛下垂，见于＿＿＿＿＿＿＿。

14. 若小儿胸廓高耸形如鸡胸，可见于＿＿＿＿＿＿＿、＿＿＿＿＿＿＿。

15. 小儿时时用舌舔口唇，以致唇周发红或有脱屑、作痒，此多因＿＿＿＿＿＿＿所致。

16. 小儿舌体强硬，多为＿＿＿＿＿＿＿。

17. 若小儿发热三四天后热退疹出，疹细稠密，如玫瑰红色，常为＿＿＿＿＿＿＿。

18. 按诊红肿如粟粒腮部无脓水流出者为＿＿＿＿＿＿＿；若有脓水流出者为＿＿＿＿＿＿＿。

19. 小儿辨指纹可以归纳为"浮沉分表里，红紫辨＿＿＿＿＿＿＿，淡滞定＿＿＿＿＿＿＿，三关测轻重"。

20. 小儿纹达指尖，称＿＿＿＿＿＿＿，则示病情重危。

（二）名词解释

1. 透关射甲

2. 马牙

3. 察指纹

（三）简答题

1. 为何历代儿科医家都十分重视望诊？

2. 如何区别麻疹、风疹、幼儿急疹？

3. 正常小儿指纹表现怎样？察指纹应怎样正确操作？

4. 请简述正常小儿大便的性状。

5. 简述儿科问诊中问年龄的意义与要点。

（四）问答题

1. 如何对小儿进行切脉及切脉有何临床意义？

2. 论述察指纹的辨证纲要与诊断意义。

（五）复合题（病案分析题）

患儿，男，5岁，发热2天，鼻塞流清涕，咳嗽气粗，进食后呕吐胃内容物，无腹痛，无皮疹，舌红苔薄黄，指纹鲜红浮露。

请分析该患儿病机，并做出初步诊断。

参考答案

一、选择题

(一) A1 型题

1. B　2. A　3. E　4. D　5. A　6. C　7. A　8. B　9. A　10. D　11. C
12. D　13. E　14. B　15. C　16. A　17. A　18. B　19. D　20. D　21. D　22. A
23. B　24. C　25. A

(二) A2 型题

1. B　2. C　3. A　4. B　5. A　6. A　7. E　8. E　9. A　10. C

(三) A3 型题

1. (1) A　　(2) B

2. (1) B　　(2) A

3. (1) A　　(2) D

4. (1) B　　(2) A

5. (1) A　　(2) A

(四) B 型题

1. D　2. B　3. D　4. E　5. A　6. C　7. E　8. A　9. A　10. D　11. C
12. E　13. D　14. E

(五) X 型题

1. ABCD　2. ABCDE　3. AD　4. ABCD　5. ABE　6. ABCD　7. CDE　8. AB
9. BCE　10. ABDE

(六) 判断题

1. ×　2. ×　3. √　4. √　5. ×　6. ×　7. ×　8. ×　9. √　10. ×

二、非选择题

(一) 填空题

1. 望诊

2. 溢乳

3. 腹痛

4. 肺气闭郁

5. 白喉

6. 猩红热

7. 宿食内滞

8. 抽动障碍

9. 风寒束肺

10. 心；肾

11. 阳虚水泛；阴水

12. 肠腑虫病

13. 脑积水或解颅

14. 佝偻病；哮喘病

15. 脾经伏热

16. 热盛伤津

17. 幼儿急疹

18. 痄腮；发颐

19. 寒热；虚实

20. 透关射甲

（二）名词解释

1. 患儿食指桡侧浅表静脉指纹直达指尖，提示病情重危。

2. 新生儿牙龈上的白色小斑块。

3. 察指纹主要用于观察 3 岁以下小儿食指桡侧浅表静脉。

（三）简答题

1. 钱乙认为小儿："盖脉难以消息求，证不可言语取者。"小儿由于生理、体质、病理特点、生长发育、病情反应均不同于成人，所以在四诊方面，有其不同于成人的特点。自古儿科被称为"哑科"，因小婴儿不会言语，较大儿童言不足信，加上就诊时常啼哭吵闹，影响气息脉象，造成诊断上的困难。

2. 若发热 3～4 天出疹，疹形细小，状如麻粒，口腔黏膜出现"麻疹黏膜斑"者为麻疹；若低热出疹，分布稀疏，色泽淡红，出没较快，常为风疹；若发热三四天后热退疹出，疹细稠密，如玫瑰红色，常为幼儿急疹。

3. 正常小儿指纹：乳婴儿指纹才比较明显，较大儿童则不易显露。大多淡紫隐隐在风关以内。观察方法：观察指纹应该抱小儿到向光之处，医生以食中两指夹住小儿指端，以拇指从命关向风关轻轻推按，使指纹容易显露，以便于观察。指纹可分为风、气、命三关，自食指虎口向指端，第 1 节为风关、第 2 节为气关、第 3 节为命关。

4. 初生婴儿的胎粪，呈暗绿色或赤褐色，黏稠无臭；单纯母乳喂养儿，大便呈卵黄色，稠而不成形，常发酸臭气；牛奶、羊奶喂养儿，大便呈淡黄白色，质地较硬，有臭气。一般而言，除新生儿及较小乳儿大便可呈糊状，1 日 3 次左右，正常小儿的大便应该色黄而干湿适中，日行 1～2 次。

5. 年龄对诊断疾病具有重要意义，儿科某些疾病的诊断与年龄有密切关系，儿童用药的剂量也与年龄的大小有关。问年龄要询问实足年龄，新生儿应问明出生天数，2 岁以内的小儿应问明实足月龄，2 岁以上的小儿应问明实足岁数及月数。

（四）问答题

1. 小儿脉诊与成人有所不同，因小儿寸口部位较短，容不下成人三指，故对 7 岁以下儿童采用"一指定三关"的方法。即医生用食指或拇指同时按压寸、关、尺三部，并取轻、中、重三种不同指力，即浮、中、沉三候来体会脉象变化。7 岁以上儿童可采用成人三指定寸关尺三部的切脉方法，视小儿寸关尺脉位的长短以调节三指的距离。医生先调息呼吸，然后集中思想切脉。切脉时间一般不少于 1 分钟。

一般用浮、沉、迟、数、无力、有力这六种脉代表小儿基本脉象，分别表示疾病的表、里、寒、热、虚、实。同时，也应注意滑、弦、结、代、不整脉等病脉。

2. 浮沉分表里，红紫辨寒热，淡滞定虚实，三关测轻重。浮沉分表里："浮"指指纹浮现，显露于外，主病邪在表；"沉"指指纹沉伏，深而不显，主病邪在里。红紫辨寒热：纹色鲜红浮露，多为外感风寒；纹色紫红，多为邪热郁滞；纹色淡红，多为内有虚寒；纹色青紫，多为瘀热内结；纹色深紫，多为瘀滞络闭，病情深重。淡滞定虚实：指纹色淡，推之流畅，主气血亏虚；指纹色紫，推之滞涩，复盈缓慢，主实邪内滞，如瘀热、痰湿、积滞等。三关测轻重：纹在风关，示病邪初入，病情轻浅；纹达气关，示病邪入里，病情较重；纹进命关，示病邪深入，病情加重；纹达指尖，称透关射甲，若非一向如此，则示病情重危。

（五）复合题（病案分析题）

病机：风寒侵袭肺卫，正邪交争，卫阳被遏，故见发热；风寒犯肺，肺失宣肃，则鼻塞流清涕、咳嗽气粗。小儿脾常不足，感邪之后，脾运失司，故见进食后呕吐；舌红苔薄黄，指纹鲜红浮露均为表寒之征。

初步诊断：感冒（风寒感冒）。

第六节　辨证概要

一、选择题

（一）A1 型题

1. 儿科疾病的辨证方法中，辨证总纲为（　　）

　　A. 脏腑辨证　　　　　　　　B. 病因辨证　　　　　　　　C. 卫气营血辨证

　　D. 八纲辨证　　　　　　　　E. 六经辨证

2. 小儿外感六淫，先导常为（　　）

　　A. 风　　　　　　　　　　　B. 寒　　　　　　　　　　　C. 暑

　　D. 湿　　　　　　　　　　　E. 火

3. 儿科临床常用的辨证方法中，辨证基础为（　　）

　　A. 八纲辨证　　　　　　　　B. 脏腑辨证　　　　　　　　C. 病因辨证

　　D. 六经辨证　　　　　　　　E. 三焦辨证

4. 对于小儿温热病及传染性疾病，主要采用的辨证方法为（　　　）

    A. 三焦辨证 　　　　　　　B. 六经辨证 　　　　　　　C. 脏腑辨证

    D. 病因辨证 　　　　　　　E. 卫气营血辨证

5. 儿科发病率最高的疾病分类，首推（　　　）

    A. 心系疾病 　　　　　　　B. 肝系疾病 　　　　　　　C. 肾系疾病

    D. 脾系疾病 　　　　　　　E. 肺系疾病

6. "肝主风，实则目直，大叫，呵欠，项急，顿闷"出自（　　　）

    A.《黄帝内经》 　　　　　　B.《景岳全书》 　　　　　　C.《小儿药证直诀》

    D.《颅囟经》 　　　　　　　E.《幼幼新书》

7. 临床患儿证见衄血紫癜、痰涎壅盛，首应考虑（　　　）

    A. 肺、大肠病辨证 　　　　B. 脾、胃病辨证 　　　　　C. 肝、胆病辨证

    D. 心、小肠病辨证 　　　　E. 肾、膀胱病辨证

8. 小儿见动风抽搐、急躁易怒、黄疸、呕吐、肢体痿痹等症，首应考虑（　　　）

    A. 肺、大肠病辨证 　　　　B. 脾、胃病辨证 　　　　　C. 肝、胆病辨证

    D. 心、小肠病辨证 　　　　E. 肾、膀胱病辨证

9. 儿科常用辨证方法之三焦辨证的提出者为（　　　）

    A. 吴瑭 　　　　　　　　　B. 叶桂 　　　　　　　　　C. 钱乙

    D. 刘昉 　　　　　　　　　E. 张介宾

10. 小儿脾胃病的发病原因多为（　　　）

    A. 情志失调 　　　　　　　B. 先天不足 　　　　　　　C. 胃强脾弱

    D. 乳食积滞 　　　　　　　E. 外邪侵袭

（二）B 型题

    A. 八纲辨证 　　　　　　　B. 脏腑辨证 　　　　　　　C. 卫气营血辨证

    D. 六经辨证 　　　　　　　E. 三焦辨证

1. 辨证流行性腮腺炎常用（　　　）

2. 辨证流脑性乙型脑炎常用（　　　）

（三）X 型题

1. 下列属于小儿病因辨证致病因素的是（　　　）

    A. 疫气 　　　　　　　　　B. 六气 　　　　　　　　　C. 七情内伤

    D. 痰湿 　　　　　　　　　E. 食滞

2. 常采用卫气营血辨证的小儿疾病有（　　　）

    A. 流行性乙型脑炎 　　　　B. 猩红热 　　　　　　　　C. 流行性腮腺炎

    D. 川崎病 　　　　　　　　E. 急性肾炎

3. 属于小儿病理特点的是（　　　）

    A. 稚阴稚阳 　　　　　　　B. 形气未充 　　　　　　　C. 易虚易实

    D. 易寒易热 　　　　　　　E. 传变迅速

4. 小儿心、小肠病的常见表现不包括（　　　）

　　A. 大便异常　　　　　　　B. 肢体痿痹　　　　　　　C. 出血

　　D. 夜啼多汗　　　　　　　E. 心悸怔忡

（四）判断题

1. 小儿温热病病程中，卫、气、营、血的界线往往较为明确。（　　　）

2. 儿科常见的流行性腮腺炎常采用六经辨证。（　　　）

3. 小儿脏腑娇柔，感邪后邪气易实，正气易虚，故临床里证较多。（　　　）

4. 清代温病学家叶桂将温病分为温热和湿热两类。（　　　）

5. 痰湿、食滞辨证作为八纲、脏腑辨证的补充，常为儿科所用。（　　　）

二、非选择题

（一）填空题

1. 钱乙以证候为准绳，用＿＿＿＿、＿＿＿＿、＿＿＿＿、＿＿＿＿、＿＿＿＿来归纳五脏主要证候特点。

2. 儿科病五脏辨证体系首见于＿＿＿＿。

（二）名词解释

1. 三焦

2. 八纲辨证

3. 脏腑辨证

（三）简答题

1. 简述儿科辨证的特点。

2. 简述钱乙"五脏所主"内容。

3. 列举儿科常用的辨证方法。

（四）问答题

1. 谈谈对钱乙五脏辨证理论中"肾主虚，无实也"的理解及应用。

2. 谈谈对钱乙五脏辨证理论中"脾主困，实则困睡，身热，饮水；虚则吐泻，生风"的理解及应用。

参考答案

一、选择题

（一）A1 型题

1. D　2. A　3. B　4. E　5. E　6. C　7. B　8. C　9. A　10. D

（二）B 型题

1. D　2. C

（三）X 型题

1. ACDE　2. ABD　3. CDE　4. AB

（四）判断题

1. ×　2. √　3. ×　4. ×　5. √

二、非选择题

（一）填空题

1. 风；惊；困；喘；虚

2.《小儿药证直诀》

（二）名词解释

1. 三焦所指有二：一为六腑之一，"三焦者，决渎之官，水道出焉"；二为人体上焦、中焦、下焦的合称。

2. "八纲"指阴、阳、表、里、寒、热、虚、实八个纲领，是一种定性辨证，用以明确疾病的病位、病性。

3. 脏腑辨证是根据藏象学说的理论，对患者的病证表现加以分析归纳，以辨明病变所在脏腑及所患何证的辨证方法。

（三）简答题

1. 强调儿科辨证应准确及时；重视辨识主证、兼证与变证；注意"辨证"与"辨病"相结合。

2. 心主惊，肝主风，脾主困，肺主喘，肾主虚。

3. 包括八纲辨证、病因辨证、脏腑辨证、卫气营血辨证、三焦辨证和六经辨证等。

（四）问答题

1. 肾主水、藏精、纳气。小儿禀赋根于父母，故本虚怯，血气未实。若后天又失调养，则肾精更失于补充，故病及于肾，多为虚证。表现为生长发育障碍等，主病水肿、遗尿、智力低下、发育迟缓等，钱乙在《小儿药证直诀》中采用地黄丸补肾。

2. 脾属土，主运化水谷。小儿脾常不足，水谷运化力薄，一旦受邪或饮食不节，易发脾病，生化无源，气血亏虚，水湿留滞，痰浊内生，乳食积滞，血失统摄等。临床表现为肢体困重、食欲不振、腹痛腹泻、腹胀水肿、呕恶吐泻，甚则抽搐，主病水肿、积滞、慢脾风等，《小儿药证直诀》中记载脾热弄舌用泻黄散，脾虚用易黄散、白术散等。

第七节　治法概要

一、选择题

（一）A1 型题

1. 乳婴儿中药汤剂用药总量一般为成人量的（　　　）

    A. 1/6   B. 1/3～1/2   C. 2/3

    D. 1/2～2/3   E. 1/2

2. 新生儿中药汤剂用药总量一般为成人量的（   ）

    A. 1/6   B. 1/3～1/2   C. 2/3

    D. 1/2～2/3   E. 1/2

3. "其用药也，稍呆则滞，稍重则伤，稍不对证，则莫知其乡，捉风捕影，转救转剧，转去转远。"出自以下哪部著作（   ）

    A.《温病条辨》   B.《小儿药证直诀》   C.《颅囟经》

    D.《幼科条辨》   E.《景岳全书》

4. 下列哪项为小儿消食导滞法中消补兼施的代表方剂（   ）

    A. 保和丸   B. 异功散   C. 健脾丸

    D. 消乳丸   E. 木香槟榔丸

5. 下列中药煎煮时间相对较长的是（   ）

    A. 解表剂   B. 补益剂   C. 泻下剂

    D. 清热剂   E. 利尿剂

6. 小儿"阴水"可选用（   ）

    A. 越婢加术汤   B. 五皮饮   C. 五苓散

    D. 实脾饮   E. 麻黄连翘赤小豆汤

7. 小儿推拿的手法应以什么为原则（   ）

    A. 轻快柔和   B. 缓慢递进   C. 先上后下

    D. 先左后右   E. 先阴后阳

8. 哪位医家提出"小儿用药，贵用平和，偏寒偏热之剂不可多服"（   ）

    A. 万全   B. 钱乙   C. 吴鞠通

    D. 张景岳   E. 程钟龄

9. 小儿出现丹毒、疮痈疔疖等火毒炽盛证，应选用（   ）

    A. 神犀丹   B. 白头翁汤   C. 五味消毒饮

    D. 羚角钩藤汤   E. 小蓟饮子

10. 用大蒜头适量，捣烂后包扎于小儿脚底心和脐部的罨包法，具有（   ）的作用

    A. 消食导滞   B. 温经止泻   C. 行气通便

    D. 和胃止痛   E. 收敛止汗

11. 小儿热熨法温度以下哪一项最为合适（   ）

    A. 20～30℃   B. 25～35℃   C. 30～40℃

    D. 35～45℃   E. 45～55℃

12. 以下哪项不是儿科常用的内治法（   ）

    A. 止咳平喘法   B. 疏风解表法   C. 消食导滞法

    D. 活血化瘀法   E. 镇惊开窍法

13. 将药品置于局部肌肤，并加以包扎的一种外治法称为（　　　）

    A. 敷贴法   B. 罨包法   C. 药袋疗法

    D. 涂敷法   E. 擦拭法

14. 婴儿服用中药汤剂煎出的药量为（　　　）

    A. 30～50mL   B. 60～100mL   C. 100～150mL

    D. 150～200mL   E. 200～250mL

15. 捏脊疗法通过对督脉与膀胱经捏拿，达到调整脏腑功能的目的，常用于治疗

（　　　）

    A. 疳证、婴儿泄泻   B. 痿证、痹证   C. 五迟、五软

    D. 心悸、怔忡   E. 遗尿、尿频

16. 刺四缝疗法常用于治疗（　　　）

    A. 婴儿泄泻   B. 呕吐   C. 腹痛

    D. 疳证   E. 口疮

17. 培元补肾法常用于治疗（　　　）

    A. 五迟、五软   B. 肺炎喘嗽   C. 幼儿急疹

    D. 手足口病   E. 脐血脐突

18. 肺炎喘嗽伴口唇青紫，可加用的治法是（　　　）

    A. 活血化瘀   B. 补肺健脾   C. 培元补肾

    D. 健脾益气   E. 回阳救逆

（二）B 型题

    A. 葱豉汤   B. 保和丸   C. 异功散

    D. 实脾饮   E. 槐花散

1. 凉血止血法的方剂为（　　　）

2. 利水消肿法的方剂为（　　　）

    A. 熏蒸法   B. 罨包法   C. 浸洗法

    D. 敷贴法   E. 药袋疗法

3. 治疗小儿麻疹、感冒常选用（　　　）

4. 治疗小儿泄泻、脱肛、冻疮常选用（　　　）

（三）X 型题

1. 儿科处方原则为（　　　）

    A. 药味少   B. 剂量轻   C. 疗效高

    D. 用药贵   E. 药味多

2. 以下属于八法的是（　　　）

    A. 汗法   B. 吐法   C. 下法

      D. 温法   E. 燥法

  3. 清热解毒法可分为（   ）

      A. 甘凉清热   B. 苦寒清热   C. 苦泄降热

      D. 辛凉解表   E. 咸寒清热

  4. 培元补肾法的常用方剂有（   ）

      A. 六味地黄丸   B. 金匮肾气丸   C. 调元散

      D. 桑螵蛸散   E. 参蛤散

  5. 儿科常用外治疗法包括（   ）

      A. 熏洗法   B. 涂敷法   C. 罨包法

      D. 热熨法   E. 敷贴法

（四）判断题

  1. 儿科辛凉解表常用方剂有银翘散、麻杏石甘汤等，辛温解表常用荆防败毒散、葱豉汤等。（   ）

  2. 敷贴法是用药物制成软膏、药饼，或研粉撒于普通膏药上，敷贴于局部的一种外治法。（   ）

  3. 调补的中药煮开后小火再煮 10 分钟即可。（   ）

  4. 小儿咳喘久病，每易由肺及肾，出现肾虚的证候，此时在止咳平喘的方剂中，可加入温肾纳气的药物，如黛蛤散等。（   ）

  5. 中成药内服因吸收快，便于携带和喂服而最为常用。（   ）

二、非选择题

（一）填空题

1. 儿科临床常用的燥湿理气法的代表方剂有_____、_____、_____、_____、_____。

2. 小儿针灸疗法除体针外，还常用_____、_____、_____等。

3. 儿科疾病的中医治疗大法基本与成人一致，可按其治疗手段分为_____和_____；按其治疗途径分为_____和_____等。

（二）简答题

1. 请简述儿科内治法的用药原则。

2. 请简述儿科外治法的优点，并举例常用的外治法。

3. 请简述四缝穴的位置。

（三）问答题

论述小儿捏脊的操作方法。

（四）复合题（病案分析题）

患儿，李某，男，5 岁。面色萎黄，形体明显消瘦，四肢枯细，肚腹膨胀，毛发稀疏如穗，精神不振，夜卧不宁，夜寐磨牙，揉眉挖鼻，纳食欠振，大便酸臭，舌质淡红，苔腻，脉细。

请写出该病的中医诊断及证型，并选用合适的针灸疗法进行治疗，描述具体选穴、操作方法。

参考答案

一、选择题

（一）A1 型题

1. B　2. A　3. A　4. C　5. B　6. D　7. A　8. A　9. C　10. B　11. E　12. D　13. B　14. B　15. A　16. D　17. A　18. A

（二）B 型题

1. E　2. D　3. A　4. C

（三）X 型题

1. ABC　2. ABCD　3. ABCE　4. ABCDE　5. ABCDE

（四）判断题

1. ×　2. √　3. ×　4. ×　5. ×

二、非选择题

（一）填空题

1. 藿香正气散；三仁汤；平胃散；胃苓汤；二陈汤

2. 头针；腕踝针；耳针

3. 药物疗法；非药物疗法；内治疗法；外治疗法

（二）简答题

1. ①治疗要及时、正确和审慎；②方药力求精简；③注意顾护脾胃；④重视先证而治；⑤不可乱投补益；⑥掌握中药用药剂量；⑦掌握中药的煎服方法。

2. 采用各种外治法治疗小儿常见病、多发病，作用迅速，使用方便，易为家长和患儿接受，应用得当，也有较好的疗效。外治法既可单用又可与内治法配合应用。常用外治法如熏洗法、敷贴法、罨包法、热熨法等。

3. 四缝是经外奇穴，它的位置在食、中、无名及小指四指掌面第一指关节横纹的中央，是手三阴经所过之处。

（三）问答题

患儿俯卧，医者两手半握拳，两食指抵于背脊之上，再以两手指拇指伸向食指前方，合力夹住肌肉提起，而后食指向前，拇指向后退，做翻卷动作，两手同时向前移动，自长强穴起，一直捏到大椎穴即可。如此反复5次，从第3次起，每捏3把，将皮肤提起1次。

（四）复合题（病案分析题）

诊断：疳证。

证型：疳积。

取穴：四缝，位置在双手食、中、无名及小指四指掌面第一指关节横纹的中央。

操作步骤：皮肤局部消毒后，用三棱针或粗毫针针刺，约一分深，刺后用手挤出黄白色黏液。每周刺1~2次，病重者可隔日刺1次，待病情好转后减为每周1次、10天1次或15天1次，最多不超过10次。刺后24小时内，两手避免接触污物，避免感染。

第二章 儿童保健 ▷▷▷

第一节 胎儿期保健

一、选择题

(一) A1 型题

1. 古代文献中关于"胎教"的最早记载见于（　　）

    A. 西汉·刘向　　　《列女传》

    B. 明代·万全　　　《万氏家藏育婴秘诀·十三科》

    C. 元代·朱丹溪　　　《格致余论·慈幼论》

    D. 西汉·戴德　　　《大戴礼记·保傅》

    E. 唐代·孙思邈　　　《备急千金要方·妇人方》

2. 世界上关于妊娠期感受外邪会损伤胎儿的早期记载见于（　　）

    A. 汉代·张仲景　　　《金匮要略·妇人妊娠病脉证并治第二十》

    B. 清代·张曜孙　　　《产孕集·孕忌第四》

    C. 唐代·孙思邈　　　《备急千金要方·妇人方》

    D. 明代·万全　　　《万氏家藏育婴秘诀·十三科》

    E. 隋代·巢元方　　　《诸病源候论·妇人妊娠病诸候》

3. 应适当静养，谨防劳伤，以稳固其胎的妊娠时期是（　　）

    A. 1～3 个月　　　　　　B. 4～7 个月　　　　　　C. 8～10 个月

    D. 足月之后　　　　　　E. 分娩前两周

4. 胎儿期保健的第一步是（　　）

    A. 蓐养以防其变　　　　B. 胎养以保其真　　　　C. 预养以培其元

    D. 鞠养以慎其疾　　　　E. 调养以护健康

5. 胎儿期保健的主要内容是（　　）

    A. 蓐养以防其变　　　　B. 胎养以保其真　　　　C. 预养以培其元

    D. 鞠养以慎其疾　　　　E. 调养以护健康

6. 引起胎儿海豹肢体畸形的药物是（　　）

    A. 氯霉素　　　　　　　B. 奎宁　　　　　　　　C. 反应停

　　D. 阿司匹林　　　　　　　E. 苯妥英钠

（二）B 型题

　　A. 24～32 岁　　　　　B. 21～28 岁　　　　　C. 18～25 岁
　　D. 27～32 岁　　　　　E. 30 岁左右

1. 男子的婚育适合年龄是（　　　）
2. 女子的婚育适合年龄是（　　　）

　　A. 乌头　　　　　　　　B. 斑蝥　　　　　　　　C. 附子
　　D. 麝香　　　　　　　　E. 芫花

3. 属于妊娠禁忌中药破血药类的是（　　　）
4. 属于妊娠禁忌中药攻逐药类的是（　　　）

（三）X 型题

1. 明代医生万全提出的育婴方法包括（　　　）
　　A. 预养以培其元　　　　B. 胎养以保其真　　　　C. 蓐养以防其变
　　D. 鞠养以慎其疾　　　　E. 调养以护健康
2. 影响胎儿生长发育的因素包括（　　　）
　　A. 孕母体质　　　　　　B. 孕母营养　　　　　　C. 孕母情绪
　　D. 孕期用药　　　　　　E. 孕期的起居
3. 胎儿期保健的主要内容包括（　　　）
　　A. 调摄精神　　　　　　B. 调和饮食　　　　　　C. 调适寒温
　　D. 避免外伤　　　　　　E. 劳逸结合
4. 古人提出的妊娠禁忌中药主要包括（　　　）
　　A. 毒性药类　　　　　　B. 破血药类　　　　　　C. 攻逐药类
　　D. 滋补药类　　　　　　E. 解表药类
5. 胎儿期的保健内容包括（　　　）
　　A. 预养以培其元　　　　B. 胎养以保其真　　　　C. 蓐养以防其变
　　D. 鞠养以慎其疾　　　　E. 调养以护健康

（四）判断题

1. 妊娠 1～3 个月应增加活动量，以促进气血流行，适应胎儿迅速生长的需要。
（　　　）

2. 导致胎儿出生时海豹肢体畸形的药物是反应停，即沙利度胺。（　　　）

3. 世界上关于妊娠期感受外邪会损伤胎儿的早期记载见于《金匮要略·妇人妊娠病脉证并治第二十》。（　　　）

4. 妊娠期间应安心静养，禁止活动，以免损伤胎元，引起流产或早产。（　　　）

5. 为了保证胎儿的健康，孕妇患病后应禁止用药，特别是妊娠前 3 个月。（　　　）

二、非选择题

(一) 填空题

1. 明代万全提出的育婴四法包括_____，_____，_____，_____。

2. 导致胎儿海豹肢体畸形的药物是_____。

3. 男子的婚育适合年龄是_____。

4. 女子的婚育适合年龄是_____。

5. 《素问·奇病论》对_____的记载，则说明当时已认识到孕期失于养护可造成小儿先天性疾病。

(二) 名词解释

中医儿科保健学

(三) 简答题

简述妊娠禁忌中药的主要分类及药物列举（至少3味中药）。

(四) 问答题

胎儿期保健的主要内容涉及哪些方面？

参考答案

一、选择题

(一) A1 型题

1. D 2. E 3. A 4. C 5. B 6. C

(二) B 型题

1. A 2. B 3. D 4. E

(三) X 型题

1. ABCD 2. ABCDE 3. ABCDE 4. ABC 5. AB

(四) 判断题

1. × 2. √ 3. × 4. × 5. ×

二、非选择题

(一) 填空题

1. 预养以培其元；胎养以保其真；蓐养以防其变；鞠养以慎其疾

2. 反应停

3. 24～32 岁

4. 21～28 岁

5. 胎病

（二）名词解释

中医儿科保健学是运用中医理论和方法，根据自胎儿至青春期儿童的生长发育规律，研究如何对儿童群体和个体的营养、疾病防治、健康管理等方面进行有效干预，保护和促进儿童身心健康，保障儿童权利为目的的一门科学。

（三）简答题

一是毒性药类，如乌头、附子、天南星；一是破血药类，如水蛭、虻虫、麝香；一是攻逐药类，如巴豆、牵牛子、芫花。

（四）问答题

一是调摄精神。妊娠期间孕妇保持良好的精神状态，心态平和，避免怒、喜、思、悲、恐、惊、忧七情过度的伤害，通过柔和的音乐来放松心情、陶冶情操，这对孕妇和胎儿都是有益的。二是调和饮食。整个孕期重视饮食调养，保证胎儿正常生长发育所必需的各种营养素如蛋白质、矿物质和维生素的足量供给，并避免过食生冷、辛辣、肥腻之品，以免酿生胎寒、胎热、胎肥等病证。三是调适寒温。调适寒温，顺应天时，减少气候骤变及外邪对人体的伤害。四是避免外伤。妊娠期间，孕妇要防止各种有形和无形的外伤，控制房事，以保护自己和胎儿。五是劳逸结合。妊娠期间，孕妇应动静相随，劳逸结合。适度的活动能使肢体舒展，气血流畅，有利于胎儿正常生长发育及顺利分娩。六是谨慎用药。孕妇患病必须用药，但应十分审慎，无病不可妄投药物，有病也要谨慎用药，中病即止，若用药不当会损伤胎儿。

第二节　新生儿期保健

一、选择题

（一）A1 型题

1. 儿童时期患病率和死亡率均为一生中最高峰的时期是（　　　）

    A. 胎儿期　　　　　　　B. 新生儿期　　　　　　C. 婴儿期

    D. 幼儿期　　　　　　　E. 幼童期

2. 新生儿期在上腭中线和齿龈部位散在、黄白色、碎米大小的隆起颗粒，称为（　　　）

    A. 口疮　　　　　　　　B. 鹅口疮　　　　　　　C. 口糜

    D. 马牙　　　　　　　　E. 牙痛

3. 新生儿口腔两侧颊部隆起状的脂肪垫，有助于（　　　）

    A. 吮乳　　　　　　　　B. 啼哭　　　　　　　　C. 保护口腔

    D. 反映营养状况　　　　E. 吞咽

4. 女婴生后 3～5 天乳房出现蚕豆到鸽蛋大小的隆起，可在 2～3 周后消退，属于（　　　）

  A. 病理现象   B. 乳核   C. 乳痈

  D. 乳癖   E. 生理现象

5. 女婴生后 5～7 天，阴道可有少量出血，持续 1～3 天自行停止，称为（ ）

  A. 便血   B. 尿血   C. 假月经

  D. 血淋   E. 性早熟

6. 生后母乳喂养强调（ ）

  A. 尽早开乳   B. 生后 1～2 天开乳 C. 胎粪排出后开乳

  D. 生后 1 周开乳   E. 生后 3～5 天开乳

（二）B 型题

  A. $34.2\mu mol/L$ B. $85\mu mol/L$ C. $220.5\mu mol/L$

  D. $256.5\mu mol/L$ E. $342\mu mol/L$

1. 新生儿生理性黄疸足月儿血清总胆红素低于（ ）

2. 新生儿生理性黄疸早产儿血清总胆红素低于（ ）

  A. 生后 2 周左右 B. 生后 3～4 周   C. 生后 2～3 天

  D. 生后 4～6 天   E. 生后 1 个月以上

3. 足月儿生理性黄疸消退时间多在（ ）

4. 早产儿生理性黄疸消退时间多在（ ）

（三）X 型题

1. 新生儿时期的常见生理现象包括（ ）

  A. 马牙   B. 螳螂子   C. 假月经

  D. 假乳房   E. 生理性黄疸

2. 新生儿期生理性黄疸的临床特点包括（ ）

  A. 多在生后第 2～3 天出现

  B. 第 4～6 天达高峰

  C. 足月儿在生后 2 周黄疸消退

  D. 早产儿可延迟至 3～4 周消退

  E. 足月儿血清总胆红素低于 $220.5\mu mol/L$，早产儿低于 $256.5\mu mol/L$

3. 母乳性黄疸包括（ ）

  A. 早发型   B. 晚发型   C. 先天性

  D. 溶血性   E. 感染性

4. 新生儿期的护理保健包括（ ）

  A. 拭口洁眼护肤 B. 清洁断脐护脐 C. 祛除胎毒

  D. 洗浴衣着   E. 生后开乳

5. 古人常用的祛除胎毒的方法包括（ ）

  A. 黄连法   B. 淡豆豉法   C. 甘草法

D. 大黄法 E. 附子法

6. 新生儿尽早开乳的优点包括（ ）

A. 减轻新生儿生理性黄疸 B. 减少生理性体重下降

C. 减少低血糖的发生 D. 有利于母体的恢复

E. 促进母乳分泌

（四）判断题

1. 新生儿时期出现的"马牙"现象，可以通过挑刮缩短病程。（ ）

2. 早发型母乳喂养性黄疸可以通过早期开奶和增加哺乳次数来缓解。（ ）

3. 母婴同室不利于新生儿及母亲休息，增加相互感染机会，应摒弃。（ ）

4. 生后母乳不足时应尽早使用乳制品喂养代替母乳喂养，以保证新生儿的营养供给。（ ）

5. 为了避免外感，新生儿居室应关好门窗，以免受风着凉。（ ）

二、非选择题

（一）填空题

1. 新生儿口腔两侧颊部稍硬、呈隆起状的脂肪垫，称为_____，有助于_____。

2. 女婴生后5～7天，阴道可有少量出血，持续1～3天自行停止，称为_____。

3. 新生儿应以_____为主要食品来源。

（二）名词解释

胎毒

（三）简答题

简述新生儿生理性黄疸的临床特点。

（四）问答题

祛除胎毒的常用方法有哪些？

参考答案

一、选择题

（一）A1 型题

1. B 2. D 3. A 4. E 5. C 6. A

（二）B 型题

1. C 2. D 3. A 4. B

（三）X 型题

1. ABCDE 2. ABCDE 3. AB 4. ABCDE 5. ABCD 6. ABCDE

（四）判断题

1. × 2. √ 3. × 4. × 5. ×

二、非选择题

（一）填空题

1. 螳螂子；吮乳

2. 假月经

3. 乳类

（二）名词解释

胎毒指胎中禀受之毒，主要指热毒。胎毒重者出生时常表现为面目红赤、多啼声响、大便秘结等，易于发生丹毒、痈疖、湿疹、胎黄、胎热、口疮等病证，或造成易患热性疾病的体质。

（三）简答题

新生儿生理性黄疸多在生后第 2～3 天出现，第 4～6 天达高峰。足月儿在生后 2 周左右消退，早产儿可延迟至 3～4 周消退。在此期间，其一般情况良好，不伴有其他临床症状。足月儿血清总胆红素低于 $220.5\mu mol/L$（12.9mg/dL），早产儿低于 $256.5\mu mol/L$（15mg/dL）。

（四）问答题

一是黄连法，适于胎禀热毒者，胎禀气弱或有蚕豆病者勿用。二是淡豆豉法，适用于胎毒兼脾虚者。三是甘草法，适于胎毒轻者尤宜。四是大黄法，适于胎禀热毒者。

第三节　婴儿期保健

一、选择题

（一）A1 型题

1. 出生后 6 个月内婴儿以母乳为主要食物的喂养方式，称为（　　）

 A. 母乳喂养   B. 人工喂养   C. 混合喂养

 D. 牛乳喂养   E. 羊乳喂养

2. 因母乳不足而添加牛、羊乳或其他代乳品的喂养方法，称为（　　）

 A. 母乳喂养   B. 人工喂养   C. 混合喂养

 D. 牛乳喂养   E. 羊乳喂养

3. 出生后 6 个月内的婴儿完全以乳制品，牛、羊乳品或代乳品等为食物的喂养方式，称为（　　）

 A. 母乳喂养   B. 人工喂养   C. 混合喂养

 D. 牛乳喂养   E. 羊乳喂养

4. 长时间喂哺羊乳而不添加辅食易患（　　）

  A. 缺铁性贫血   B. 溶血性贫血   C. 营养不良

  D. 维生素 D 缺乏性佝偻病 E. 大细胞性贫血

5. 世界卫生组织提倡的喂养原则是（　　）

  A. 按需喂给   B. 定时   C. 定量

  D. 定次数   E. 定方法

6. 提出"养子十法"的是（　　）

  A. 隋代巢元方   B. 明代万全   C. 宋代钱乙

  D. 南宋陈文中   E. 唐代孙思邈

7. 婴儿在生后几个月时可以完全断乳（　　）

  A. 4～8 个月   B. 6～10 个月   C. 8～12 个月

  D. 10～14 个月   E. 12～16 个月

（二）B 型题

  A. 补授法   B. 代授法   C. 母乳喂养

  D. 人工喂养   E. 牛乳喂养

1. 母乳不足时，提倡（　　）

2. 断乳时可以采用（　　）

  A. 1:2   B. 1:4   C. 1:6

  D. 1:8   E. 1:1

3. 全脂奶粉配置时按重量比为（　　）

4. 全脂奶粉配置时按体积比为（　　）

  A. 鲜果汁   B. 米糊   C. 米粥

  D. 稠粥   E. 软饭

5. 生后 4～6 个月适合添加（　　）

6. 生后 7～9 个月适合添加（　　）

（三）X 型题

1. 婴儿期的喂养方法包括（　　）

  A. 母乳喂养   B. 人工喂养   C. 混合喂养

  D. 牛乳喂养   E. 羊乳喂养

2. 母乳喂养的优点包括（　　）

  A. 母乳中含有适合婴儿生长发育的各种营养物质

  B. 母乳中含有多种免疫因子能增进免疫功能

  C. 母乳方便、经济

  D. 增进母婴的情感交流

   E. 促进母亲产后恢复，减少乳腺癌等疾病的发病率

3. 添加辅食的原则（　　）

   A. 婴儿健康、脾胃功能正常时逐步添加　　　　　B. 由一种到多种

   C. 由细到粗　　　　　　D. 由稀到稠　　　　　E. 由少到多

4. 生后 4～6 个月适合添加（　　）

   A. 蛋黄　　　　　　　　B. 米糊　　　　　　　C. 饼干

   D. 稀粥　　　　　　　　E. 鱼泥

5. 母亲患有（　　）病时不宜哺乳

   A. 严重心脏病　　　　　B. 活动性肺结核　　　C. 乙肝

   D. 巨细胞病毒感染　　　E. 人类免疫缺陷病毒感染

6. 混合喂养包括（　　）

   A. 补授法　　　　　　　B. 添加辅食　　　　　C. 牛乳喂养

   D. 羊乳喂养　　　　　　E. 代授法

7. 采用牛乳喂哺时的缺点包括（　　）

   A. 牛乳中乳糖含量低，故服用时需加入适量蔗糖

   B. 牛乳中蛋白质以酪蛋白为主，难以消化

   C. 牛乳中矿物质含量高，可增加消化道、肾脏负担

   D. 牛乳中缺乏免疫因子，增加感染机会

   E. 牛乳中缺乏叶酸及维生素，易致大细胞性贫血

8. 南宋·陈文中提出"养子真诀""养子十法"包括（　　）

   A. 背暖　　　　　　　　B. 肚暖　　　　　　　C. 头暖

   D. 足暖　　　　　　　　E. 脾胃要温

（四）判断题

1. 混合喂养即包括母乳喂养的优点，又包括代乳品喂养的优点，是最理想的喂养方式。（　　）

2. 健康婴儿生后 6 个月才能建立自己的进食规律。（　　）

3. 定时、定量、定次数是科学喂哺婴儿的原则。（　　）

4. 婴儿在断乳时要有转奶期，避免骤然断奶。（　　）

5. 补授法适合断乳的婴儿。（　　）

6. 为了保证母亲及婴儿的夜间休息，可以在夜间采用代授法的喂哺方式。（　　）

7. 鲜牛乳中所含蛋白质高于母乳，应大力提倡。（　　）

8. 长期喂哺羊乳而不添加辅食，易致婴儿大细胞性贫血。（　　）

9. 婴儿期的耐寒能力较差，相对成人而言要多穿衣服方可御寒。（　　）

10. 婴儿期易患肺系疾病、脾系疾病和各种传染病。（　　）

二、非选择题

（一）填空题

1. 婴儿喂养方法分为_____，_____，_____。

2. 婴儿期最理想的喂养方式是_____。

3. 断乳是指婴儿在生后_____个月时完全进食乳品、代乳品及辅食，而停止母乳喂哺的方法。

4. 从添加辅食到完全断乳的一段时期称为_____。

5. 添加辅食的原则是_____，_____，_____，_____。

6. 鲜牛乳中乳糖含量低于母乳_____，故每100mL牛乳中可加蔗糖。

7. 羊乳中的叶酸及维生素等含量较少，长期喂哺而不添加辅食，易致婴儿_____。

8. 市售的常见乳制品是_____。

9. 儿童生长发育的第一个飞跃期是_____。

（二）名词解释

1. 母乳喂养

2. 人工喂养

3. 断乳

（三）简答题

简述混合喂养和常用方法。

（四）问答题

母乳喂养的优点有哪些？

参考答案

一、选择题

（一）A1 型题

1. A 2. C 3. B 4. E 5. A 6. D 7. C

（二）B 型题

1. A 2. B 3. D 4. B 5. B 6. C

（三）X 型题

1. ABC 2. ABCDE 3. ABCDE 4. ABDE 5. ABCDE 6. AE 7. ABCD
8. ABDE

（四）判断题

1. × 2. × 3. × 4. √ 5. × 6. × 7. × 8. √ 9. × 10. √

二、非选择题

（一）填空题

1. 母乳喂养；人工喂养；混合喂养
2. 母乳喂养
3. 8～12
4. 转奶期
5. 由少到多；由稀到稠；由细到粗；由一种到多种
6. 5～8g
7. 大细胞性贫血
8. 婴儿配方奶粉
9. 婴儿期

（二）名词解释

1. 以母乳为主要食物，喂哺出生后 6 个月内婴儿的喂养方式，称为母乳喂养。母乳喂养是人类在进化过程中形成的自然喂养方式，也是最理想的喂养方式，应大力提倡。

2. 完全以乳制品，牛、羊乳品或代乳品等为食物，喂养出生后 6 个月内婴儿的喂养方式，称为人工喂养。

3. 断乳是指婴儿生后 8～12 个月时完全进食乳品、代乳品及辅食，而停止母乳喂哺的方法。

（三）简答题

混合喂养又称部分母乳喂养，指因母乳不足而添加牛、羊乳或其他代乳品的喂养方法。包括补授法和代授法。补授法是指母乳不足，婴儿体重增长不满意时，除母乳喂养外，可用配方奶或牛羊乳加以补充的方法，适宜于 4 个月内的婴儿。代授法是指一日内有一至数次完全用乳品或代乳品代替母乳的方法，因为不利于泌乳的建立，只有在无法由母乳喂养的情况下方可采用。

（四）问答题

①母乳中含有最适合婴儿生长发育的各种营养物质，能够促进婴儿的体格、智力发育。②母乳中含有多种免疫因子如各种免疫球蛋白等，具有增进免疫功能、提高抗感染能力、减少疾病发生的作用。③母乳的温度适宜，方便又经济。④母乳喂养可增进母婴的情感交流，有利于促进婴儿心理与社会适应性的发育。⑤母乳喂养可促进乳母催乳激素的产生和子宫的收缩及复原，抑制排卵，减少乳腺癌、卵巢癌的发病率。

第四节　幼儿期保健

一、选择题

（一）A1 型题

1. 幼儿期是哪种能力发育的关键时期（　　）

　　A. 智力能力　　　　　　B. 行为及认知功能　　　　C. 活动能力

　　D. 模仿能力　　　　　　E. 语言能力

2. "四时欲得小儿安，常要一分饥与寒"见于（　　）

　　A.《小儿病源方论·养子十法》

　　B.《小儿卫生总微论方·慎护论》

　　C.《活幼口议·小儿常安》

　　D.《万氏家藏育婴秘诀·十三科》

　　E.《诸病源候论·妇人妊娠病诸候》

（二）X 型题

幼儿期易患（　　）

　　A. 消化功能紊乱　　　　B. 呼吸道疾病　　　　　　C. 发生意外伤害

　　D. 中毒　　　　　　　　E. 先天性疾病

（三）判断题

1. 幼儿应注意防止异物吸入、烫伤、触电、外伤、中毒等意外事故的发生。（　　）

2.《小儿病源方论·养子十法》提出了"背暖、肚暖、足暖、头暖"的护养原则。
（　　）

3. 幼儿期小儿生长发育仍然较快，要让孩子自己掌握饮食调养，以满足生长发育的需要。（　　）

二、非选择题

（一）填空题

1.《素问·脏气法时论》说："五_____为养，五_____为助，五_____为益，五_____为充，气味合而服之，以补精益气。"

2.《小儿病源方论·养子十法》提出了"一要_____……二要_____……三要_____……四要_____……"的护养原则。

（二）简答题

幼儿期如何养成良好饮食习惯？

参考答案

一、选择题

（一）A1 型题

1. B 2. C

（二）X 型题

ABCD

（三）判断题

1. √ 2. × 3. ×

二、非选择题

（一）填空题

1. 谷；果；畜；菜

2. 背暖；肚暖；足暖；头凉

（二）简答题

①进餐需定时、定量、有规律，不挑食，不偏食。每日 3 次正餐，正餐间可适当给予 2~3 次以奶类、水果及其他稀软面食为主要内容的加餐。②零食的添加当以坚果、水果、乳制品等营养丰富的食物为主，数量和时机以不影响幼儿主餐食欲为宜。③适当控制如糖类、碳酸饮料等含糖高的食物。④要训练幼儿正确使用餐具和独立进餐的能力。⑤创造良好的进餐环境。

第五节 学龄前期保健

一、选择题

（一）A1 型题

提出"遇物则教之"的学习方法的著作是（　　）

　　A.《诸病源候论·小儿杂病诸候一》

　　B.《颜氏家训·慕贤》

　　C.《万氏家藏育婴秘诀·鞠养以慎其疾四》

　　D.《格致余论·慈幼论》

　　E.《活幼口议·小儿常安》

（二）X 型题

学龄前期在疾病预防方面要做到（　　）

    A. 定期进行体格检查　　　B. 加强免疫接种

    C. 加强锻炼，增强体质　　　D. 要调摄寒温

    E. 调节饮食、讲究卫生、避免意外

（三）判断题

学龄前期小儿一般进入幼儿园，为了减少意外损伤，要减少户外活动。（　　　）

二、非选择题

（一）填空题

关于学龄前期的早期教育，明代医家万全提出了"_____"的学习方法。

（二）简答题

简述学龄前期在预防疾病方面的具体措施。

参考答案

一、选择题

（一）A1 型题

C

（二）X 型题

ABCDE

（三）判断题

×

二、非选择题

（一）填空题

遇物则教之

（二）简答题

①定期进行体格检查。②加强免疫接种。③加强锻炼，增强体质。④要调摄寒温。⑤调节饮食、讲究卫生、避免意外。

第六节　学龄期保健

一、选择题

（一）X 型题

1. 学龄期的好发疾病包括（　　　）

A. 免疫性疾病 　　B. 感染性疾病 　　C. 精神行为障碍疾病

D. 营养性疾病 　　E. 内分泌性疾病

2. 学龄期常见的免疫系统疾病包括（　　　）

A. 哮喘 　　　　　B. 风湿热 　　　　C. 性早熟

D. 过敏性紫癜 　　E. 肾病综合征

（二）判断题

学龄期儿童处于发育成长的重要阶段，学校和家庭的共同教育是使孩子健康成长的必要条件。（　　　）

二、非选择题

填空题

1. 学龄期保健的主要目标是＿＿＿＿＿＿＿＿，＿＿＿＿＿＿＿＿。

2. ＿＿＿＿＿＿＿＿和＿＿＿＿＿＿＿＿的共同教育是使孩子健康成长的必要条件。

参考答案

一、选择题

（一）X 型题

1. ABCDE　　2. ABDE

（二）判断题

√

二、非选择题

填空题

1. 保障身心健康；促进儿童的全面发展

2. 学校；家庭

第七节　青春期保健

选择题

（一）A1 型题

小儿进入第二个生长发育高峰的时期是（　　　）

A. 婴儿期 　　　　B. 幼儿期 　　　　C. 学龄前期

D. 学龄期 　　　　E. 青春期

（二）X 型题

1. 处于青春期的青少年的正常生理变化包括（　　）

　　A. 体重、身高增长显著　　　B. 女孩乳房发育　　　　　C. 男孩发生遗精

　　D. 女孩月经来潮　　　　　　E. 出现体毛

2. 青春期的好发疾病包括（　　）

　　A. 甲状腺肿　　　　　　　　B. 痛经　　　　　　　　　C. 月经不调

　　D. 乳腺发育不良　　　　　　E. 痤疮

（三）判断题

青春期儿童在心理、行为、精神等方面都已经成熟，可以让他们自主处理任何事情。（　　）

参考答案

选择题

（一）A1 型题

E

（二）X 型题

1. ABCDE　2. ABCDE

（三）判断题

×

第三章　新生儿疾病 ▷▷▷▷

第一节　胎　怯

一、选择题

(一) A1 型题

1. 胎怯的基本治疗法则是（　　）

    A. 益精充髓　　　　　　　B. 补肾温阳　　　　　　C. 补肾健脾

    D. 补气养血　　　　　　　E. 温运脾阳

2. 胎怯五脏亏虚证的首选方药是（　　）

    A. 保元汤　　　　　　　　B. 补肾地黄丸　　　　　C. 八珍汤

    D. 十全大补汤　　　　　　E. 参附汤合六君子汤

3. 胎怯肾精薄弱证肢体不温者，可选择以下哪组药物（　　　）

    A. 麦芽、谷芽、砂仁　　　B. 重用黄芪、党参　　　C. 附子、巴戟天

    D. 蛤蚧　　　　　　　　　E. 枸杞子、龟甲、牡蛎

4. 新生儿低血糖的诊断标准是（　　）

    A. 血糖 < 3.8mmol/L　　　B. 血糖 < 3.2mmol/L

    C. 血糖 < 2.8mmol/L　　　D. 血糖 < 2.2mmol/L

    E. 血糖 < 1.8mmol/L

5. 超低出生体重儿体重低于（　　　）

    A. 3000g　　　　　　　　B. 2500g　　　　　　　C. 2000g

    D. 1500g　　　　　　　　E. 1000g

(二) A2 型题

1. 患儿，男，6 天，36 周顺产，出生体重 2kg，身长 45cm。身形瘦小，囟门开大，头发稀黄，耳壳薄软，耳舟不清，骨弱肢柔，指甲菲薄，足纹浅少，阴囊松弛，指纹淡。其证候是（　　）

    A. 肾精薄弱　　　　　　　B. 脾肾两虚　　　　　　C. 五脏亏虚

    D. 肺气虚衰　　　　　　　E. 元阳衰微

2. 患儿，女，7 天，34 周顺产，出生体重 1000g，身长 42cm，精神萎靡，气弱声

低，目无神采，皮肤薄嫩，肌肤不温，胎毛细软，面色无华，唇甲淡白，肌肉瘠薄，萎软无力，筋弛肢软，虚里动疾，时有惊惕，吮乳量少，指甲软或短，指纹淡。其治法首选（　　）

  A. 补肺益气固脱　　　　　B. 温补脾肾回阳

  C. 健脾益肾，温运脾阳　　D. 益精充髓，补肾温阳

  E. 培元补虚，益气养阴

（三）A3 型题

1. 患儿，女，10 天，39 周顺产，出生体重 2kg，身长 46cm。身形瘦小，啼哭无力，面色无华，口唇色淡，精神萎靡，肌肉瘠薄，多卧少动，吮乳乏力，纳乳量少，呛乳溢乳，哽气多哕，四肢欠温，大便稀溏，腹胀，指纹淡。

（1）该患儿证候是（　　）

  A. 肾精薄弱　　　　　B. 脾肾两虚　　　　　C. 五脏亏虚

  D. 肺气虚衰　　　　　E. 元阳衰微

（2）该患儿首选治法是（　　）

  A. 补肺益气固脱　　　　　B. 温补脾肾回阳

  C. 健脾益肾，温运脾阳　　D. 益精充髓，补肾温阳

  E. 培元补虚，益气养阴

2. 患儿，女，2 天，34 周顺产，出生体重 1.05kg，身长 42cm。身材短小，形体瘦弱，反应极差，面色苍白或青灰，唇淡，气息微弱，哭声低怯，全身冰冷，肌肤板硬而肿，范围波及全身，皮肤暗红，僵卧少动，吸吮困难，无尿，指纹不显。

（1）该患儿证候是（　　）

  A. 肾精薄弱　　　　　B. 脾肾两虚　　　　　C. 五脏亏虚

  D. 肺气虚衰　　　　　E. 元阳衰微

（2）该患儿首选方药是（　　）

  A. 保元汤加减　　　　　B. 补肾地黄丸加减　　　　　C. 独参汤加味

  D. 参附汤加味　　　　　E. 十全大补汤加减

（四）B 型题

  A. 呼吸微弱，面色苍白　　B. 耳壳薄软，耳舟不清

  C. 纳乳量少，哽气多哕　　D. 肌肉瘠薄，筋弛惊惕

  E. 全身冰冷，僵卧少动

1. 胎怯元阳衰微的辨证要点有（　　）

2. 胎怯五脏亏虚的辨证要点有（　　）

  A. 保元汤加减　　　　　B. 补肾地黄丸加减　　　　　C. 独参汤加味

  D. 十全大补汤加减　　　　　E. 参附汤加味

3. 治疗胎怯肺气虚衰的首选方剂是（　　）

4. 治疗胎怯脾肾两虚的首选方剂是（　　　）

（五）X 型题

1. 胎怯肾精薄弱证的辨证要点有（　　　）

    A. 身形瘦小，囟门开大　　　　B. 耳壳薄软，耳舟不清　　　　C. 纳乳量少，哽气多哕

    D. 肌肉瘠薄，筋弛惊惕　　　　E. 骨弱肢柔，头发稀黄

2. 胎怯脾肾两虚证的辨证要点有（　　　）

    A. 身形瘦小，精神萎靡　　　　B. 肌肉瘠薄，筋弛惊惕　　　　C. 多卧少动，四肢欠温

    D. 纳乳量少，哽气多哕　　　　E. 虚里动疾，气弱声低

3. 胎怯的病史有（　　　）

    A. 早产　　　　　　　　　　　B. 多胎　　　　　　　　　　　C. 孕妇体弱

    D. 胎盘异常　　　　　　　　　E. 脐带异常

4. 胎怯变证的常见证候有（　　　）

    A. 肾精薄弱　　　　　　　　　B. 脾肾两虚　　　　　　　　　C. 五脏亏虚

    D. 肺气虚衰　　　　　　　　　E. 元阳衰微

5. 早产小于胎龄儿可见哪些临床表现（　　　）

    A. 水肿、毳毛多

    B. 耳壳薄软，耳舟不清

    C. 指（趾）甲软，已达到指（趾）端

    D. 足底纹理少

    E. 男婴睾丸未降或未全降

（六）判断题

1. 出生时的低体重对小儿体格发育有很大影响，但不影响其智能发育。（　　　）

2. 胎怯小儿五脏皆虚，而病机关键在肾脾两虚。（　　　）

二、非选择题

（一）填空题

1. 胎怯的病因为各种原因导致的先天禀赋不足，病变脏腑主要在＿＿＿＿＿＿＿＿，病机为＿＿＿＿＿＿＿＿＿＿＿＿＿＿＿＿＿＿＿＿＿。

2. 胎怯出生体重低于＿＿＿＿＿＿＿为低出生体重儿，其中出生体重低于＿＿＿＿＿＿＿为极低出生体重儿，出生体重低于＿＿＿＿＿＿＿＿为超低出生体重儿。

3. 胎怯的治疗以＿＿＿＿＿为基本法则。临证还应根据其不同证型，分别采取＿＿＿＿＿＿、补肾温阳、＿＿＿＿＿＿＿＿、＿＿＿＿＿＿＿＿等治法。

（二）名词解释

胎怯

（三）简答题

1. 早产小于胎龄儿与足月小于胎龄儿的鉴别要点是什么？

2. 请简述胎怯的体征。

（四）问答题

论述胎怯的中医辨证思路。

（五）复合题（病案分析题）

患儿，男，16 天。39 周顺产，出生体重 1800g，身长 45cm，生后因新生儿黄疸予蓝光治疗，现体重 1900g，啼哭无力，口唇色淡，精神萎靡，肌肉瘠薄，多卧少动，吮乳乏力，纳乳量少，呛乳溢乳，哽气多哕，四肢欠温，大便稀溏，腹胀，指纹淡。

要求对该病案进行分析，写出病名及证候、病机、治法、方剂、药物组成。

参考答案

一、选择题

（一）A1 型题

1. C　2. D　3. C　4. D　5. E

（二）A2 型题

1. A　2. E

（三）A3 型题

1.（1）B　　（2）C

2.（1）E　　（2）D

（四）B 型题

1. E　2. D　3. C　4. A

（五）X 型题

1. ABE　2. ACD　3. ABCDE　4. DE　5. ABDE

（六）判断题

1. ×　2. √

二、非选择题

（一）填空题

1. 脾肾；化源未充，濡养不足，脾肾两虚

2. 2500g；1500g；1000g

3. 补肾健脾；益肾充髓；补气养血；温运脾阳

（二）名词解释

胎怯是指新生儿体重低下，身材矮小，脏腑形气均未充实的一种病证。又称"胎弱"。

（三）简答题

1. 胎怯多为低出生体重儿，常见小于胎龄儿（SGA），小于胎龄儿有早产、足月、

过期产小于胎龄之分。两者鉴别要点主要在于胎龄，还可以从皮肤、头发、耳壳等外形特点鉴别，鉴别要点见下表。

表 早产 SGA 与足月 SGA 鉴别要点

鉴别点	早产 SGA	足月 SGA
体重	低于同胎龄儿平均出生体重的第 10 百分位	低于同胎龄儿平均出生体重的第 10 百分位
胎龄	＜37 周	≥37 周，＜42 周
皮肤	水肿、毳毛多	毳毛少，胎脂少
头发	细而乱	细丝状清晰可数
耳	耳壳软，缺乏软骨，耳舟不清	耳软骨已发育，耳周形成
指（趾）甲	指（趾）甲软，多未达到指（趾）端	指（趾）甲软，已达到指（趾）端

2. 出生体重低于 2500g 为低出生体重儿，其中出生体重低于 1500g 为极低出生体重儿，出生体重低于 1000g 为超低出生体重儿。早产儿可见水肿、毳毛多，头发细而乱，耳壳软，耳舟不清，指（趾）甲软，多未达指（趾）端，足底纹理少，男婴睾丸未降或未全降，女婴大阴唇不能遮盖小阴唇。

（四）问答题

胎怯以脏腑辨证为纲，有五脏禀受不足之别及轻重之分。其肺虚者气弱声低，皮肤薄嫩，胎毛细软；心虚者神萎面黄，唇爪淡白，虚里动疾；肝虚者筋弛肢软，目无神采，易作瘛疭；脾虚者肌肉瘠薄，痿软无力，吮乳量少，呛乳溢乳，便下稀薄，目肤黄疸；肾虚者形体矮小，肌肤欠温，耳郭软，指甲软短，骨弱肢柔，睾丸不降。胎怯变证，肺气虚衰者以呼吸气息微弱为主证；元阳衰微者以全身冰冷反应低下为主证。

（五）复合题（病案分析题）

病名：胎怯（脾肾两虚证）。

病机：脾主肌肉四肢，开窍于口，故本证的肌肉瘠薄、口唇色淡；纳乳量少，呛乳溢乳，嗳气多啰为脾胃运化升降功能失调之象。

治法：健脾益肾，温运脾阳。

方剂：保元汤。

药物：黄芪、人参、白术、茯苓、陈皮、甘草、肉桂、干姜。

第二节 硬肿症

一、选择题

（一）A1 型题

1. 硬肿症的治疗原则是（　　）

　A. 温中散寒，回阳救逆　　　B. 温中补虚，和里缓急　　　C. 温中散寒，益气健脾

　　D. 活血化瘀，行气散寒　　　　E. 温阳散寒，活血化瘀

2. 引起重症硬肿症死亡最常见的合并症是（　　）

　　A. 呼吸衰竭　　　　　　B. 肺出血　　　　　　C. 败血症

　　D. 肾衰竭　　　　　　　E. 心功能衰竭

3. 硬肿症寒凝血瘀证的首选治法是（　　）

　　A. 益气温阳，通经活血　　B. 温阳祛寒，回阳救逆　　C. 温经散寒，活血通络

　　D. 益气活血，散寒化瘀　　E. 回阳救逆

4. 硬肿症的主要病机是（　　）

　　A. 热毒入脏，血受煎熬，运行涩滞

　　B. 邪毒入侵经脉，发于肌表

　　C. 寒湿阻滞，脾失健运

　　D. 阳气虚衰，寒凝血涩

　　E. 表虚不固，营卫不调

5. 下列关于硬肿症的描述，（　　）项是错误的

　　A. 硬肿症多因环境温度过低，保温不足而诱发

　　B. 寒冷季节发病率较高

　　C. 温热之邪可以导致硬肿症的发生

　　D. 硬肿症可出现凹陷性水肿

　　E. 低体温是硬肿症必备症状之一

（二）A2 型题

1. 患儿，男，3 天，36 周顺产，出生体重 2kg，身长 45cm。全身欠温，四肢发凉，反应尚可，哭声较低，肌肤硬肿，难以捏起，硬肿分布于臀、小腿、臂、面颊等部位，色暗红、青紫，指纹红滞。其首选方剂是（　　）

　　A. 当归四逆汤　　　　　B. 独参汤　　　　　　C. 十全大补汤

　　D. 参附汤　　　　　　　E. 麦味地黄丸

2. 患儿，女，2 天，35 周顺产，出生体重 1800g，全身冰冷，僵卧少动，反应极差，气息微弱，哭声低怯，吸吮困难，面色苍白，肌肤板硬而肿，范围波及全身，皮肤暗红，尿少或无，唇舌色淡，指纹淡红不显。其治法首选（　　）

　　A. 益气温阳，通经活血　　B. 温阳祛寒，回阳救逆

　　C. 温经散寒，活血通络　　D. 益气活血，散寒化瘀

　　E. 回阳救逆

（三）A3 型题

患儿，男，3 天，36 周顺产，肛温 35℃，反应尚可，哭声较低，肌肤硬肿，难以捏起，硬肿分布于臀、小腿、臂、面颊等部位，色红肿如冻伤，硬肿范围<20%，指纹红滞。

（1）该患儿证候是（　　）

　　A. 阳气虚衰　　　　　　B. 寒凝血瘀　　　　　C. 热毒蕴结

    D. 五脏亏虚   E. 元阳衰微

（2）以下哪些治疗措施是不恰当的（　　）

    A. 于 6～12 小时内复温   B. 以抚、摩法推拿

    C. 气管内插管，予正压呼吸治疗   D. 抽血查血气分析

    E. 如有感染，予有效抗生素静脉滴入

（四）B 型题

    A. 参附汤加减   B. 十全大补汤加减   C. 当归四逆汤加减

    D. 保元汤加减   E. 补肾地黄丸加味

1. 胎怯元阳衰微的首选方剂是（　　）

2. 硬肿症阳气虚衰的首选方剂是（　　）

    A. 无器官功能改变   B. 轻度器官功能改变   C. 器官功能明显损害

    D. 器官功能衰竭   E. 肾衰竭，低蛋白血症

3. 中度硬肿症伴有（　　）

4. 重度硬肿症伴有（　　）

（五）X 型题

1. 关于硬肿症，以下哪些描述是正确的（　　）

    A. 多于生后 1 周内发病；早期哺乳差，哭声低，反应低下

    B. 感染或夏季发病者可不出现低体温

    C. 低体温时常伴心率减慢

    D. 硬肿包括皮脂硬化和水肿

    E. 硬肿累计部位多为不对称性分布

2. 硬肿症器官功能衰竭有（　　）

    A. 休克   B. 重度感染   C. 肺出血

    D. 肾衰竭   E. 心力衰竭

3. 硬肿症的病因有（　　）

    A. 禀赋不足，阳气虚弱   B. 后天感寒   C. 感受温热之邪

    D. 罹患他病   E. 保温不足

（六）判断题

1. 硬肿症水肿则指压呈凹陷性，主要出现在皮肤或皮下脂肪硬化部位。（　　）

2. 硬肿症器官功能低下有不吃、不哭、反应低下、心率慢或心电图及血生化异常。

（　　）

二、非选择题

（一）填空题

1. 硬肿症病变脏腑在_____，主要病机是_____、_____。

2. 硬肿症的治疗原则是_____、_____。治疗中可采取多种途径给药，内服外治并用。_____是治疗本病的重要措施。病情危重时须中西医结合治疗。

3. 硬肿症寒凝血瘀证选方_____，四肢发凉者，加_____、_____。

（二）名词解释

硬肿症

（三）简答题

1. 硬肿症的辨证思路是什么？

2. 请简述硬肿症复温方法。

（四）问答题

论述硬肿症的中医治疗。

（五）复合题（病案分析题）

患儿，男，48 小时，1 月 5 日出生。34 周剖宫产，双胎之大，出生时四肢冰冷，反应极差，气息微弱，哭声低怯，吸吮困难，面色苍白，肌肤板硬而肿，范围波及全身，皮肤暗红，尿少，唇舌色淡，指纹淡红不显。

要求对该病案进行分析，写出病名及证候、病机、治法、方剂、药物组成。

参考答案

一、选择题

（一）A1 型题

1. E　2. B　3. C　4. D　5. E

（二）A2 型题

1. A　2. A

（三）A3 型题

（1）B　　（2）C

（四）B 型题

1. A　2. A　3. C　4. D

（五）X 型题

1. ABCD　2. ACDE　3. ABCDE

（六）判断题

1. √　2. √

二、非选择题

（一）填空题

1. 脾肾；阳气虚衰；寒凝血涩

2. 温阳散寒；活血化瘀；复温

3. 当归四逆汤；附子；干姜

（二）名词解释

硬肿症是新生儿时期特有的一种严重疾病，是由多种原因引起的局部甚至全身皮肤和皮下脂肪硬化及水肿，常伴有低体温及多器官功能低下的综合征。

（三）简答题

1. 硬肿症主要从虚、实、寒、瘀辨证。①实证以外感寒邪为主，有保温不当病史，体温下降较少，硬肿范围较小；虚证以阳气虚衰为主，常伴胎怯，体温常不升，硬肿范围大。②寒证全身欠温，僵卧少动，肌肤硬肿，是多数患儿共同的临床表现；血瘀证在本病普遍存在，症见肌肤质硬，颜色紫暗。

2. 复温是治疗硬肿症的重要措施之一，方法多种。轻者可放在 26～28℃室温中，置热水袋，使其逐渐复温。重者先置于 26～28℃室温中，1 小时后置于 28℃暖箱中，每 1 小时提高箱温 1℃，直至体温达 36.5℃，继续保持箱温。轻、中度患儿于 6～12 小时内、重度患儿于 12～24 小时内恢复正常体温。如入院前低体温已久，复温不宜过快。

（四）问答题

本病治疗原则是温阳散寒，活血化瘀。治疗中可采取多种途径给药，内服外治并用。复温是治疗本病的重要措施。病情危重时须中西医结合治疗。寒凝血涩证以全身欠温，反应尚可，哭声较低，硬肿部位比较局限为辨证要点。其治法是温经散寒，活血通络；以当归四逆汤为主方加减治疗。阳气虚衰证以全身冰冷，僵卧少动，反应极差，气息微弱，硬肿范围波及全身为辨证要点。其治法是益气温阳，通经活血；以参附汤为主方加减治疗。

（五）复合题（病案分析题）

病名：硬肿症（阳气虚衰证）。

病机：感受寒邪，伤及脾肾阳气，元阳不振，则全身冰凉，面色苍白；阳气虚衰，血脉瘀滞，故硬肿范围大，全身症状重。

治法：益气温阳，通经活血。

方剂：参附汤。

药物：人参、黄芪、附子、巴戟天、桂枝、丹参、当归。

第三节　胎　黄

一、选择题

（一）A1 型题

1. 生理性黄疸出现的时间一般是（　　）

　　A. 出生当天　　　　　　　B. 生后 5～6 天　　　　　　C. 生后 2～3 天

D. 生后 4～5 天　　　　　　E. 生后 10～18 天

2. 关于新生儿黄疸，下列说法错误的是（　　　）

A. 胎龄 37^{+3} 周男性新生儿，生后 3 天测 TSB 278μmol/L，无须治疗，但需密切观察

B. 光疗是治疗新生儿黄疸最常用的有效又安全的方法

C. 未结合胆红素增高是新生儿黄疸最常见的表现形式

D. 同族免疫性溶血、葡萄糖–6–磷酸脱氢酶缺乏、败血症是新生儿高胆红素血症的高危因素

E. 血清未结合胆红素＞34μmol/L（2mg/L）是病理性黄疸的表现之一

3. 治疗胎黄寒湿阻滞证首选方剂是（　　　）

A. 理中汤　　　　　　　　B. 四逆汤　　　　　　　　C. 桃红四物汤

D. 茵陈理中汤　　　　　　E. 少腹逐瘀汤

4. 哪些是生理性黄疸的特征（　　　）

A. 嗜睡　　　　　　　　　B. 抽搐　　　　　　　　　C. 四肢厥冷

D. 便溏色白　　　　　　　E. 黄疸自然消退

5. 早产儿生理性黄疸自行消退的时间一般是（　　　）

A. 生后 1～2 周　　　　　B. 生后 3～4 周　　　　　C. 生后 8～10 日

D. 生后 10～14 周　　　　E. 生后 15～20 周

6. 湿热郁蒸型黄疸的治法是（　　　）

A. 清热利湿退黄　　　　　B. 温中化湿退黄　　　　　C. 行气化瘀消积

D. 平肝息风　　　　　　　E. 温阳固脱

（二）A2 型题

1. 患儿，男，40 周顺产，出生 24 日，患儿生后 3 天出现面目、皮肤发黄，颜色逐渐加深，晦暗无华，不思吮乳，腹部胀满，青筋显露，右胁下痞块质硬，舌见瘀点。治疗首选方是（　　　）

A. 血府逐瘀汤　　　　　　B. 少腹逐瘀汤　　　　　　C. 桃红四物汤

D. 茵陈理中汤　　　　　　E. 茵陈五苓散

2. 患儿，男，39 周顺产，出生 26 天，生后 4 天出现面目、皮肤黄染，现黄疸仍未消退，色泽晦暗，精神萎靡，四肢不温，大便灰白而溏，舌淡苔白腻。治疗首选方法是（　　　）

A. 清热利湿退黄　　　　　B. 温中化湿退黄　　　　　C. 行气化瘀消积

D. 平肝息风　　　　　　　E. 温阳固脱

3. 患儿，男，40 周顺产，5 天，生后 3 天出现面目、周身皮肤发黄，色泽鲜明如橘皮色，精神疲倦，不欲饮乳，大便秘结，小便黄赤，舌质红，舌苔黄，指纹青紫。辨证考虑为（　　　）

A. 瘀血阻滞　　　　　　　B. 寒湿阻滞　　　　　　　C. 湿热郁蒸

D. 热毒化火　　　　　　　E. 气滞血瘀

4. 患儿，男，2 天，40 周顺产。生后 1 天出现皮肤面目发黄，黄疸迅速加重，伴面色苍黄、浮肿、气促、神昏、四肢厥冷、胸腹欠温，舌淡苔白，指纹淡。其证候为（　　）

　　A. 胎黄动风　　　　　　B. 寒湿阻滞　　　　　　C. 湿热郁蒸

　　D. 热毒化火　　　　　　E. 胎黄虚脱

5. 患儿，男，40 周顺产，5 天，生后 3 天出现面目、周身皮肤发黄，色泽鲜明如橘皮色，精神疲倦，不欲饮乳，大便秘结，小便黄赤，舌质红，舌苔黄腻，指纹青紫。其治疗首选（　　）

　　A. 血府逐瘀汤　　　　　B. 甘露消毒丹　　　　　C. 三仁汤

　　D. 茵陈理中汤　　　　　E. 茵陈蒿汤

6. 患儿，男，36 周顺产，21 天，生后 3 天出现面目、周身皮肤轻微发黄，色泽晦暗，精神一般，大便秘结，小便黄赤，舌质暗红，舌苔白厚，指纹青紫，肝脏肋下 3cm 可触及，质硬，边缘锐利。实验室检查：血分析检查未见异常；结合胆红素 $>84\mu mol/L$；血型 B 型，母亲血型 B 型。以下哪些说法是不正确的（　　）

　　A. 诊断为胎黄，气滞血瘀证　B. 诊断为生理性黄疸　　C. 进行肝功能检查

　　D. 进行病原学检查　　　　E. 需查肝胆脾 B 超

（三）A3 型题

1. 患儿，女，5 天，39 周顺产，出生体重 3kg。现面目皮肤发黄，色泽鲜明如橘，哭声响亮，不欲吮乳，口渴唇干，或有发热，大便秘结，小便深黄，舌质红，舌苔黄腻，指纹滞。

（1）该患儿证候是（　　）

　　A. 湿热郁蒸　　　　　　B. 寒湿阻滞　　　　　　C. 气滞血瘀

　　D. 胎黄动风　　　　　　E. 胎黄虚脱

（2）该患儿首选治法是（　　）

　　A. 温中化湿退黄　　　　B. 清热利湿退黄　　　　C. 燥湿运脾退黄

　　D. 凉血活血退黄　　　　E. 行气化瘀退黄

2. 患儿，女，7 天，34 周顺产，出生体重 2.05kg。生后 2 天出现皮肤巩膜黄染，血清胆红素日升高 $>85\mu mol/L$，面目皮肤发黄，色泽鲜明如橘，口渴唇干，大便秘结，小便深黄，舌质红，舌苔黄腻，指纹滞。

（1）该患儿证候是（　　）

　　A. 湿热郁蒸　　　　　　B. 寒湿阻滞　　　　　　C. 气滞血瘀

　　D. 胎黄动风　　　　　　E. 胎黄虚脱

（2）该患儿首选方药是（　　）

　　A. 血府逐瘀汤加减　　　B. 茵陈理中汤加减　　　C. 茵陈蒿汤加减

　　D. 参附汤加味　　　　　E. 三仁汤加减

3. 患儿，女，4 天，34 周顺产，出生体重 2.05kg。生后 2 天出现皮肤巩膜黄染，血清胆红素日升高＞85μmol/L，面目皮肤发黄，色泽鲜明如橘，黄疸迅速加重，嗜睡，神昏，抽搐，无发热，舌质红，舌苔黄腻，指纹淡紫。血分析：白细胞计数 $30×10^9$/L，中性粒细胞 $20×10^9$/L；超敏 C 反应蛋白 208mg/L。血型 O 型；母亲血型 O 型。

（1）该患儿证候是（　　　）

A. 湿热郁蒸　　　　　B. 寒湿阻滞　　　　　C. 气滞血瘀

D. 胎黄动风　　　　　E. 胎黄虚脱

（2）以下治疗措施，哪项是不正确的（　　　）

A. 予抗生素治疗　　　B. 可喂服紫雪　　　　C. 静脉使用白蛋白

D. 紧急采用换血疗法　E. 心电监护，监测生命体征

（四）B 型题

A. 面色淡黄，口唇发白　B. 面色黄而晦暗　　　C. 面色萎黄无华

D. 面色无华伴有白斑　　E. 面色黄而色泽鲜明如橘色

1. 湿热郁蒸型胎黄可见（　　　）

2. 寒湿阻滞型胎黄可见（　　　）

A. 温中化湿退黄　　　B. 清热利湿退黄　　　C. 燥湿运脾退黄

D. 凉血活血退黄　　　E. 行气化瘀消积

3. 湿热熏蒸型胎黄的治疗原则为（　　　）

4. 寒湿阻滞型胎黄的治疗原则为（　　　）

（五）X 型题

1. 胎黄的发病与下列哪些脏腑有关（　　　）

A. 胆　　　　　　　　B. 肝　　　　　　　　C. 肾

D. 脾　　　　　　　　E. 胃

2. 下列有关病理性黄疸的论述，哪项是正确的（　　　）

A. 生后 1 天之内出现黄疸

B. 每日血清胆红素增加值＞85μmol/L

C. 黄疸 10～14 天渐见消退

D. 黄疸消退后再次出现

E. 黄疸于生后 2～3 周出现

3. 胎黄湿热郁蒸证的辨证要点有哪些（　　　）

A. 面目皮肤发黄，色泽鲜明如橘皮色

B. 面目皮肤发黄，色泽晦暗

C. 尿黄

D. 舌质红，苔黄腻

E. 哭声响亮

4. 胎黄的临床表现有哪些（　　）

　　A. 皮肤黄　　　　　　　　　B. 巩膜黄　　　　　　　　　C. 尿深黄

　　D. 大便黄　　　　　　　　　E. 爪甲黄

5. 胎黄的主要治法有哪些（　　）

　　A. 清热利湿退黄　　　　　　B. 温中化湿退黄　　　　　　C. 健脾温肾

　　D. 温中健脾　　　　　　　　E. 行气化瘀消积

6. 新生儿黄疸的病因有哪些（　　）

　　A. 孕母内蕴湿热之毒　　　　B. 孕母有滥用药物病史

　　C. 患儿胎产之时有感受湿热　D. 小儿禀赋不足，脉络阻滞

　　E. 先天缺陷，胆道闭锁

7. 胎黄寒湿阻滞证的辨证要点有（　　）

　　A. 面目皮肤色黄而晦暗　　　B. 精神萎靡　　　　　　　　C. 四肢欠温

　　D. 舌淡苔白腻　　　　　　　E. 舌有瘀点

8. 胎黄气滞血瘀证的辨证要点有（　　）

　　A. 面目皮肤黄而晦暗无华　　B. 右胁下痞块质硬

　　C. 肚腹膨胀，青筋显露　　　D. 舌见瘀点　　　　　　　　E. 精神萎靡

（六）判断题

1. 足月新生儿生理性黄疸在生后 1 天出现，10～14 周消退。（　　）

2. 新生儿病理性黄疸出现较早，发展较快，消退较快。（　　）

3. 新生儿生理性黄疸可自行消退，不需治疗。（　　）

4. 用蓝光、绿光或白光照射，是降低血清结合胆红素简单而有效的方法。（　　）

二、非选择题

（一）填空题

1. 胎黄的病变脏腑在＿＿＿＿＿＿＿＿＿＿＿＿＿。病机关键为＿＿＿＿＿＿＿。

2. 胎黄以婴儿出生后＿＿＿＿＿＿＿为主要特征，因产生原因与＿＿＿＿＿＿有关。

3. 湿热郁蒸是胎黄重要病因之一，若湿热化火，邪陷厥阴，则会出现＿＿＿＿＿＿＿之险象。若正气不足，气阳虚衰，可成＿＿＿＿＿＿＿。

4. ＿＿＿＿＿＿＿增高是新生儿黄疸最常见的表现形式，重者可引起＿＿＿＿＿＿＿，造成神经系统永久性损伤，甚至死亡。

5. 生理性黄疸不需治疗，但需要对＿＿＿＿＿＿＿进行风险评估和系统管理，根据＿＿＿＿＿＿进行随访。

6. 病理性黄疸辨其阴阳。若病程短，＿＿＿＿＿＿＿，舌苔黄腻者，为阳黄；若黄疸日久不退，＿＿＿＿＿＿＿，便溏色白，舌淡苔腻者，为阴黄。

（二）名词解释

1. 胎黄

2. 生理性黄疸

3. 病理性黄疸

（三）简答题

1. 胎黄的临床表现是什么？

2. 简述新生儿黄疸的中医治疗。

3. 如何辨胎黄的轻重？

（四）问答题

1. 论述胎黄的中医辨证思路。

2. 试论述为何以"利湿退黄"为病理性黄疸的基本治疗原则。

（五）复合题（病案分析题）

1. 患儿，男，23 天，39 周顺产，出生体重 5800g，身长 47cm。生后 2 天出现面目皮肤发黄，颜色逐渐加深，晦暗无华，腹胀食少，右胁下痞块质硬，肚腹膨胀，青筋显露，唇色暗红，大便干结，舌见瘀点，苔黄，指纹紫滞。要求对该病案进行分析，写出病名及证候、病机、治法、方剂、药物组成。

2. 患儿，男，6 天，40 周顺产，出生体重 6000g，身长 49cm。生后 3 天出现面目皮肤发黄，颜色逐渐加深，色泽鲜明如橘，哭声响亮，不欲吮乳，口渴唇干，无发热，大便秘结，小便深黄，舌质红，舌苔黄腻，指纹滞。要求对该病案进行分析，写出病名及证候、病机、治法、方剂、药物组成。

参考答案

一、选择题

（一）A1 型题

1. C　2. A　3. D　4. E　5. B　6. A

（二）A2 型题

1. A　2. B　3. C　4. E　5. E　6. B

（三）A3 型题

1.（1）A　　（2）B　2.（1）A　　（2）C　3.（1）D　　（2）D

（四）B 型题

1. E　2. B　3. B　4. A

（五）X 型题

1. ABDE　2. ABDE　3. ACDE　4. ABC　5. ABE　6. ABCDE　　7. ABCD

8. ABCD

（六）判断题

1. ×　2. ×　3. √　4. ×

二、非选择题

（一）填空题

1. 肝胆脾胃；湿蕴肝胆，肝失疏泄，胆汁外溢
2. 皮肤面目出现黄疸；胎禀
3. 神昏、抽搐；虚脱危证
4. 未结合胆红素；胆红素脑病
5. 新生儿胆红素水平；小时胆红素风险评估曲线
6. 肤黄色泽鲜明；色泽晦暗

（二）名词解释

1. 胎黄以婴儿出生后皮肤面目出现黄疸为主要特征，因产生原因与胎禀有关，故称"胎黄"或"胎疸"。

2. 生理性黄疸是指婴儿出生后 2～3 天出现黄疸，足月儿于生后 10～14 天自行消退，早产儿可延迟至 3～4 周消失，食欲良好，睡眠正常，一般无其他症状。

3. 病理性黄疸出现时间或早或迟，有在生后 24 小时内出现，也有生后 2～3 周出现，消退时间延长，或消退后又复现，或黄疸程度较重，伴有精神萎靡，嗜睡或睡眠不宁，纳呆等。

（三）简答题

1. 胎黄的临床表现：黄疸出现早（出生 24 小时内），发展快，黄色明显，也可消退后再次出现，或黄疸出现迟，持续不退，日渐加重，伴有精神倦怠，不欲吮乳，大便或呈灰白色。

2. 生理性黄疸可自行消退，不需治疗。病理性黄疸以利湿退黄为基本治疗法则。初生儿脾胃薄弱，治疗过程中尚须顾护后天脾胃之气，不可过用苦寒之剂，以防苦寒败胃，克伐正气。

3. 胎黄轻者仅见面目、皮肤发黄，精神饮食尚可；重者肝脾明显肿大，腹壁青筋显露，为瘀积发黄。若黄疸急剧加深，四肢厥冷，脉微欲绝，为胎黄虚脱证；黄疸显著，伴有尖叫抽搐，角弓反张，为胎黄动风证。

（四）问答题

1. 本病辨证应首分生理与病理，继辨阴阳、识轻重。

（1）从黄疸出现的时间、程度、消退的情况，结合全身症状区别生理性胎黄、病理性胎黄。①生理性胎黄是指婴儿出生后 2～3 天出现黄疸，足月儿于生后 10～14 天自行消退，早产儿可延迟至 3～4 周消失，食欲良好，睡眠正常，一般无其他症状。②病理性胎黄出现时间或迟或早，有在生后 24 小时内出现，也有生后 2～3 周出现，消退时间延长，或消退后又复现，或黄疸程度较重，伴有精神萎靡，嗜睡或睡眠不宁，纳呆等。

（2）病理性黄疸辨其阴阳。若病程短，肤黄色泽鲜明，舌苔黄腻者，为阳黄；若黄疸日久不退，色泽晦暗，便溏色白，舌淡苔腻者，为阴黄。

（3）胎黄轻者仅见面目、皮肤发黄，精神饮食尚可；重者肝脾明显肿大，腹壁青筋显露，为瘀积发黄。若黄疸急剧加深，四肢厥冷，脉微欲绝，为胎黄虚脱证；黄疸显著，伴有尖叫抽搐，角弓反张，为胎黄动风证。

2. 引起新生儿病理性黄疸的原因，有内因和外因两大类。内因为胎儿禀受孕母内蕴湿热之毒或阳虚寒湿之邪；外因主要为婴儿在胎产之时或出生之后，感受湿热或寒湿之邪，以湿热之邪较为多见。病机关键为湿蕴肝胆，肝失疏泄，胆汁外溢。故病理性黄疸以利湿退黄为基本治疗法则。

（五）复合题（病案分析题）

1. 病名：胎黄（气滞血瘀证）。

病机：湿热内蕴，气机郁滞，血行不畅，湿瘀交阻，肝胆疏泄失常，胆汁不循常道而横溢肌肤，故黄疸病程较长，逐渐加重，面目皮肤晦暗无华；肝藏血，血瘀不行，故右胁下痞块；舌见瘀点均为瘀积之证。

治法：行气化瘀消积。

方剂：血府逐瘀汤加减。

药物：柴胡、郁金、枳壳、桃仁、当归、赤芍、丹参、大黄。

2. 病名：胎黄（湿热郁蒸证）。

病机：湿热蕴结脾胃，肝胆疏泄失常，胆汁外溢，则面目皮肤发黄，色泽鲜明如橘；热扰心神则哭声响亮；邪困脾胃，升降失常，故不欲吮乳；湿热蕴结，津液不布，则口渴唇干。舌红苔黄腻均为湿热之象。

治法：清热利湿退黄。

方剂：茵陈蒿汤加减。

药物：茵陈、栀子、大黄、泽泻、车前子、黄芩、金钱草。

第四节　脐部疾病

一、选择题

（一）A1 型题

1. 下列各项，其中哪项不是脐部疾病（　　　）

    A. 脐湿 　　　　　　　B. 脐疮 　　　　　　　C. 脐血

    D. 脐突 　　　　　　　E. 脐带脱垂

2. 下列各项，其中哪项是脐疮的临床表现（　　　）

    A. 脐带根部或脱落后的根部轻微发红，肿胀、渗液

    B. 脐部有脓性分泌物渗出，气味臭秽

    C. 断脐后，血从脐孔渗出

    D. 脐部呈半球状或半囊状凸出，虚大光亮，大小不一，以手按之，肿块可以

回纳

　　E. 啼哭不安、牙关紧闭、阵发抽搐、角弓反张

　3. 下列有关脐部疾病预防调护的描述，错误的是（　　　）

　　A. 新生儿断脐时要严格无菌操作

　　B. 新生儿断脐后，应注意脐部残端的保护

　　C. 脐部如有干痂形成，可将其强行剥落

　　D. 应密切观察脐带结扎部位及全身的病情变化

　　E. 脐突者应减少婴儿啼哭叫扰，避免腹压增高

（二）A2 型题

　1. 患者，女，19 天。脐部红肿热痛，甚则糜烂，脓水流溢，恶寒发热，啼哭烦躁，口干欲饮，唇红舌燥，舌质红，苔黄腻，指纹紫。最有可能的诊断是（　　　）

　　A. 脐湿　　　　　　　　B. 脐疮　　　　　　　　C. 脐血

　　D. 脐突　　　　　　　　E. 脐风

　2. 患者，女，10 天。脐带脱落以后，脐部创面渗出脂水，浸渍不干，或见微红。舌质红，苔薄黄。最有可能的诊断是（　　　）

　　A. 脐风　　　　　　　　B. 脐疮　　　　　　　　C. 脐血

　　D. 脐突　　　　　　　　E. 脐湿

（三）A3 型题

　患者，女，3 个月。脐部呈半球状或囊状凸起，虚大光浮，大如胡桃，以指按之，肿物可推回腹内，啼哭叫闹时，又可重复凸出。

　（1）该患者最可能的诊断是（　　　）

　　A. 脐风　　　　　　　　B. 脐疮　　　　　　　　C. 脐血

　　D. 脐突　　　　　　　　E. 脐湿

　（2）该患者的治疗是（　　　）

　　A. 龙骨散　　　　　　　B. 犀角消毒饮　　　　　C. 茜根散

　　D. 归脾汤　　　　　　　E. 压脐法外治

（四）B 型题

　　A. 脐风　　　　　　　　B. 脐疮　　　　　　　　C. 脐血

　　D. 脐突　　　　　　　　E. 脐湿

　1. 犀角消毒饮用以治疗（　　　）

　2. 龙骨散用以治疗（　　　）

（五）X 型题

脐部疾病预防调护的内容有（　　　）

　　A. 新生儿断脐时要严格无菌操作

　　B. 进行脐带结扎操作时，松紧度应适中

　　C. 脐部残端让其自然脱落

D. 新生儿内衣和尿布应清洁、干燥、柔软，如有污染，及时更换

E. 若有干痂形成，切不可强剥，以免发生出血和伤及肉芽

（六）判断题

西医学称脐湿、脐疮为脐疝、脐膨出。（　　　）

二、非选择题

（一）填空题

小儿化毒散用于治疗 _____；云南白药用于治疗 _____。

（二）名词解释

脐湿

（三）简答题

1. 脐突的临床表现有哪些？

2. 新生儿脐炎、脐肠瘘、脐尿道管瘘、脐窦的病因分别是什么？

（四）问答题

脐部疾病的治疗原则是什么？

（五）复合题（病案分析题）

患儿，女，10 天。患儿脐带脱落以后，洗浴时被水浸渍，出现脐部创面渗出脂水，浸渍不干，舌质红，苔薄黄，指纹淡红。

要求对该病案进行分析，写出病证、治法、方药，并简要分析方药配伍关系。

参考答案

一、选择题

（一）A1 型题

1. E　2. B　3. C

（二）A2 型题

1. B　2. E

（三）A3 型题

（1）D　　（2）E

（四）B 型题

1. B　2. E

（五）X 型题

ABCDE

（六）判断题

×

二、非选择题

(一) 填空题

脐疮；脐血

(二) 名词解释

脐带根部或脱落后的根部轻微发红，肿胀、渗液。

(三) 简答题

1. 脐部呈半球状或半囊状凸出，虚大光亮，大小不一，以手按之，肿块可以回纳为脐突。

2. ①新生儿脐炎：断脐时或出生后处理不当，脐残端被细菌侵入，引起脐部炎症；②脐肠瘘：卵黄管未闭；③脐尿道管瘘：脐尿管未闭；④脐窦：卵黄管脐端未闭。

(四) 问答题

(1) 治疗脐湿、脐疮以祛湿生肌、清热解毒为原则。若热毒炽盛，邪陷心肝则凉血清营，息风镇惊。轻症单用外治法便有效，重症则需内外合治。

(2) 治疗脐血应辨清原因，对症治疗。因脐带结扎失宜所致者，应重新结扎；因胎热内蕴，迫血妄行者宜凉血止血；中气不足，气不摄血者应益气摄血。

(3) 脐突的治疗，采用压脐法外治或手术疗法。

(五) 复合题 (病案分析题)

病名：脐湿。

病机：湿浊浸淫皮肤，久而不干。该患儿洗浴时被水浸渍，邪滞肌肤，故脐部有渗出，浸渍不干；舌质红，苔薄黄，指纹淡红，为水湿浸渍之象。

治法：收敛固涩。

方剂：龙骨散。

药物：龙骨、白矾。外用，研粉，撒脐。方中龙骨收敛固涩，白矾外用燥湿。

第四章 肺系病证 ▷▷▷▷

第一节 感 冒

一、选择题

(一) A1 型题

1. 小儿感冒夹痰的病机是（　　　）

　　A. 肺常不足　　　　　　　　B. 先天不足　　　　　　　　C. 乳食积滞

　　D. 脾胃湿困　　　　　　　　E. 肾气不足

2. 小儿患感冒与成人的相同之处是（　　　）

　　A. 易见夹痰兼证　　　　　　B. 易见夹滞兼证　　　　　　C. 易见夹惊兼证

　　D. 平素体弱者病情多较重　　E. 年龄较大者病情多较重

3. 可治疗风热感冒和时行感冒的方剂是（　　　）

　　A. 银翘散　　　　　　　　　B. 桑菊饮　　　　　　　　　C. 新加香薷饮

　　D. 普济消毒饮　　　　　　　E. 杏苏散

4. 小儿患病后易趋康复的主要原因是（　　　）

　　A. 心常有余　　　　　　　　B. 肝常有余　　　　　　　　C. 稚阴稚阳

　　D. 脏腑已成　　　　　　　　E. 脏气清灵

5. 治疗小儿暑邪感冒的首选方剂是（　　　）

　　A. 荆防败毒散　　　　　　　B. 桑菊饮　　　　　　　　　C. 新加香薷饮

　　D. 银翘散　　　　　　　　　E. 三拗汤

(二) A2 型题

1. 患儿，6 岁，2 天前出现发热，恶寒，无汗，鼻塞流涕，微咳，兼见脘腹胀满，呕吐酸腐，大便酸臭，小便短黄，舌质红，苔黄厚，脉滑。其证候是（　　　）

　　A. 感冒夹痰　　　　　　　　B. 感冒夹湿　　　　　　　　C. 感冒夹惊

　　D. 感冒夹痰　　　　　　　　E. 感冒夹滞

2. 患儿，男，4 岁，1 天前出现壮热恶风，少汗，头痛，鼻塞流脓涕，咽红，口渴，小便短赤，大便秘结，舌苔糙而黄厚，治疗以银翘散为主方，还应加（　　　）

　　A. 生石膏、知母　　　　　　B. 大黄、枳实　　　　　　　C. 槟榔、莱菔子

D. 枳实、厚朴　　　　　　　　E. 神曲、山楂

3. 患儿，男，5岁，2天前出现寒战，发热，头痛，无汗，鼻塞流清涕，喷嚏，咳嗽，咽痒，咽不红，舌苔薄白，脉浮紧，治疗应选（　　　）

A. 荆防败毒散　　　　　　　　B. 桑菊饮　　　　　　　　C. 新加香薷饮

D. 银翘散　　　　　　　　　　E. 杏苏散

4. 患儿，发热，头痛，鼻塞流脓涕，咳嗽，咽红，咳嗽，口干而渴，舌红苔薄黄，脉浮数，其治法是（　　　）

A. 疏风肃肺　　　　　　　　　B. 疏风宣肺　　　　　　　C. 辛凉解表

D. 辛温解表　　　　　　　　　E. 清暑解表

5. 患儿，9个月，1天前出现发热，微汗，鼻塞流涕，咽红，夜间体温升高，又见惊惕啼叫，夜卧不安，指纹浮紫，其诊断是（　　　）

A. 夜啼　　　　　　　　　　　B. 感冒夹痰　　　　　　　C. 急惊风

D. 感冒夹惊　　　　　　　　　E. 小儿暑温

（三）A3 型题

患儿，男，5岁，2天前出现寒战，发热，头痛，无汗，鼻塞流清涕，咳嗽剧烈，痰多，喉间痰鸣辘辘，色白，质清稀，咽不红，舌苔薄白，脉浮紧。

（1）其诊断是（　　　）

A. 咳嗽　　　　　　　　　　　B. 感冒　　　　　　　　　C. 肺炎喘嗽

D. 哮喘　　　　　　　　　　　E. 反复呼吸道感染

（2）其证候是（　　　）

A. 风寒咳嗽　　　　　　　　　B. 风热咳嗽　　　　　　　C. 风寒夹痰

D. 风热夹痰　　　　　　　　　E. 暑邪感冒

（3）其治法是（　　　）

A. 辛凉解表　　　　　　　　　B. 辛温解表　　　　　　　C. 解表兼以清热镇惊

D. 辛凉解表，清肺化痰　　　　E. 辛温解表，宣肺化痰

（4）治疗应选择（　　　）

A. 银翘散　　　　　　　　　　B. 桑菊饮　　　　　　　　C. 杏苏散

D. 荆防败毒散合三拗汤或二陈汤　　　　　　　　　　　　E. 新加香薷饮

（四）B 型题

A. 风寒夹痰　　　　　　　　　B. 感冒夹滞　　　　　　　C. 感冒夹惊

D. 风热夹痰　　　　　　　　　E. 感冒夹湿

1. 感冒兼见惊惕哭闹，睡卧不宁，甚至骤然抽搐的症状，其证候是（　　　）

2. 感冒兼见咳嗽较剧，痰多，喉间痰鸣，痰稠色黄的症状，其证候是（　　　）

A. 肺脾　　　　　　　　　　　B. 心肝　　　　　　　　　C. 肺肝

D. 肺肾　　　　　　　　　　　E. 肺心

3. 感冒夹滞的病位在（　　　）

4. 感冒夹惊的病位在（　　　）

（五）X 型题

1. 小儿感冒常见兼证有（　　　）

    A. 夹痰　　　　　　　　B. 夹惊　　　　　　　　C. 夹滞

    D. 夹湿　　　　　　　　E. 夹热

2. 小儿感冒的辨证要点是（　　　）

    A. 辨风寒，风热　　　　B. 辨气伤，血伤　　　　C. 辨暑热，暑湿

    D. 辨虚证，实证　　　　E. 辨伤阴，伤阳

3. 小儿感冒出现兼证的原因有（　　　）

    A. 肺常不足　　　　　　B. 脾常不足　　　　　　C. 肾常虚

    D. 神气怯弱　　　　　　E. 肝常有余

（六）判断题

1. 小儿感冒，发病率高，四时皆有，则以冬季为多。（　　　）

2. 小儿感冒病程中可出现夹痰、夹滞、夹惊的兼证。（　　　）

3. 凡是以发热、鼻塞流涕、喷嚏、咳嗽为主要症状的都可诊断为感冒。（　　　）

4. 小儿感冒夹痰若失治误治，易发展为肺炎喘嗽。（　　　）

5. 治疗小儿感冒夹痰在解表的同时佐以清热化痰。（　　　）

二、非选择题

（一）填空题

1. 小儿感冒病因为＿＿＿＿＿＿＿＿＿，病机是＿＿＿＿＿＿＿＿＿。

2. 感冒治疗总的原则是＿＿＿＿＿＿＿＿＿；感受风寒，风热，暑湿，时疫之邪，治以＿＿＿＿＿＿＿＿＿；＿＿＿＿＿＿＿＿＿；＿＿＿＿＿＿＿＿＿；＿＿＿＿＿＿＿＿＿。

3. 感冒兼见脘腹胀满、呕吐酸腐，泄泻或大便秘结，宜于解表药中加＿＿＿＿＿＿之品，或用成药＿＿＿＿＿＿＿＿＿。

4. 小儿时行感冒治以＿＿＿＿＿＿＿＿＿，方选＿＿＿＿＿＿＿＿＿。

（二）名词解释

1. 感冒

2. 感冒夹痰

（三）简答题

简述小儿感冒与成人感冒的区别。

（四）问答题

试述小儿感冒夹惊和邪入厥阴、肝风内动有何不同。

（五）复合题（病案分析题）

冯某，男，2 岁。因"发热 1 天"来诊。患儿诉 1 天前吹冷空调后出现发热，热峰

38.5℃，恶寒，无汗，头痛，鼻塞流清涕，打喷嚏，偶有咳嗽，口不渴，诊见咽不红，舌淡红，苔薄白，指纹浮红。

请写出：诊断（病证名称）、病机分析、治法、方药（药物要写明剂量并注明服几剂）。

参考答案

一、选择题

（一）A1 型题

1. A　2. D　3. A　4. E　5. C

（二）A2 型题

1. E　2. B　3. A　4. C　5. D

（三）A3 型题

（1）B　　（2）C　　（3）E　　（4）D

（四）B 型题

1. C　2. D　3. A　4. C

（五）X 型题

1. ABC　2. ACD　3. ABE

（六）判断题

1. ×　2. √　3. ×　4. √　5. ×

二、非选择题

（一）填空题

1. 感受风邪；外邪犯表，卫阳被遏，肺卫失宣

2. 疏风解表；辛温解表；辛凉解表；清暑解表；清瘟解毒

3. 消食导滞；保和丸

4. 清瘟解毒；银翘散合普济消毒饮

（二）名词解释

1. 感冒是以发热、恶寒、鼻塞、流涕、喷嚏、咳嗽、头痛、全身酸痛等肺卫表证为主要临床表现的肺系外感疾病。俗称"伤风"。

2. 主要表现为感冒兼见咳嗽、咳痰；是因小儿肺常不足，肺脏娇嫩，感邪之后，失于宣肃，气机不畅，津液输布不利而内生痰液；或小儿脾常不足，感邪之后，脾胃纳运失司，易生痰湿，痰阻气道，则咳嗽、咳痰。

（三）简答题

小儿感冒的临床表现、证候分型、治疗原则等都和成人大致相同。但小儿感冒亦有与成人不同的特点：①小儿为稚阴稚阳之体，肺常不足，卫外不固，易感外邪。②小儿又为纯阳之体，发病后易于传变，易虚易实，易寒易热。故以风热证多见或表寒易热化。③小儿感冒多伴有夹痰，夹滞，夹惊的兼证。

（四）问答题

感冒夹惊是因小儿神气怯弱，肝气未充，筋脉未盛，感邪之后，化热化火，热盛生风，内扰心肝所致，属外风，古代称为"伤风发搐"，西医称为"热性惊厥"，常见于6个月至3岁的小儿，随着年龄增加，发作次数逐渐减少，年长儿一般不再发生。多于感邪后体温上升的早期出现，惊厥时间短，一般只发作一次，很少重复发作，热退后惊厥即止。邪入厥阴、肝风内动，是邪气炽盛内陷入里，引动肝风，或阴虚风动，属内风，任何年龄都可发生，常出现于温热病过程中，惊搐时间较长，可反复发作，或持续不缓解。

（五）复合题（病案分析题）

西医诊断：急性上呼吸道感染。

中医诊断：感冒（风寒感冒）。

证候分析：患儿吹冷空调后感受风寒之邪，从皮毛而入，束于肌表，郁于腠理，卫阳不得宣发，导致恶寒、发热、无汗；寒邪束肺，肺气失宣，则致鼻塞、流涕、咳嗽、打喷嚏；寒邪郁于太阳经脉，经脉拘急收引，气血流通不畅，则致头痛等症。

治法：辛温解表。

主方：荆防败毒散加减。

常用药：荆芥3g，防风3g，羌活3g，独活3g，川芎3g，紫苏叶3g，桔梗3g，前胡3g，炒麦芽5g，炙甘草2g。

煎服法：3剂，日1剂，水煎至60mL，分3次温服。

第二节　鼻　鼽

一、选择题

（一）A1型题

1."鼽"字的含义是（　　）

  A. 鼻塞　　　　　　　　　B. 打喷嚏　　　　　　　　　C. 鼻痒

  D. 流清涕　　　　　　　　E. 流浊涕

2. 下列哪项不是鼻鼽的主要症状（　　）

  A. 鼻塞　　　　　　　　　B. 打喷嚏　　　　　　　　　C. 鼻痒

  D. 流清涕　　　　　　　　E. 流浊涕

3. 鼻鼽最突出的症状是（　　）

　　A. 鼻干　　　　　　　　　　B. 发作性打喷嚏、流清涕、鼻塞

　　C. 经常流大量脓涕　　　　　D. 经常头痛　　　　　　E. 经常鼻出血

4. 患儿，女，5 岁，近半年反复出现鼻痒、打喷嚏、流清涕、鼻塞，呈阵发性，天冷时加剧，检查见鼻黏膜苍白肿胀，应首先考虑的诊断为（　　）

　　A. 伤风鼻塞　　　　　　　　B. 鼻窒　　　　　　　　C. 鼻槁

　　D. 鼻鼽　　　　　　　　　　E. 鼻渊

（二）B 型题

　　A. 温肺止流丹　　　　　　　B. 补中益气汤　　　　　C. 肾气丸

　　D. 辛夷清肺饮　　　　　　　E. 通窍活血汤

1. 患儿，女，7 岁，反复鼻痒、打喷嚏、流清涕，鼻塞 1 年，易自汗，面色苍白，舌质淡，苔薄白，脉虚弱。检查见鼻黏膜苍白，双下鼻甲肿胀，诊断为鼻鼽，应首选的治疗方剂是（　　）

2. 患儿，男，6 岁，反复鼻痒、打喷嚏、流清涕，鼻塞半年，常在闷热天气发作，口干，舌质红，苔黄，脉数。检查见鼻黏膜色红，双下鼻甲肿胀。诊断为鼻鼽，应首选的治疗方剂是（　　）

3. 患儿，女，10 岁，反复鼻痒、打喷嚏、流清涕、鼻塞 2 年，食少，消瘦，大便溏薄，四肢倦怠乏力。舌质淡，苔薄白，脉弱。检查见鼻黏膜色淡，双下鼻甲肿胀。诊断为鼻鼽，应首选的治疗方剂是（　　）

4. 患儿，女，6 岁，反复鼻痒、打喷嚏、流清涕、鼻塞 2 年，面色㿠白，神疲倦怠，小便清长，检查见鼻黏膜苍白，双下鼻甲肿胀。诊断为鼻鼽，应首选的治疗方剂是（　　）

（三）X 型题

1. 与鼻鼽发病关系较密切的脏腑有（　　）

　　A. 心　　　　　　　　　　　B. 肝　　　　　　　　　C. 脾

　　D. 肺　　　　　　　　　　　E. 肾

2. 鼻鼽的主要特征有（　　）

　　A. 鼻痒　　　　　　　　　　B. 鼻塞　　　　　　　　C. 流清涕

　　D. 打喷嚏　　　　　　　　　E. 相同症状反复发作

3. 鼻鼽的好发季节是（　　）

　　A. 春　　　　　　　　　　　B. 夏　　　　　　　　　C. 长夏

　　D. 秋　　　　　　　　　　　E. 冬

4. 鼻鼽与伤风鼻塞的共同症状是（　　）

　　A. 鼻塞　　　　　　　　　　B. 发热　　　　　　　　C. 头痛

　　D. 打喷嚏　　　　　　　　　E. 流清涕

5. 鼻鼽常见的辨证分型包括（　　）

　　A. 肺气虚寒　　　　　B. 肺脾气虚　　　　　C. 肺肾两虚

　　D. 肺经伏热　　　　　E. 脾胃湿热

（四）判断题

1. 鼻鼽相当于西医学的变应性鼻炎。（　　　）

2. 鼻鼽均为虚寒证。（　　　）

3. 鼻鼽常伴发过敏性结膜炎、湿疹、哮喘等疾病。（　　　）

4. 鼻鼽实际上是伤风感冒反复发作。（　　　）

二、非选择题

（一）填空题

1. 小儿鼻鼽的外治法有_____、_____、_____、_____。

2. 肺脾气虚，清阳不升型鼻鼽治法宜_____，代表方可选用_____加减。

3. 鼻鼽的病机关键是_____，_____，_____。

4. 鼻鼽患儿可有_____、_____、_____等过敏性疾病史或家族史。

（二）名词解释

鼻鼽

（三）简答题

1. 小儿鼻鼽的病因病机是什么？

2. 与鼻鼽相关的西医学病名是什么？

3. 鼻鼽在鼻腔检查时可见到哪些体征？

4. 鼻鼽与鼻渊如何鉴别？

（四）问答题

1. 鼻鼽的治疗原则是什么？

2. 鼻鼽应该如何预防调护？

（五）复合题（病案分析题）

　　患儿，男，4 岁。主诉：反复鼻痒、打喷嚏、流清涕、鼻塞 1 年。现病史：患者近 1 年来经常鼻痒、打喷嚏、流清涕、鼻塞，食少，腹胀，大便溏薄。查体：鼻黏膜色淡，鼻道水样分泌物。舌质淡，苔薄白，脉弱。

　　要求对该病案进行分析，写出病证、治法、方药，并简要分析方药配伍关系。

参考答案

一、选择题

（一）A1 型题

1. D　2. E　3. B　4. D

（二）B 型题

1. A　2. D　3. B　4. C

（三）X 型题

1. CDE　2. ABCDE　3. ADE　4. ADE　5. ABCD

（四）判断题

1. ×　2. ×　3. √　4. ×

二、非选择题

（一）填空题

1. 体针；灸法；耳穴贴压；药物外治

2. 益气健脾，升阳通窍；补中益气汤

3. 邪聚鼻窍；肺气不宣；津液骤停

4. 荨麻疹；湿疹；支气管哮喘

（二）名词解释

鼻鼽是以突然和反复发作的鼻痒、喷嚏、清水样涕、鼻塞等为特征的鼻病。

（三）简答题

1. 肺、脾、肾等脏腑虚损，卫外不固，风、寒、异气之邪犯鼻窍，肺气不宣，津液骤停。

2. 变应性鼻炎、血管运动性鼻炎、嗜酸性粒细胞增多性非变应性鼻炎等。

3. 发作期常见鼻黏膜苍白、灰白或浅蓝色，水肿，少数鼻黏膜充血，鼻甲肿大，鼻腔水样分泌物。

4. 鼻鼽以突然和反复发作的鼻痒、喷嚏、清水样涕、鼻塞等为特征。鼻渊鼻涕量多，颜色浑浊，呈黏脓性或脓性，可有腥臭气味，鼻内镜检查可见鼻腔黏膜充血水肿，鼻窦区可有压痛，伴头昏痛。

（四）问答题

1. 多从肺入手，兼顾脾、肾。发作期当消风通窍，攻邪以治其标，间歇期应补虚固表，扶正以治其本，坚持较长时期的治疗。根据辨证分别治以温肺散寒，益气固表；益气健脾，升阳通窍；温肺补肾，通利鼻窍；清宣肺气，通利鼻窍。

2. ①锻炼身体，增强免疫能力，防止受凉；②注意室内卫生，经常除尘去霉，勤晒被褥，避免与宠物接触；③注意观察，寻找诱发因素，若有发现，应尽量避免；④在寒冷、扬花季节及雾霾等不良天气时，出门戴口罩，减少和避免各种尘埃、花粉、污染物的刺激；⑤避免接触或进食易引起机体过敏之物，如羽毛、兽毛、鱼虾、海鲜等，忌辛辣刺激食物；⑥按揉迎香穴，每次 100 下，每日 1～2 次。

（五）复合题（病案分析题）

中医诊断：鼻鼽。

证型：肺脾气虚证。

证候分析：患儿食少，腹胀，大便溏薄，提示脾气虚弱，脾土为肺金之母，脾虚则肺气亦虚，肺卫不固，易遭受外邪或异气侵袭，邪聚鼻窍而发为鼻鼽。

治法：益气健脾，升阳通窍。

主方：补中益气汤加减。

用药：炙黄芪、白术、防风、党参、茯苓、炙甘草、升麻、陈皮、柴胡、辛夷、白芷。方中炙黄芪、白术、党参、炙甘草健脾益气；陈皮理气健脾，使补而不滞；柴胡、升麻升举中阳；辛夷、白芷宣通鼻窍。

第三节 乳 蛾

一、选择题

（一）A1 型题

1. 乳蛾的治疗原则是（   ）

    A. 清热解毒，软坚散结　　B. 清热解毒，利咽散结

    C. 清热解毒，利咽消肿　　D. 辛温解表，疏风散寒

    E. 疏风清热，泻火解毒

2. 乳蛾的含义是指（   ）

    A. 位于喉关两侧之喉核　　B. 小儿喉核肥大

    C. 喉核红肿，形似蚕蛾　　D. 喉底滤泡增生

    E. 发生于咽喉的淋巴组织

3. 乳蛾的病因病机正确的是（   ）

    A. 肝火上炎　　　　　　B. 血虚　　　　　　　C. 肝风内动

    D. 血热　　　　　　　　E. 热毒壅结咽喉，气血壅滞

4. 乳蛾属于（   ）

    A. 心脾积热　　　　　　B. 肺胃热盛

    C. 热毒壅结，气血壅滞　　D. 湿热秽浊之气上蒸

    E. 阳明热盛，津液大伤

5. 咽部一侧或两侧喉核红肿疼痛，溃烂有黄白脓点，脓汁拭去易者，为（   ）

    A. 乳蛾　　　　　　　　B. 溃烂　　　　　　　　C. 喉痛

    D. 成脓　　　　　　　　E. 白喉

6. 乳蛾的病位是（　　　）

    A. 胃肠　　　　　　　　B. 肝胃　　　　　　　　C. 肺咽

    D. 肺胃　　　　　　　　E. 心脾

7. 乳蛾的并发症不包括（　　　）

    A. 鼻窦炎　　　　　　　B. 中耳炎　　　　　　　C. 脑炎

    D. 风湿性关节炎　　　　E. 急性肾小球肾炎

8. 乳蛾喉核淡白多属（　　　）

    A. 风热犯咽　　　　　　B. 肺胃阴虚　　　　　　C. 肺肾阴虚

    D. 阳虚水泛　　　　　　E. 肺脾气虚

9. 乳蛾之风热犯咽证方选（　　　）

    A. 银翘散加减　　　　　B. 银翘马勃散加减　　　C. 牛蒡甘桔汤加减

    D. 桑菊饮加减　　　　　E. 连翘败毒散加减

10. 以下哪项不是乳蛾临床表现（　　　）

    A. 喉核肿大或伴红肿疼痛　B. 右侧扁桃体色赤肿大，溃烂化脓

    C. 咽痒，伴异物感　　　　D. 扁桃体上可见小溃疡　　E. 喉核肥大，色泽淡白

（二）**A2 型题**

1. 患儿，男，9 岁。吞咽不利，双侧扁桃体赤肿，咽痒不适，鼻塞流涕，头痛身痛，舌质红，苔黄，脉浮数，其证候是（　　　）

    A. 风热犯咽　　　　　　B. 热邪犯肺　　　　　　C. 肺胃热炽

    D. 风邪侵咽　　　　　　E. 肺肾阴虚

2. 患儿，女，4 岁。吞咽困难，烦躁不安，口干口臭，右侧喉核溃烂化脓，壮热不退，治法是（　　　）

    A. 疏散风热，泻火解毒　　B. 清泻肺热，消肿散结　　C. 清热解毒，泻火利咽

    D. 疏风清热，消肿散结　　E. 补肺固表，健脾益气

3. 患儿，女，10 岁，咽干灼热，咽痒微痛，手足心热，大便干燥，舌红少苔，脉细数，方选（　　　）

    A. 沙参麦冬汤加减　　　B. 银翘马勃散加减　　　C. 玉屏风散加减

    D. 牛蒡甘桔汤加减　　　E. 养阴清肺汤加减

4. 患儿，男，13 岁，喉核肥大，颜色淡白，或有少许脓液附着，自汗，疲乏少力，食欲不振，唇口色淡，舌质淡红，苔薄白，脉无力。方选（　　　）

    A. 健脾汤加减　　　　　B. 归脾汤合人参五味子汤加减

    C. 玉屏风散加减　　　　D. 肾气丸加减

    E. 异功散合玉屏风散加减

5. 患儿，男，9 岁，吞咽不利，双侧扁桃体赤肿，咽痒不适，鼻塞流涕，头痛身

痛，舌质红，苔黄，脉浮数。方选（　　　）

    A. 银翘马勃散加减　　　　　　B. 桑菊饮加减

    C. 荆防败毒散加减　　　　　　D. 银翘散合普济消毒饮加减

    E. 黄连解毒汤加减

6. 患儿，女，2岁。高热2天，双侧扁桃体化脓，咽痛剧烈，吞咽困难，烦躁不安，大便3日未行，小便黄少，舌质红，苔黄厚，指纹紫。方选（　　　）

    A. 银翘马勃散加减　　　　B. 五虎汤加减　　　　C. 牛蒡甘桔汤加减

    D. 普济消毒饮加减　　　　E. 黄连解毒汤加减

7. 患儿，女，3岁，近2年反复感冒，面黄，食欲不振，舌质淡红，苔薄白，脉无力。证属（　　　）

    A. 营卫失调　　　　　　B. 肺气虚损　　　　　C. 肺脾气虚

    D. 脾气虚证　　　　　　E. 脾肾气虚

8. 患儿，女，3岁，近2年反复感冒，面黄，食欲不振，舌质淡红，苔薄白，脉无力。方选（　　　）

    A. 桂枝汤　　　　　　　B. 玉屏风散　　　　　C. 补中益气汤

    D. 人参五味子汤　　　　E. 归脾汤

9. 患儿，女，1岁，发热，右侧喉核略红肿，食少，流涕，舌质红，苔薄白，指纹青。治疗当（　　　）

    A. 疏风散火，清热解毒　　B. 清热解毒，利咽消肿　　C. 解表清热，化痰散结

    D. 疏风清热，消肿散结　　E. 辛凉透表，解毒散结

10. 患儿，女，7岁，双侧扁桃体暗红肿大，咽干微痛，神疲乏力，午后低热，大便干燥，舌红少苔，脉数。方选（　　　）

    A. 知柏地黄丸加减　　　　B. 沙参麦冬汤加减　　　C. 生脉散加减

    D. 益胃汤加减　　　　　　E. 养阴清肺汤加减

（三）A3 型题

1. 患儿，女，7岁，发热4天，双侧扁桃体Ⅱ°肿大，可见散在白色化脓点，咽痛，大便干，状如羊屎，小便黄，平素嗜食辛辣，舌质红，苔黄厚，指纹紫。

（1）该患者最可能的诊断是（　　　）

    A. 急性化脓性扁桃体炎　　B. 白喉　　　　　　　　C. 鹅口疮

    D. 疱疹性咽峡炎　　　　　E. 口疮

（2）该患者治疗首选（　　　）

    A. 清瘟败毒饮　　　　　　B. 牛蒡甘桔汤　　　　　C. 普济消毒饮

    D. 黄连解毒汤　　　　　　E. 麻杏石甘汤

2. 患儿，男，4岁，发热1天，双侧扁桃体Ⅰ°肿大，偏红，咽痛，头痛，偶有流涕，舌质淡红，苔薄黄，脉浮。

（1）该患儿治法是（　　　）

A. 疏散风热，解毒消肿　　　B. 疏风清热，消肿散结　　　C. 清泄肺热，消肿散结

D. 解表清热，泻火利咽　　　E. 清利咽喉，解毒消肿

（2）该患儿血常规可见（　　　）

A. 中性粒细胞比率降低　　　B. 白细胞计数降低　　　C. 白细胞计数增高

D. 异型淋巴细胞计数增高　　E. 淋巴细胞比率增高

3. 患儿，女，11 岁，近 2 年反复感冒，面色偏黄，口唇色淡，扁桃体肥大，大便略稀，食欲欠佳，舌质淡红，苔薄黄，脉缓。

（1）该患儿辨证为（　　　）

A. 风热犯咽　　　B. 肺胃热炽　　　C. 肝郁乘脾

D. 肺脾气虚　　　E. 营卫失和

（2）该患儿治疗药物除哪项外均可选择（　　　）

A. 石膏、牛蒡子　　　B. 防风、茯苓　　　C. 陈皮、甘草

D. 白术、山药　　　E. 黄芪、白术

（四）B 型题

A. 银翘马勃散加减　　　B. 牛蒡甘桔汤加减　　　C. 普济消毒饮加减

D. 沙参麦冬汤加减　　　E. 养阴清肺汤加减

1. 乳蛾肺胃热炽证方选（　　　）

2. 乳蛾肺肾阴虚证方选（　　　）

A. 口腔黏膜可见大小不等淡黄色溃疡

B. 咽喉可见白屑，状如凝固的乳块

C. 扁桃体表面可有黄色脓点

D. 扁桃体见白色假膜

E. 扁桃体可见小溃疡

3. 乳蛾特点是（　　　）

4. 疱疹性咽峡炎特点是（　　　）

（五）X 型题

1. 以下哪些选项支持急性化脓性扁桃体炎诊断（　　　）

A. 扁桃体红肿　　　B. 扁桃体有少许脓液附着　　　C. 扁桃体肥大淡白

D. 扁桃体上可见疱疹　　　E. 扁桃体上可见小溃疡

2. 乳蛾肺肾阴虚证中药可选（　　　）

A. 生地黄、麦冬　　　B. 知母、生大黄　　　C. 玄参、甘草

D. 天冬、薄荷　　　E. 牡丹皮、赤芍

3. 乳蛾肺脾气虚证方选（　　　）

A. 人参五味子汤　　　B. 补肺汤　　　C. 玉屏风散

D. 异功散　　　E. 四物汤

4. 乳蛾可伴发（　　）

    A. 心悸　　　　　　　　　　B. 肺炎喘嗽　　　　　　　　C. 哮喘

    D. 水肿　　　　　　　　　　E. 痹证

5. 乳蛾若不及时治疗，容易出现哪些并发症（　　）

    A. 颈部淋巴结炎　　　　　　B. 急性肾小球肾炎　　　　　C. 鼻窦炎

    D. 中耳炎　　　　　　　　　E. 支气管肺炎

（六）判断题

1. 乳蛾是指腭扁桃体肿大，甚至化脓溃烂为主症的儿科常见肺系疾病。（　　）

2. 乳蛾是指因邪客咽喉，红肿疼痛，甚至扁桃体上可见小溃疡为主症的儿科常见肺系疾病。（　　）

3. 乳蛾的病位主要在肺胃，可累及肾。（　　）

4. 乳蛾的病理因素为痰火。（　　）

5. 乳蛾的基本治疗原则为清利咽喉，消肿散结。（　　）

6. 风热犯咽之乳蛾方选银翘散。（　　）

7. 患儿壮热不退，喉核溃烂化脓，咽痛剧烈，吞咽困难，辨证为肺胃热炽。（　　）

8. 扁桃体炎通常由链球菌感染引起，无病毒感染引起。（　　）

9. 虚证乳蛾常见脾肾阳虚及肺脾气虚证。（　　）

10. 乳蛾溃烂化脓明显者，可加黄连、蒲公英、鱼腥草。（　　）

二、非选择题

（一）填空题

1. 乳蛾病理因素为＿＿＿＿＿＿＿；病机为＿＿＿＿＿＿＿＿。

2. 乳蛾相当于西医的＿＿＿＿＿＿，乳蛾的病位在＿＿＿＿＿。

3. 乳蛾的治疗原则为＿＿＿＿＿＿，＿＿＿＿＿＿。

4. 乳蛾肺胃热炽证方选＿＿＿＿＿＿；肺肾阴虚证方选＿＿＿＿＿＿。

（二）名词解释

1. 乳蛾

2. 烂乳蛾

（三）简答题

1. 请简述乳蛾的病因病机。

2. 请简述肺胃热炽型乳蛾的病因病机。

3. 请简述乳蛾的治疗原则。

（四）问答题

论述乳蛾的辨证要点。

（五）复合题（病案分析题）

患儿，女，10 岁。4 天前外出游玩后出现发热、咽痛。体温最高 39.5℃，头痛，咽痛，口干口臭，心情烦躁，喜饮水，食纳减少，大便干，小便黄。咽红，扁桃体Ⅰ°肿大，表面可见散在灰白色脓点，两肺听诊未见异常。舌质红，苔黄略厚，脉数。患儿既往嗜食辛辣之品。

要求对该病案进行分析，写出病证、治法、方药，并简要分析方药配伍关系。

参考答案

一、选择题

（一）A1 型题

1. B　2. C　3. E　4. C　5. A　6. D　7. C　8. E　9. B　10. D

（二）A2 型题

1. A　2. C　3. E　4. E　5. A　6. C　7. C　8. B　9. D　10. E

（三）A3 型题

1.（1）A　　（2）B

2.（1）B　　（2）C

3.（1）D　　（2）A

（四）B 型题

1. B　2. E　3. C　4. E

（五）X 型题

1. AB　2. ACDE　3. CD　4. ADE　5. ABCD

（六）判断题

1. √　2. ×　3. √　4. ×　5. ×　6. ×　7. √　8. ×　9. ×　10. √

二、非选择题

（一）填空题

1. 热毒；热毒壅结咽喉，气血壅滞，肌膜灼伤受损

2. 扁桃体炎；肺胃

3. 清热解毒；利咽散结

4. 牛蒡甘桔汤；养阴清肺汤

（二）名词解释

1. 乳蛾是指因邪客咽喉，喉核（腭扁桃体）肿大，或伴红肿疼痛，甚至化脓溃烂为主症的儿科常见肺系疾病。因喉核肿大，状如乳头或蚕蛾，故名乳蛾。

2. 乳蛾是指因邪客咽喉，喉核（腭扁桃体）肿大，或伴红肿疼痛，甚至化脓溃烂为主症的儿科常见肺系疾病。因喉核肿大，状如乳头或蚕蛾，故名乳蛾。乳蛾中喉核溃烂者，名烂乳蛾。

（三）简答题

1. 咽喉为肺胃之门户，乳蛾的病因，责之于风热邪毒从口鼻而入，侵袭咽喉；或素体肺胃热炽，复感外邪，邪毒上攻咽喉；或邪热伤阴、素体阴虚，虚火上炎；或肺脾气虚，卫表不固，反复不愈。病机为热毒壅结咽喉，气血壅滞，肌膜灼伤受损。

2. 小儿因嗜食辛辣炙煿之品，积聚胃腑，或先天禀受母体胃热，均可造成胃火内炽，上熏咽喉。若复感外邪，或风热犯肺失治，邪热入里，循经上攻咽喉，搏结于喉核，灼腐肌膜，故可见喉核溃烂化脓，咽喉肿痛，发为乳蛾。

3. 乳蛾的治疗以清热解毒、利咽散结为基本原则。根据表里、虚实的不同，风热犯咽者治以疏风清热，消肿散结；肺胃热炽者治以清热解毒，泻火利咽；肺肾阴虚者治以滋阴降火，清利咽喉；肺脾气虚者治以补肺固表，健脾益气。本病在内服药物治疗的同时，还可局部外喷散剂等综合治疗。

（四）问答题

本病辨证，重在辨表里、虚实，同时还有轻重的辨别。急性乳蛾起病急，病程短，属实热证。一般有表证者为风热犯咽，表证不明显者多为肺胃热炽。慢性乳蛾病程迁延不愈，喉核肥大不收，多属虚证。肺肾阴虚证者多喉核暗红，为阴虚喉核夹热毒未清；肺脾气虚证者多喉核淡白，以气虚为主，卫表不固证为多见。起病急骤，喉核赤肿甚，溃烂化脓，壮热不退，全身症状重，则病重；起病缓慢，喉核赤肿不甚，无溃烂化脓，发热不甚，全身症状不明显，则病轻。反复发作或经久不愈者当注意观察和辨别是否有心肾变证（如风湿热、急性肾炎等）。

（五）复合题（病案分析题）

病名：乳蛾（肺胃热炽证）。

病机：热毒壅结咽喉，气血壅滞，肌膜灼伤受损。该患儿嗜食辛辣，致胃腑积热，复感外邪，循经上攻喉关，郁结于喉核，热邪炽盛，血败肉腐而成脓，故见喉核肿甚化脓，咽痛。热毒炽盛，充斥气分，则壮热，烦躁，口干口臭，大便干燥，小便黄少。舌红苔薄黄略厚，脉数为热盛之象。

治法：清热解毒，泻火利咽。

方剂：牛蒡甘桔汤加味。

药物：桔梗、玄参、连翘、黄芩、黄连、栀子、生甘草。方中桔梗、玄参解毒利咽，连翘、黄芩、黄连、栀子、生甘草清热解毒。

第四节 咳 嗽

一、选择题

（一）A1 型题

1. 小儿咳嗽的基本病机是（   ）

A. 肺失宣降   B. 脾虚生痰   C. 肺肾两虚

D. 肝脾不和   E. 心脾两虚

2. 小儿痰热咳嗽的主要特点是（   ）

  A. 干咳无痰，咽痒声嘶

  B. 咳嗽痰多，色黄黏稠

  C. 咳而无力，痰白清稀

  D. 咳声重浊，痰多壅盛，色白而稀

  E. 咳嗽频作，声重咽痒，咳痰清稀

3. 小儿咳嗽的主要内因是（   ）

  A. 肺脾虚弱   B. 肝肾阴虚   C. 肺肾两虚

  D. 肝脾不和   E. 心脾两虚

4. 小儿咳嗽的主要外因是（   ）

  A. 风邪   B. 火邪   C. 湿邪

  D. 寒邪   E. 燥邪

5. 咳嗽的病变部位在肺，但常涉及其他脏腑，其中最密切的是（   ）

  A. 肝   B. 脾   C. 肾

  D. 心   E. 大肠

（二）A2 型题

1. 患儿，2 岁。咳嗽 8 天。干咳无痰，口渴咽干，喉痒，声音嘶哑，盗汗，手足心热，大便干结，舌红，少苔，指纹紫。其治法是（   ）

  A. 益气健脾，化痰止咳   B. 燥湿化痰，宣肃肺气   C. 疏风散寒，宣肃肺气

  D. 养阴润肺，化痰止咳   E. 清热泻肺，宣肃肺气

2. 患儿，5 岁。7 天前出现咳嗽，咳声高亢，痰黄黏稠，不易咳出，口渴咽痛，鼻流浊涕，头痛，微汗出，舌质红，苔薄黄，脉浮数。其证候是（   ）

  A. 风寒咳嗽   B. 风热咳嗽   C. 痰热咳嗽

  D. 气虚咳嗽   E. 阴虚咳嗽

3. 患儿，5 岁。咳嗽 1 周，证见咳嗽痰多，痰黄黏稠，难咳，喉间时有痰鸣，发热口渴，尿少色黄，舌质红，苔黄腻，脉滑数。治疗宜选方（   ）

  A. 清金化痰汤   B. 桑菊饮   C. 沙参麦冬汤

  D. 麻杏石甘汤   E. 二陈汤

4. 患儿，6 岁。咳嗽 10 天。证见咳嗽重浊，痰多壅盛，色白而稀，喉间痰声辘辘，胸闷纳呆，舌淡红，苔白腻，脉滑。其治法是（   ）

  A. 益气健脾，化痰止咳   B. 燥湿化痰，宣肃肺气   C. 疏风散寒，宣肃肺气

  D. 养阴润肺，化痰止咳   E. 清热泻肺，宣肃肺气

5. 患儿，7 岁，反复咳嗽 1 月余，咳嗽无力，痰白清稀，面色㿠白，气短乏力，平素汗多，纳差，舌淡嫩，边有齿痕，脉细无力。其证候是（   ）

    A. 风寒咳嗽   B. 风热咳嗽   C. 痰热咳嗽

    D. 气虚咳嗽   E. 阴虚咳嗽

（三）A3 型题

患儿，男，2岁，2天前出现咳嗽频作，有痰色白质清稀，鼻塞流清涕，恶寒无汗，发热，头痛，舌苔薄白，指纹浮红。

（1）其诊断是（　　　）

    A. 肺炎喘嗽   B. 咳嗽   C. 支气管异物

    D. 原发性肺结核   E. 感冒

（2）其证候是（　　　）

    A. 风寒咳嗽   B. 风热咳嗽   C. 痰热咳嗽

    D. 气虚咳嗽   E. 阴虚咳嗽

（3）其治法是（　　　）

    A. 益气健脾，化痰止咳   B. 燥湿化痰，宣肃肺气

    C. 清热泻肺，宣肃肺气   D. 养阴润肺，化痰止咳

    E. 疏风散寒，宣肃肺气

（4）治疗应选择（　　　）

    A. 银翘散   B. 桑菊饮   C. 沙参麦冬汤

    D. 杏苏散   E. 清金化痰汤

（四）B 型题

    A. 咳嗽无力，痰白清稀，气短懒言，食少纳呆

    B. 干咳无痰，痰少而黏，口渴咽干，喉痒声嘶，舌红少苔

    C. 咳嗽不爽，痰黄黏稠，不易咳出，舌质红，舌苔黄腻

    D. 咳嗽频作，声重喉痒，咳痰清稀，舌苔薄白

    E. 咳嗽重浊，痰多壅盛，胸闷纳呆，舌苔白腻

1. 阴虚咳嗽的主症是（　　　）

2. 气虚咳嗽的主症是（　　　）

    A. 银翘散   B. 桑菊饮   C. 沙参麦冬汤

    D. 杏苏散   E. 二陈汤

3. 治疗痰湿咳嗽首选（　　　）

4. 治疗风热咳嗽首选（　　　）

（五）X 型题

1. 小儿内伤咳嗽的常见证型有（　　　）

    A. 痰热咳嗽   B. 痰湿咳嗽   C. 风热咳嗽

    D. 气虚咳嗽   E. 阴虚咳嗽

2. 小儿咳嗽的诊断要点有（　　　）

A. 以咳嗽为主要临床表现　　B. 发热

C. 常因气候变化而发病　　　D. 痰多

E. 两肺呼吸音粗糙，或闻及干湿啰音

3. 小儿咳嗽常见病因有（　　）

A. 肝脾不和　　　　　　B. 外邪犯肺　　　　　　C. 痰浊内生

D. 肺失宣降　　　　　　E. 脏腑失调

（六）判断题

1. 小儿咳嗽治法以镇咳、止咳为主。（　　）

2. 小儿咳嗽以外感咳嗽多见。（　　）

3. 小儿咳嗽肺部听诊可闻及固定的中细湿啰音。（　　）

二、非选择题

（一）填空题

1. 小儿咳嗽，以_____为多见，但内伤咳嗽也时常可见，故有"五脏六腑皆令人咳"之说，但都必须影响_____脏，才会发生咳嗽。

2. 气虚咳嗽治以_____，代表方为_____；阴虚咳嗽治以_____，代表方为_____。

（二）名词解释

咳嗽

（三）简答题

简述小儿咳嗽的治疗原则。

（四）问答题

试述小儿咳嗽为什么以外感咳嗽最为多见。

（五）复合题（病案分析题）

患儿，4岁。咳嗽3天。患儿3天前受凉后出现流涕喷嚏，咳嗽；昨日咳嗽加重，频频作咳，咳声重浊，鼻塞流清涕，纳少。舌质淡红，舌苔薄白，脉浮。咽稍红，扁桃体无肿大。听诊两肺呼吸音粗糙，可闻及少许干啰音。

请写出：诊断（病证名称）、病机分析、治法、方药（药物要写明剂量并注明服几剂）。

参考答案

一、选择题

（一）A1型题

1. A　2. B　3. A　4. A　5. B

（二）A2 型题

1. D 2. B 3. A 4. B 5. D

（三）A3 型题

（1）B （2）A （3）E （4）D

（四）B 型题

1. B 2. A 3. E 4. B

（五）X 型题

1. ABDE 2. ACE 3. BCE

（六）判断题

1. × 2. √ 3. ×

二、非选择题

（一）填空题

1. 外感咳嗽；肺

2. 益气健脾，化痰止咳；六君子汤；养阴润肺，化痰止咳；沙参麦冬汤

（二）名词解释

咳嗽是小儿常见的肺系病证，临床以咳嗽为主症。咳以声言，嗽以痰名，有声有痰谓之咳嗽。

（三）简答题

小儿咳嗽的治疗原则，应分清外感、内伤，以宣肃肺气为基本治则。外感咳嗽者，佐以疏风解表；内伤咳嗽者，佐以燥湿化痰，或清热化湿，或益气健脾，或养阴润肺等法随证施治。外感咳嗽以祛邪为主，治疗时不过早使用滋腻、收敛、镇咳之药，以免留邪为患。内伤咳嗽应辨别病位、病性，随证施治。痰盛者，按痰热、痰湿的不同，分别治以清热泻肺，宣肃肺气；燥湿化痰，宣肃肺气。气阴虚者，按气虚、阴虚的不同，分别治以益气健脾，化痰止咳；养阴润肺，化痰止咳之法。对于脏腑功能失调所致的咳嗽，在宣肃肺气的同时，注重调理脏腑功能。

（四）问答题

五脏之中，肺为娇脏，而小儿肺常不足，"肌肤薄，藩篱疏"，易感外邪；肺上连咽喉，开窍于鼻，外合皮毛，主一身之气，司呼吸。外邪侵袭，多从口鼻或皮毛而入，首先犯肺，肺失宣肃，肺气上逆，易生咳嗽。

（五）复合题（病案分析题）

西医诊断：急性支气管炎。

中医诊断：咳嗽。

证型：风寒咳嗽。

病机分析：起病急，有外感受凉史，鼻塞流清涕，舌质淡红，舌薄白，脉浮，为外感风寒，风寒束肺，肺气失宣所致；寒阻于肺，津聚为痰，肺失宣肃，肺气上逆，而见

咳嗽频频，咳声重浊。

治法：疏风散寒，宣肃肺气。

主方：杏苏散加减。

处方：紫苏叶 5g，杏仁 5g，姜半夏 5g，茯苓 6g，陈皮 5g，前胡 5g，桔梗 5g，枳壳 5g，炙甘草 5g，山楂 5g，生姜 5g，大枣 6g。共 3 剂。

煎服法：日 1 剂，水煎至 100mL，分 3 次温服。

第五节　肺炎喘嗽

一、选择题

（一）A1 型题

1. 肺炎喘嗽的好发季节为（　　）

    A. 四季　　　　　　　　B. 春夏　　　　　　　　C. 秋冬

    D. 冬春　　　　　　　　E. 春秋

2. 小儿肺炎喘嗽风寒闭肺证首选方剂为（　　）

    A. 华盖散　　　　　　　B. 银翘散　　　　　　　C. 五虎汤

    D. 人参五味子汤　　　　E. 三拗汤

3. 小儿肺炎喘嗽阴虚肺热证首选方剂为（　　）

    A. 沙参麦冬汤　　　　　B. 养阴清肺汤　　　　　C. 麦门冬汤

    D. 百合固金汤　　　　　E. 三拗汤

4. 小儿肺炎喘嗽邪陷厥阴证首选方剂为（　　）

    A. 天麻钩藤饮　　　　　B. 羚角钩藤汤合牛黄清心丸

    C. 镇惊丸　　　　　　　D. 止痉散　　　　　　　E. 远志丸

5. 高热不退，咳嗽喘憋，烦躁口渴，舌红而干，舌苔黄燥，应当治以（　　）

    A. 辛凉宣肺，降逆化痰　　B. 辛温宣肺，化痰降逆

    C. 清热解毒，泻肺开闭　　D. 清热涤痰，开肺定喘

    E. 养阴清肺，润肺止咳

6. 小儿肺炎喘嗽病程迁延，咳嗽无力，动辄汗出，面白少华，舌质偏淡，舌苔薄白，应当治以（　　）

    A. 辛凉宣肺，降逆化痰　　B. 辛温宣肺，化痰降逆

    C. 清热解毒，泻肺开闭　　D. 清热涤痰，开肺定喘

    E. 补肺健脾，益气化痰

7. 肺炎喘嗽患儿突然面色苍白，四肢厥冷，肝脏迅速增大，舌质略暗，苔薄白，应当治以（　　）

    A. 辛凉宣肺，降逆化痰　　B. 温补心阳，救逆固脱

C. 平肝息风，清心开窍　　D. 清热涤痰，开肺定喘

E. 补肺健脾，益气化痰

8. 下列各项，不属于小儿肺炎心衰的诊断标准的是（　　　）

A. 神志昏迷，反复惊厥

B. 呼吸突然加快，超过 60 次/分

C. 心音低钝，奔马律，颈静脉怒张　　　　D. 肝脏迅速增大

E. 颜面眼睑或双下肢水肿，尿少或无尿

9. 哮喘与肺炎喘嗽的主要区别是（　　　）

A. 咳嗽气喘　　　　　　B. 痰壅　　　　　　C. 气急

D. 鼻扇　　　　　　　　E. 哮鸣，呼气延长

（二）A2 型题

1. 患儿，8 岁。起病 2 天。发热 39℃，微恶风，微汗出，咳嗽渐加剧，咳剧喘促，咳痰黄稠，咽红，舌质红，苔薄黄，听诊两肺闻及干啰音、右下肺少许细湿啰音。其诊断是（　　　）

A. 感冒，风热感冒证，夹痰兼证

B. 百日咳，痰火阻肺证

C. 咳嗽，痰热咳嗽证

D. 肺炎喘嗽，风热闭肺证

E. 哮喘，热性哮喘证

2. 患儿，女，4 岁。证见恶寒发热，无汗，呛咳气急，痰白而稀，咽不红，舌质不红，舌苔薄白，脉浮紧。其证候是（　　　）

A. 风寒闭肺　　　　　　B. 风热闭肺　　　　　　C. 痰热闭肺

D. 毒热闭肺　　　　　　E. 阴虚肺热

3. 患儿，男，5 岁，证见高热 4 天，咳嗽剧烈，喘憋，涕泪俱无，面赤口渴，烦躁，大便秘结，小便短黄，舌红苔黄燥，脉洪数，其证候是（　　　）

A. 风寒闭肺　　　　　　B. 风热闭肺　　　　　　C. 痰热闭肺

D. 毒热闭肺　　　　　　E. 阴虚肺热

4. 患儿，女，6 岁。肺炎喘嗽经过治疗热退，干咳少痰，盗汗，面色潮红，五心烦热，舌红少苔，脉细数。其证候是（　　　）

A. 风寒闭肺　　　　　　B. 风热闭肺　　　　　　C. 痰热闭肺

D. 毒热闭肺　　　　　　E. 阴虚肺热

5. 患儿，男，2 岁。肺炎喘嗽后期体温波动于 37.3～37.6℃ 之间，咳嗽无力，喉中痰鸣，面白少华，动辄汗出，食欲差，大便不成形，舌质淡，苔薄白，指纹淡。其证候是（　　　）

A. 风寒闭肺　　　　　　B. 风热闭肺　　　　　　C. 痰热闭肺

D. 毒热闭肺　　　　　　E. 肺脾气虚

6. 患儿，1岁。高热5天，持续不退，咳嗽剧烈，气急鼻扇，烦躁不安，忽见神昏谵语，四肢抽搐，两目上视，舌红绛，指纹直达命关。其证候是（　　　）

  A. 邪陷厥阴   B. 心阳虚衰   C. 痰热闭肺

  D. 毒热闭肺   E. 内闭外脱

7. 患儿，女，4岁。证见恶寒发热，无汗，呛咳气急，痰白而稀，咽不红，舌质不红，舌苔薄白，脉浮紧。其治法是（　　　）

  A. 辛温宣肺，化痰降逆 B. 辛凉宣肺，降逆化痰

  C. 清热涤痰，开肺定喘 D. 清热解毒，泻肺开闭

  E. 养阴清肺，润肺止咳

8. 患儿，9岁。发热咳嗽2天。证见发热恶风，咳嗽气急，痰多而黄，口渴咽红，舌质红，苔薄黄，脉浮数。其治法是（　　　）

  A. 辛凉宣肺，降逆化痰 B. 辛温宣肺，化痰止咳

  C. 清热解毒，泻肺开闭 D. 清热涤痰，开肺定喘

  E. 养阴清肺，润肺止咳

9. 患儿，女，6岁。肺炎喘嗽经过治疗热退，干咳少痰，盗汗，面色潮红，五心烦热，舌红少苔，脉细数。其治法是（　　　）

  A. 辛凉宣肺，降逆化痰 B. 辛温宣肺，化痰止咳

  C. 清热解毒，泻肺开闭 D. 清热涤痰，开肺定喘

  E. 养阴清肺，润肺止咳

10. 患儿，4岁。高热3天，持续不退，咳嗽剧烈，气急鼻扇，烦躁不安，忽见神昏谵语，四肢抽搐，两目上视，舌红绛，指纹直达命关。其治法是（　　　）

  A. 清热解毒，泻肺开闭 B. 辛凉宣肺，清热化痰

  C. 清热涤痰，开肺定喘 D. 平肝息风，清心开窍

  E. 温补心阳，救逆固脱

11. 患儿，9岁。发热咳嗽2天。证见发热恶风，咳嗽气急，痰多而黄，口渴咽红，舌质红，苔薄黄，脉浮数。治疗首选方为（　　　）

  A. 麻黄汤   B. 三拗汤   C. 华盖散

  D. 银翘散合麻黄杏仁甘草石膏汤   E. 麻杏石甘汤

12. 患儿，10岁，高热咳嗽4天，现咳嗽剧烈，高热持续，烦躁气急，鼻翼扇动，涕泪俱无，舌红而干，舌苔黄腻，脉洪数，方剂应选（　　　）

  A. 白虎汤合桑白皮汤

  B. 银翘散合麻黄杏仁甘草石膏汤

  C. 黄连解毒汤合麻黄杏仁甘草石膏汤

  D. 麻黄杏仁甘草石膏汤合葶苈大枣泻肺汤

  E. 射干麻黄汤合葶苈大枣泻肺汤

（三）A3 型题

1. 患儿，男，5 岁。咳嗽 4 天，发热 2 天。咳时痰多色黄而黏稠，气急，小便黄，大便干。查体：体温 38℃，面赤唇红，口渴，舌红苔黄，脉滑数。

（1）此病除考虑诊断咳嗽外，还应考虑有下列哪种疾病的可能（　　）

  A. 肺炎喘嗽　　　　　B. 夏季热　　　　　C. 风热感冒

  D. 暑温　　　　　　　E. 顿咳

（2）如果患儿接受胸部 X 线检查，报告结果为：双肺纹理增强，右肺可见斑片状阴影。此患儿应诊断为（　　）

  A. 肺炎喘嗽（痰热闭肺证）B. 肺炎喘嗽（风热闭肺证）C. 痰热咳嗽

  D. 痰湿咳嗽　　　　　E. 风热咳嗽

（3）本病的治法为（　　）

  A. 温肺散寒，化痰定喘　　B. 清热宣肺，止咳化痰

  C. 清热涤痰，开肺定喘　　D. 解表清里，定喘止咳

  E. 泻肺补肾，标本兼顾

（4）选用的方剂为（　　）

  A. 银翘散合麻黄杏仁甘草石膏汤　　　　　　B. 华盖散

  C. 五虎汤合葶苈大枣泻肺汤　　　　　　　　D. 桑菊饮

  E. 大青龙汤

2. 患儿，男，2 岁，咳嗽伴喘发热 1 天。现症见体温 39℃，面色红赤，气急鼻扇，喘憋，涕泪俱无，口渴，烦躁，2 天未排大便。舌质红而干，苔黄燥，指纹紫滞。

（1）此患儿肺炎喘嗽证属（　　）

  A. 风寒闭肺　　　　　B. 风热闭肺　　　　　C. 痰热闭肺

  D. 毒热闭肺　　　　　E. 阴虚肺热

（2）此患儿首选方剂为（　　）

  A. 麻黄汤　　　　　　B. 三拗汤　　　　　　C. 麻杏石甘汤

  D. 黄连解毒汤合麻黄杏仁甘草石膏汤

  E. 五虎汤合葶苈大枣泻肺汤

（3）当患儿突然出现烦躁不安，面色苍白，口唇发紫，呼吸浅促，四肢不温，右胁下痞块，舌质略紫，苔薄白，指纹青紫。下列哪项诊断是正确的（　　）

  A. 阴虚肺热　　　　　B. 内闭外脱　　　　　C. 心阳虚衰

  D. 肺脾气虚　　　　　E. 内陷厥阴

（4）治疗肺炎喘嗽心阳虚衰证的首选方剂是（　　）

  A. 独参汤　　　　　　B. 附子汤　　　　　　C. 四逆汤

  D. 生脉散　　　　　　E. 参附龙牡救逆汤

（四）B 型题

  A. 大定风珠　　　　　B. 十全大补汤　　　　　C. 缓肝理脾汤

D. 人参五味子汤　　　　　　E. 银翘散

1. 治疗小儿慢惊风脾虚肝亢证，应首选（　　　）

2. 治疗小儿肺炎喘嗽肺脾气虚证，应首选（　　　）

A. 肺部可闻及呼吸频率增快　B. 肺部可闻及干啰音

C. 肺部可闻及哮鸣音　　　　D. 肺部可闻及吸气相喘鸣

E. 肺部可闻及固定中、细湿啰音

3. 肺炎喘嗽的典型肺部听诊特点是（　　　）

4. 咳嗽的肺部听诊特点是（　　　）

（五）X 型题

1. 与肺炎喘嗽发病关系密切的脏腑是（　　　）

A. 肾　　　　　　　　　B. 心　　　　　　　　　C. 脾

D. 肺　　　　　　　　　E. 肝

2. 肺炎喘嗽的西医治疗措施包括（　　　）

A. 氧疗

B. 保持呼吸道通畅

C. 严重喘憋可用糖皮质激素治疗

D. 合并心衰可强心、利尿

E. 细菌感染可选用青霉素或头孢类抗生素

3. 肺炎合并中毒性脑病的表现包括（　　　）

A. 烦躁、嗜睡，眼球上窜、凝视

B. 球结膜水肿，前囟隆起

C. 昏睡、昏迷、惊厥

D. 瞳孔改变：对光反应迟钝或消失

E. 呼吸节律不整

4. 肺炎喘嗽的变证有（　　　）

A. 邪热犯心　　　　　　B. 邪毒闭肺　　　　　　C. 心阳虚衰

D. 邪陷厥阴　　　　　　E. 水凌心肺

（六）判断题

1. 临床出现发热、咳嗽、痰鸣、气促的症状就可诊断为肺炎。（　　　）

2. 肺部闻及湿啰音就可诊断为肺炎喘嗽。（　　　）

3. 治疗肺炎首先要选用青霉素或头孢菌素类抗生素。（　　　）

二、非选择题

（一）填空题

1. 肺炎喘嗽临床主要以_____，_____，_____及

_____为主要临床特征,俗称_____。

2. 肺炎喘嗽的病机关键为_____;基本治疗原则_____,_____。

3. 肺炎喘嗽的病因中外因责之于_____,或其他疾病传变而来;内因责之于小儿形气未充、_____,_____。

4. 肺炎喘嗽的敷贴疗法用于_____或痰多、_____。

(二) 名词解释

肺炎喘嗽

(三) 简答题

1. 简述肺炎喘嗽出现心阳虚衰的发病机理。

2. 小儿肺炎喘嗽的诊断要点。

(四) 问答题

小儿肺炎与急性支气管炎的鉴别。

(五) 复合题 (病案分析题)

患儿,男,4 岁,以发热咳喘 3 天来诊,症见高热,咳嗽剧烈,喉间痰鸣。查体:体温 39.0℃,呼吸 50 次/分,面赤,口唇青紫,烦躁不安,气急鼻扇,三凹征 (+),咽充血,扁桃体不大,双肺呼吸音粗,肺底部可闻固定湿啰音,舌红,苔黄腻,脉滑数。既往史:健康。无喘促发作病史。胸部 X 线:肺纹理增多模糊,小片状阴影。

请写出诊断、辨证分型、证候分析、治法、代表方药。

参考答案

一、选择题

(一) A1 型题

1. D　2. A　3. A　4. B　5. C　6. E　7. B　8. A　9. E

(二) A2 型题

1. D　2. A　3. D　4. E　5. E　6. A　7. A　8. A　9. E　10. D　11. D　12. C

(三) A3 型题

1. (1) A　(2) A　(3) C　(4) C

2. (1) D　(2) D　(3) C　(4) E

(四) B 型题

1. C　2. D　3. E　4. B

(五) X 型题

1. BCDE　2. ABCDE　3. ABCDE　4. CD

（六）判断题

1. × 2. × 3. ×

二、非选择题

（一）填空题

1. 发热；咳嗽；气促；痰鸣；马脾风

2. 肺气郁闭；宣肺开闭；化痰平喘

3. 感受风邪；肺脏娇嫩；卫外不固

4. 肺炎后期迁延不愈；两肺湿啰音经久不消失者

（二）名词解释

肺炎喘嗽是小儿时期常见的肺系疾病之一，以发热、咳嗽、气促、痰鸣为主要临床特征。

（三）简答题

1. 肺主气而朝百脉。小儿肺脏娇嫩，感邪之后，病情进展，可由肺涉及其他脏腑。如肺为邪闭，气机不利，气滞血瘀，血行不畅，心失所养，心气不足，心阳不能运行敷布全身，则出现心阳虚衰之变证。

2. ①病史：患儿病前常有感冒、咳嗽，或麻疹、水痘等病史。②临床表现：发热、咳嗽、气急、鼻扇、痰鸣。③体征：肺部听诊可闻及较固定的中细湿啰音，常伴干啰音，如病灶融合，可闻及支气管呼吸音。④胸片：肺纹理增多模糊，可见点状、小片状、斑片状阴影，或见不均匀的大片阴影。

（四）问答题

肺炎临床以发热、咳嗽、气促、痰鸣及肺部听诊可闻及较固定的中细湿啰音为主要表现。胸片可见点状、小片状、斑片状阴影，或见不均匀的大片阴影可明确诊断。

急性支气管炎以咳嗽为主，一般无发热或仅有低热，肺部听诊可闻及干啰音或不固定的粗湿啰音。胸片正常或肺纹理增粗模糊。两者不同。

（五）复合题（病案分析题）

诊断：肺炎喘嗽（痰热闭肺证）。

证候分析：邪热闭阻于肺，导致肺失于宣肃，肺津因之熏灼凝聚，痰热胶结，闭阻于肺，则致咳嗽，气急鼻扇，喉间痰鸣；肺热壅盛，充斥内外，则见发热，面赤口渴；肺气郁闭，气滞则血瘀，血流不畅，则致口唇发绀。舌质红，舌苔黄腻，脉滑数皆为痰热内盛之象。肺部听诊可闻固定湿啰音，胸部 X 线可见小片状阴影，符合肺炎喘嗽诊断。

治法：清热涤痰，开肺定喘。

代表方剂：五虎汤合葶苈大枣泻肺汤加减。

常用药：麻黄、杏仁、石膏、甘草、细茶、生姜、葶苈子、大枣。

第六节 哮 喘

一、选择题

（一）A1 型题

1. 下面有关哮喘的说法，错误的是（   ）

    A. 常在清晨和/或夜间发作或加剧

    B. 多发于秋冬季或换季时

    C. 喘必兼哮

    D. 血清 IgE 增高

    E. 多有婴儿期湿疹等过敏性疾病史

2. 哮喘的发病年龄最多见于（   ）

    A. 6 个月～1 岁   B. 1～3 岁   C. 3～6 岁

    D. 1～6 岁   E. 6～12 岁

3. 下列对于哮喘描述错误的是（   ）

    A. 有反复发作的病史

    B. 常突然发作，发作时喘促，气急，哮鸣，咳嗽

    C. 多有婴儿期湿疹史、过敏史、家族哮喘史

    D. 肺部听诊两肺可闻及哮鸣音，以吸气时明显，吸气延长

    E. 支气管哮喘如有肺部继发感染，可闻及中细湿啰音

4. 与哮喘发病关系最密切的脏腑是（   ）

    A. 肺脾心   B. 肺肝脾   C. 肝脾肾

    D. 肺心肝   E. 肺脾肾

5. 哮喘的发作主要是由于（   ）

    A. 痰饮内伏，遇触诱因   B. 肺气不足，表虚未固

    C. 肺脾气虚，痰阻气道   D. 肺肾阴虚，痰热耗灼

    E. 脾肾阳虚，运化失司

6. 下列各项，属于哮喘发病的内在因素的是（   ）

    A. 情志失调   B. 正虚痰伏   C. 饮食不慎

    D. 劳倦过度   E. 接触异物

7. 哮喘患儿多为以下哪种体质（   ）

    A. 痰湿质   B. 特禀质   C. 气虚质

    D. 阴虚质   E. 阳虚质

8. 下列各项，不属于哮喘临床特征的是（   ）

    A. 发热   B. 喘促气急   C. 喉间痰鸣

  D. 呼气延长   E. 甚者口唇青紫

9. 哮喘与肺炎喘嗽最主要的鉴别要点是（   ）

  A. 发热   B. 咳嗽   C. 咳痰

  D. 喉间哮鸣   E. 气急喘促

10. 下列对咳嗽变异性哮喘的描述错误的是（   ）

  A. 抗生素治疗无效

  B. 抗哮喘药物治疗有效

  C. 常伴有过敏性鼻炎、湿疹等过敏性疾病

  D. 发作时呼吸困难，呼气延长，伴有哮鸣音

  E. 以干咳为主，常在夜间和（或）清晨及运动后发作或加重

11. 下列对于哮喘的辨证思路，说法错误的是（   ）

  A. 发作期以邪实为主，重点辨寒热

  B. 迁延期哮喘症状虽有所减轻但尚未完全平息，时作时止，应辨邪正虚实

  C. 缓解期辨脏腑，重点辨肺、脾、肝

  D. 若面色潮红，消瘦气短，干咳少痰，舌红少苔，脉细数，属肺肾阴虚

  E. 若哮发急剧，张口抬肩，面色青灰，面目浮肿，肢静身冷，则为险逆之候

12. 咳嗽气喘，喉间哮鸣，痰白清稀，形寒无汗，舌质淡红，苔白，脉浮紧。应当治以（   ）

  A. 温肺散寒，涤痰定喘   B. 清肺涤痰，止咳平喘

  C. 散寒清热，降气平喘   D. 消风化痰，补益肺脾

  E. 健脾益气，补肺固表

13. 咳嗽气喘，喉间哮鸣，痰白清稀，形寒无汗，舌质淡红，苔白，脉浮紧。首选方为（   ）

  A. 大青龙汤加减

  B. 麻黄杏仁甘草石膏汤合苏葶丸加减

  C. 小青龙汤合三子养亲汤加减

  D. 射干麻黄汤合人参五味子汤加减

  E. 人参五味子汤合玉屏风散加减

14. 寒性哮喘，若外寒不甚，寒饮阻肺者，可用（   ）

  A. 大青龙汤   B. 二陈汤   C. 射干麻黄汤

  D. 杏苏散   E. 麻杏石甘汤

15. 下列各项，属于热性哮喘证候特征的是（   ）

  A. 咳喘畏寒，痰稀色白，舌苔白滑

  B. 咳喘痰黄，身热面赤，口干舌红

  C. 喘促乏力，咳嗽时作，面色潮红

  D. 喘促乏力，咳嗽无力，形寒肢冷

　　E. 咳喘无力，气短多汗，易感冒

16. 咳嗽喘急，声高息涌，咳痰稠黄，身热咽红，舌红苔黄。应当治以（　　）

　　A. 温肺散寒，涤痰定喘　　　B. 清肺涤痰，止咳平喘

　　C. 散寒清热，降气平喘　　　D. 消风化痰，补益肺脾

　　E. 健脾益气，补肺固表

17. 咳嗽喘急，声高息涌，咳痰稠黄，身热咽红，舌红苔黄。首选方为（　　）

　　A. 大青龙汤加减

　　B. 麻黄杏仁甘草石膏汤合苏葶丸加减

　　C. 小青龙汤合三子养亲汤加减

　　D. 射干麻黄汤合人参五味子汤加减

　　E. 人参五味子汤合玉屏风散加减

18. 热性哮喘，若表证不著，喘息咳嗽，痰鸣，痰色微黄者，可选用（　　）

　　A. 小青龙汤　　　　　　　B. 大青龙汤　　　　　　C. 三子养亲汤

　　D. 射干麻黄汤　　　　　　E. 定喘汤

19. 下列属于哮喘外寒内热证的辨证要点的是（　　）

　　A. 反复感冒，气短自汗，咳而无力，面白少华，纳差便溏

　　B. 咳喘减而未平，静时不发，活动则喘鸣发作，平素易感，神疲纳呆，便溏

　　C. 喘促哮鸣，恶寒无汗，鼻塞清涕，咳痰黏稠色黄，尿赤便秘

　　D. 咳嗽喘急，声高息涌，咳痰稠黄，身热咽红，舌红苔黄

　　E. 干咳少痰，夜间盗汗，形体消瘦，舌质红，苔花剥，脉细数

20. 喘促哮鸣，恶寒无汗，鼻塞清涕，咳痰黏稠色黄，尿赤便秘。应当治以（　　）

　　A. 温肺散寒，涤痰定喘　　　B. 清肺涤痰，止咳平喘

　　C. 散寒清热，降气平喘　　　D. 消风化痰，补益肺脾

　　E. 健脾益气，补肺固表

21. 哮喘外寒内热证的治疗首选方为（　　）

　　A. 大青龙汤加减

　　B. 麻黄杏仁甘草石膏汤合苏葶丸加减

　　C. 小青龙汤合三子养亲汤加减

　　D. 射干麻黄汤合人参五味子汤加减

　　E. 人参五味子汤合玉屏风散加减

22. 咳喘减而未平，静时不发，活动则喘鸣发作，平素易感，神疲纳呆，便溏，辨证为（　　）

　　A. 寒性哮喘　　　　　　　B. 气虚痰恋　　　　　　C. 肾虚痰恋

　　D. 肺脾气虚　　　　　　　E. 肺肾阴虚

23. 咳喘减而未平，静时不发，活动则喘鸣发作，平素易感，神疲纳呆，便溏。应当治以（　　）

A. 补肾敛肺，养阴纳气　　B. 健脾温肾，固摄纳气

C. 健脾益气，补肺固表　　D. 泻肺祛痰，补肾纳气

E. 消风化痰，补益肺脾

24. 哮喘气虚痰恋证的首选方是（　　）

A. 大青龙汤加减

B. 麻黄杏仁甘草石膏汤合苏葶丸加减

C. 小青龙汤合三子养亲汤加减

D. 射干麻黄汤合人参五味子汤加减

E. 人参五味子汤合玉屏风散加减

25. 喘息气促、喉间哮鸣久作未止，动则喘甚，咳嗽胸满，痰质多稀、色白，易咳，面色欠华，畏寒肢冷，神疲纳呆，小便清长，证属（　　）

A. 寒性哮喘　　　　　B. 气虚痰恋　　　　　C. 肾虚痰恋

D. 肺脾气虚　　　　　E. 肺肾阴虚

26. 哮喘肾虚痰恋证的治法是（　　）

A. 补肾敛肺，养阴纳气　　B. 健脾温肾，固摄纳气

C. 健脾益气，补肺固表　　D. 泻肺祛痰，补肾纳气

E. 消风化痰，补益肺脾

27. 治疗哮喘肺脾气虚证应首选的方剂是（　　）

A. 人参五味子汤合玉屏风散　　　　　B. 金匮肾气丸

C. 射干麻黄汤合人参五味子汤　　　　D. 麦味地黄丸

E. 都气丸合射干麻黄汤

28. 咳嗽无力，动则喘促，气短心悸，面色苍白，肢冷脚软，腹胀纳差，大便溏泄，夜尿多，发育迟缓，证属（　　）

A. 肺脾气虚　　　　　B. 肾虚痰恋　　　　　C. 气虚痰恋

D. 脾肾阳虚　　　　　E. 肺肾阴虚

29. 治疗哮喘脾肾阳虚证的首选方剂是（　　）

A. 金匮肾气丸　　　B. 六味地黄丸　　　　C. 麦味地黄丸

D. 知柏地黄丸　　　E. 桂附地黄丸

30. 下列不属于哮喘肺肾阴虚证的辨证要点的是（　　）

A. 干咳少痰　　　　　B. 潮热盗汗　　　　　C. 形体消瘦

D. 舌质红，苔花剥，脉细数E. 面白少华

31. 治疗哮喘肺肾阴虚证的首选方剂是（　　）

A. 六味地黄丸　　　　B. 杞菊地黄丸　　　　C. 麦味地黄丸

D. 知柏地黄丸　　　　E. 桂附地黄丸

32. 下列哪项是热性哮喘的常用中成药（　　）

A. 三拗片　　　　　　B. 小青龙颗粒　　　　C. 止咳灵颗粒

D. 玉屏风颗粒   E. 哮喘宁颗粒

33. 哮喘发作期针灸疗法常用穴位是（   ）

   A. 大椎、肺俞、足三里   B. 肾俞、关元、脾俞

   C. 定喘、天突、内关   D. 天突、肺俞、膈俞

   E. 大椎、内关、足三里

（二）A2 型题

1. 患儿，4 岁。咳嗽气喘，喉间哮鸣，痰稀色白，多泡沫，鼻塞，流清涕，唇青，形寒肢凉，恶寒无汗，舌淡红，苔薄白，脉浮紧。其证候是（   ）

   A. 寒性哮喘   B. 热性哮喘   C. 外寒内热

   D. 肺肾阴虚   E. 肺脾气虚

2. 患儿，4 岁。咳嗽气喘，喉间哮鸣，痰稀色白，多泡沫，鼻塞，流清涕，唇青，形寒肢凉，恶寒无汗，舌淡红，苔薄白，脉浮紧。其治法是（   ）

   A. 泻肺平喘，补肾纳气   B. 解表清里，止咳定喘

   C. 清肺涤痰，止咳平喘   D. 温肺散寒，涤痰定喘

   E. 补肺固表，健脾益气

3. 患儿，4 岁。咳嗽气喘，喉间哮鸣，痰稀色白，多泡沫，鼻塞，流清涕，唇青，形寒肢凉，恶寒无汗，舌淡红，苔薄白，脉浮紧。应首选的方剂是（   ）

   A. 大青龙汤   B. 麦味地黄丸

   C. 麻杏石甘汤合苏葶丸   D. 小青龙汤合三子养亲汤

   E. 玉屏风散合人参五味子汤

4. 患儿，7 岁。咳嗽喘息，声高息涌，喉间哮吼痰鸣，痰黏色黄难咳，胸膈满闷，身热面赤，流黄稠涕，口干，咽红，尿黄，便秘，舌质红，苔黄，脉滑数。其证候是（   ）

   A. 寒性哮喘   B. 热性哮喘   C. 外寒内热

   D. 肺肾阴虚   E. 肺脾气虚

5. 患儿，7 岁。咳嗽喘息，声高息涌，喉间哮吼痰鸣，痰黏色黄难咳，胸膈满闷，身热面赤，流黄稠涕，口干，咽红，尿黄，便秘，舌质红，苔黄，脉滑数。其治法是（   ）

   A. 泻肺平喘，补肾纳气   B. 解表清里，止咳定喘

   C. 清肺涤痰，止咳平喘   D. 温肺散寒，涤痰定喘

   E. 补肺固表，健脾益气

6. 患儿，7 岁。咳嗽喘息，声高息涌，喉间哮吼痰鸣，痰黏色黄难咳，胸膈满闷，身热面赤，流黄稠涕，口干，咽红，尿黄，便秘，舌质红，苔黄，脉滑数。应首选的方剂是（   ）

   A. 大青龙汤   B. 麦味地黄丸

   C. 麻杏石甘汤合苏葶丸   D. 小青龙汤合三子养亲汤

E. 玉屏风散合人参五味子汤

7. 患儿，6岁。喘促气急，咳嗽痰鸣，咳痰黏稠色黄，胸闷，鼻塞喷嚏，流清涕，恶寒无汗，发热，面赤口渴，夜卧不安，小便黄赤，大便干结，舌红苔薄白，脉浮紧。其证候是（　　）

    A. 寒性哮喘　　　　　　　B. 热性哮喘　　　　　　　C. 外寒内热

    D. 肺肾阴虚　　　　　　　E. 肺脾气虚

8. 患儿，6岁。喘促气急，咳嗽痰鸣，咳痰黏稠色黄，胸闷，鼻塞喷嚏，流清涕，恶寒无汗，发热，面赤口渴，夜卧不安，小便黄赤，大便干结，舌红苔薄白，脉浮紧。其治法是（　　）

    A. 泻肺平喘，补肾纳气　　B. 散寒清热，降气平喘

    C. 清肺涤痰，止咳平喘　　D. 温肺散寒，涤痰定喘

    E. 补肺固表，健脾益气

9. 患儿，6岁。喘促气急，咳嗽痰鸣，咳痰黏稠色黄，胸闷，鼻塞喷嚏，流清涕，恶寒无汗，发热，面赤口渴，夜卧不安，小便黄赤，大便干结，舌红苔薄白，脉浮紧。应首选的方剂是（　　）

    A. 大青龙汤　　　　　　　B. 麦味地黄丸

    C. 麻杏石甘汤合苏葶丸　　D. 小青龙汤合三子养亲汤

    E. 玉屏风散合人参五味子汤

10. 患儿，5岁。反复咳嗽喘息2年余。动则喘促，咳嗽无力，气短心悸，面色苍白，形寒肢冷，脚软无力，腹胀纳差，大便溏泄，夜尿多，发育迟缓，舌质淡，舌苔薄白，脉细弱。其证候是（　　）

    A. 风寒束肺　　　　　　　B. 脾肾阳虚　　　　　　　C. 外寒内热

    D. 肺实肾虚　　　　　　　E. 肺脾气虚

11. 患儿，5岁。反复咳嗽喘息2年余。动则喘促，咳嗽无力，气短心悸，面色苍白，形寒肢冷，脚软无力，腹胀纳差，大便溏泄，夜尿多，发育迟缓，舌质淡，舌苔薄白。应首选的方剂是（　　）

    A. 大青龙汤　　　　　　　B. 金匮肾气丸　　　　　　C. 麻杏石甘汤合苏葶丸

    D. 小青龙汤合三子养亲汤　E. 玉屏风散合人参五味子汤

12. 患儿，6岁。近年来咳喘时有发作。昨日鼻塞，流清涕，不发热，恶寒，无汗，形寒肢冷，面色淡白，咳嗽，夜间喘促，喉间哮鸣，舌淡红，苔白滑，脉浮滑。其诊断是（　　）

    A. 寒性哮喘　　　　　　　B. 感冒夹痰　　　　　　　C. 风寒咳嗽

    D. 哮喘（外寒内热证）　　E. 肺炎喘嗽（风寒闭肺证）

13. 患儿，3岁。反复咳喘半年。现发热咳嗽2天，体温波动于38～39℃之间，咳嗽为阵发性，昨夜出现喘促，咳痰黄稠，可闻喉间哮吼痰鸣，口渴，咽红，大便秘结，舌红，苔黄，脉滑数。其治法是（　　）

  A. 温肺散寒，涤痰定喘　　　B. 清肺涤痰，止咳平喘

  C. 散寒清热，降气平喘　　　D. 泻肺祛痰，补肾纳气

  E. 补肾敛肺，养阴纳气

14. 患儿，5岁。咳嗽喘促发作3小时。证见恶寒发热，喘促气急，咳嗽痰鸣，咳痰黏稠色黄，鼻塞喷嚏，流清涕，烦躁口渴，夜卧不安，大便干结，舌红，苔薄白，脉浮紧。治疗首选方是（　　　）

  A. 麻黄汤　　　　　　　B. 射干麻黄汤　　　　　　C. 麻杏石甘汤合苏葶丸

  D. 大青龙汤　　　　　　E. 小青龙汤

15. 患儿，6岁。反复咳嗽喘促3年余。证见咳嗽时作，喘促乏力，咳痰不爽，面色潮红，潮热盗汗，手足心热，便秘，舌红少津，脉细数。治疗首选方是（　　　）

  A. 桑菊饮　　　　　　　B. 麦味地黄丸　　　　　　C. 养阴清肺汤

  D. 麻杏石甘汤　　　　　E. 沙参麦冬汤

16. 患儿，10岁。昨日突发咳嗽，喘促，喉间痰鸣哮吼，经解痉和抗感染治疗后，病情缓解。诊断为支气管哮喘，外周血细胞检查结果中最有诊断意义的是（　　　）

  A. 白细胞计数增多　　　B. 中性粒细胞增多

  C. 淋巴细胞增多　　　　D. 嗜碱性粒细胞增多

  E. 嗜酸性粒细胞增多

（三）A3 型题

  患儿，男，4岁。反复咳喘2月余。患儿2个月前受凉后出现咳嗽气喘，喉间痰鸣，家长予雾化治疗后缓解，后复感风寒，咳喘难平，迁延至今，静时不发，活动后则喘鸣发作，平素易感，汗出较多，晨起喷嚏、流涕时作，自觉神疲乏力，纳呆，便溏。形体偏瘦，舌质淡，苔薄白，脉弱。

  （1）该患者最确切的诊断是（　　　）

  A. 感冒　　　　　　　　B. 慢性咳嗽　　　　　　　C. 哮喘

  D. 肺炎喘嗽　　　　　　E. 反复呼吸道感染

  （2）该患者所属证型是（　　　）

  A. 寒性哮喘　　　　　　B. 痰热闭肺　　　　　　　C. 气虚痰恋

  D. 肾虚痰恋　　　　　　E. 肺肾阴虚

  （3）该患者应采用何种治法（　　　）

  A. 温肺散寒，涤痰定喘　　B. 清热涤痰，开肺定喘

  C. 消风化痰，补益肺脾　　D. 泻肺祛痰，补肾纳气

  E. 补肾敛肺，养阴纳气

  （4）该患者应选用何方治疗（　　　）

  A. 金匮肾气丸　　　　　B. 五虎汤合葶苈大枣泻肺汤

  C. 小青龙汤合三子养亲汤　D. 麦味地黄丸

  E. 射干麻黄汤合人参五味子汤

（四）B 型题

　　A. 大青龙汤

　　B. 麻杏石甘汤

　　C. 麻杏石甘汤合苏葶丸

　　D. 黄连解毒汤合麻杏石甘汤

　　E. 五虎汤合葶苈大枣泻肺汤

1. 治疗热性哮喘证应首选的方剂是（　　）

2. 治疗肺炎喘嗽痰热闭肺证应首选的方剂是（　　）

　　A. 咳嗽气喘，喉间哮鸣，痰白清稀，形寒无汗，舌质淡红，苔白，脉浮紧

　　B. 咳嗽喘息，声高息涌，哮吼痰鸣，咳痰黄稠，胸膈满闷，身热，面赤，咽红，舌红苔黄

　　C. 反复感冒，气短自汗，咳而无力，面白少华，神疲懒言，形瘦纳差

　　D. 咳嗽无力，动则喘促，气短心悸，面色苍白，肢冷脚软，腹胀纳差，大便溏泄，夜尿多，发育迟缓

　　E. 喘促乏力，咳嗽时作，干咳少痰，面色潮红，夜间盗汗，形体消瘦，手足心热，舌质红，苔花剥，脉细数

3. 哮喘肺脾气虚证的主要临床表现为（　　）

4. 哮喘脾肾阳虚证的主要临床表现为（　　）

　　A. 金匮肾气丸　　　　　　B. 射干麻黄汤合人参五味子汤

　　C. 射干麻黄汤合都气丸　　D. 麦味地黄丸

　　E. 百合固金丸

5. 哮喘气虚痰恋证首选方剂为（　　）

6. 哮喘脾肾阳虚证首选方剂为（　　）

　　A. 三拗汤　　　　　　　　B. 都气丸　　　　　　　C. 大青龙汤

　　D. 麻杏石甘汤合苏葶丸　　E. 小青龙汤合三子养亲汤

7. 治疗寒性哮喘的首选方是（　　）

8. 治疗热性哮喘的首选方是（　　）

　　A. 苏子降气汤　　　　　　B. 都气丸合射干麻黄汤　　C. 三拗汤

　　D. 小青龙汤合三子养亲汤　E. 麦味地黄丸

9. 哮喘肾虚痰恋证偏于上实者用（　　）

10. 哮喘肾虚痰恋证偏于下虚者用（　　）

（五）X 型题

1. 下列关于哮喘的说法，正确的是（　　）

  A. 哮指声响言，喘指气息言，喘必兼哮，哮未必兼喘

  B. 哮喘常在清晨和/或夜间发作或加剧

  C. 哮喘有明显的遗传倾向，初发年龄以 6～10 岁多见

  D. 哮喘多有婴儿期湿疹等过敏性疾病史，家族哮喘史，反复发作史

  E. 哮喘患儿的外周血白细胞计数正常，嗜酸性粒细胞可增高

2. 下列属于哮喘的诱发因素的有（　　）

  A. 正虚痰伏   B. 外感六淫   C. 接触异物

  D. 饮食不慎   E. 劳倦所伤

3. 与哮喘发病关系最密切的脏腑是（　　）

  A. 肺   B. 脾   C. 肾

  D. 心   E. 肝

4. 下列属于哮喘肺脾气虚证的证候特点的有（　　）

  A. 腰膝酸软   B. 气短心悸   C. 咳嗽无力

  D. 反复感冒   E. 手足心热

5. 哮喘发作期针灸疗法常用取穴（　　）

  A. 天突   B. 定喘   C. 肾俞

  D. 大椎   E. 内关

（六）判断题

1. 哮喘是小儿常见的反复发作的哮鸣气喘性肺系疾病，喘必兼哮，哮未必兼喘。
（　　）

2. 哮喘的发病，内因责之于素体肺脾肾不足，痰饮留伏，以及先天禀赋特殊，成为哮喘反复发作之夙根。（　　）

3. 哮喘发作时两肺可闻及哮鸣音，以吸气时明显，吸气延长。（　　）

4. 哮喘患儿的白细胞计数正常，嗜酸性粒细胞可降低；伴肺部细菌感染时，白细胞计数及中性粒细胞均可增高。（　　）

5. 哮喘患儿多为特禀质，常有家族史，既往多有奶癣、瘾疹、鼻鼽等病史。（　　）

二、非选择题

（一）填空题

1. 《医学正传·哮喘》说："哮以_____名，喘以_____言。"

2. 哮喘发病的内在因素主要为_____、_____。

3. 哮喘的发病，内因责之于_____、_____、_____不足，导致_____，隐伏于窍，以及先天禀赋特殊，成为哮喘反复发作之_____。

4. 哮喘常突然发作，发作之前多有_____、_____等先兆症状。

5. 哮喘的辨证思路为发作期辨_____、迁延期辨_____、缓解期辨_____。

6. 哮喘按发作期和缓解期分别施治，发作期当_____，缓解期当_____。

（二）名词解释

1. 哮喘

2. 夙根

3. 沉默肺

（三）简答题

1. 哮喘的诱发因素有哪些？

2. 简述哮喘的治疗原则。

（四）问答题

1. 小儿哮喘为何缠绵难愈？

2. 哮喘伏痰产生的原因是什么？

3. 试述哮喘的诊断要点。

（五）复合题（病案分析题）

患儿，8岁。咳嗽喘促3年，复发伴加重5天，症见咳嗽气喘，喉间哮鸣，痰稀色白，多泡沫，形寒肢冷，鼻塞，流清涕，面色淡白，唇青，恶寒无汗，舌淡红，苔白滑，脉浮紧。查体：T36.5℃，听诊可闻及两肺哮鸣音及痰鸣音。

请写出诊断、辨证分型、证候分析、治法、代表方药。

参考答案

一、选择题

（一）A1 型题

1. C　2. D　3. D　4. E　5. A　6. B　7. B　8. A　9. D　10. D　11. C
12. A　13. C　14. C　15. B　16. B　17. B　18. E　19. C　20. C　21. A　22. B
23. E　24. D　25. C　26. D　27. A　28. D　29. A　30. E　31. C　32. E　33. C

（二）A2 型题

1. A　2. D　3. D　4. B　5. C　6. C　7. C　8. B　9. A　10. B　11. B
12. A　13. B　14. D　15. B　16. E

（三）A3 型题

(1) C　(2) C　(3) C　(4) E

（四）B 型题

1. C　2. E　3. C　4. D　5. B　6. A　7. E　8. D　9. A　10. B

（五）X 型题

1. BDE　2. BCDE　3. ABC　4. CD　5. ABE

（六）判断题

1. × 　2. √ 　3. × 　4. × 　5. √

二、非选择题

（一）填空题

1. 声响；气息

2. 正虚痰伏；禀赋因素

3. 肺；脾；肾；痰饮内伏；夙根

4. 喷嚏；咳嗽

5. 寒热；邪正虚实；脏腑

6. 攻邪以治其标；扶正以治其本

（二）名词解释

1. 哮喘是小儿时期常见的一种反复发作的哮鸣气喘性肺系疾病。哮指声响言，喘指气息言，哮必兼喘，故通称哮喘。临床以反复发作的喘促气急，喉间哮鸣，呼气延长，严重者不能平卧，张口抬肩，摇身撷肚，唇口青紫为特征。

2. 哮喘的发病，内因责之于素体肺、脾、肾不足，痰饮留伏，以及先天禀赋特殊，成为哮喘反复发作之夙根。

3. 哮喘发作时两肺可闻及哮鸣音，以呼气时明显，呼气延长；严重发作时，哮鸣音减弱甚至完全消失，是病情危重的表现，称为沉默肺。

（三）简答题

1. ①外感六淫；②接触异物；③饮食不慎；④劳倦所伤；⑤情志失调。以上各种诱因可单独引发哮喘，亦可几种因素相合致病。

2. 哮喘应按发作期、迁延期和缓解期分别施治。发作期当攻邪以治其标，分辨寒热虚实而随证施治。迁延期祛邪兼顾扶正，祛邪不宜攻伐太过，扶正需辨别本虚脏腑，补其不足。缓解期当扶正以治其本，以补肺固表，补脾益肾为主，调整脏腑功能，祛除生痰之因。哮喘属于顽疾，除口服药外，宜采用多种疗法综合治疗。

（四）问答题

1. 小儿哮喘之所以缠绵难愈，与其病因复杂及内外因相互作用的发病机制有关。哮喘系肺、脾、肾不足，以及先天禀赋不足、家族遗传因素，导致痰饮内伏，隐伏于肺窍，成为哮喘之夙根。在多种诱因作用下，包括感受外邪、接触异物、饮食不慎、情志失调及劳倦过度等诱发因素的影响，致痰气交阻，阻塞气道，反复不已。由于本病伏痰难去，外邪难防，发物难明，尤其是素体肺、脾、肾不足的体质状态难于调理，致使哮喘缠绵，难以根治。

2. 痰饮的产生与素体肺、脾、肾三脏功能失常有关。小儿时期，若素体肺气不足，津液不能正常宣散敷布，通调水道功能失常，酿湿成痰；脾气不足，水湿不化，则聚湿生痰；肾气不足，不能温煦蒸腾水液，肾阳虚，水泛为痰；肾阴虚，炼津为痰。因此，素体肺、脾、肾不足，导致津液调节失常，水湿停聚，则聚湿生痰，痰饮内伏，俟时而犯肺发病。

3. ①病史：多有婴儿期湿疹等过敏性疾病史，家族哮喘史。有反复发作的病史。发作多与某些诱发因素有关，如气候骤变、受凉受热、接触或进食某些过敏物质等。

②临床表现：常突然发作，发作之前，多有喷嚏、咳嗽、胸闷等先兆症状。发作时喘促，气急，哮鸣，咳嗽，甚者不能平卧、烦躁不安、口唇青紫。

③体征：哮喘发作时两肺可闻及哮鸣音，以呼气时明显，呼气延长；严重发作时，哮鸣音减弱甚至完全消失，是病情危重的表现，称为沉默肺。如有肺部继发感染，可闻及中细湿啰音。

④辅助检查：血常规检查可见白细胞计数正常，嗜酸性粒细胞可增高；伴肺部细菌感染时，白细胞计数及中性粒细胞均可增高。肺功能检查可存在可逆性阻塞性通气功能障碍；支气管舒张试验阳性、支气管激发试验阳性，或 PEF 日间变异率≥13% 有助于诊断。过敏原测试、过敏原皮肤点刺试验阳性或血清过敏原特异性 IgE 升高。

（五）复合题（病案分析题）

诊断：哮喘（寒性哮喘证）。

证候分析：患儿病程较长，有反复发作病史。患儿平素肺脾肾功能不足，致痰饮留伏于肺，遇外邪引触而发，发作时痰气交阻，阻塞气道，而见咳嗽气喘，喉间痰鸣；因感触寒邪而发，故见痰稀色白，形寒肢冷，面色淡白，唇青，恶寒无汗，鼻塞流清涕等症状。两肺听诊可闻及哮鸣音及痰鸣音，也符合哮喘的诊断。

治法：温肺散寒，涤痰定喘。

代表方药：小青龙汤合三子养亲汤加减。

处方：麻黄 4g，桂枝 5g，干姜 4g，细辛 3g，法半夏 6g，白芍 10g，五味子 6g，紫苏子 10g，莱菔子 10g，白芥子 6g，射干 10g，款冬花 10g，紫菀 10g，甘草 3g。

第七节　反复呼吸道感染

一、选择题

（一）A1 型题

1. 2 岁以内小儿反复上呼吸道感染指一年内呼吸道感染超过（　　）

　　A. 3 次　　　　　　　　B. 5 次　　　　　　　　C. 7 次

　　D. 8 次　　　　　　　　E. 10 次

2. 小儿反复呼吸道感染的辨证要点是（　　）

　　A. 辨表里关系　　　　　B. 辨虚实关系　　　　　C. 辨邪正消长

　　D. 辨寒热关系　　　　　E. 辨阴阳消长

3. 小儿反复呼吸道感染肺脾气虚证的治法是（　　）

　　A. 辛凉解表　　　　　　　B. 健脾补肺　　　　　　C. 扶正固表

　　D. 调和营卫　　　　　　　E. 健脾益气

4. 小儿反复呼吸道感染气阴两虚证的治法是（　　　）

　　A. 健脾补肺　　　　　　　B. 益气养阴　　　　　　C. 清泻肺胃

　　D. 扶正固表　　　　　　　E. 温卫和营

5. 小儿反复呼吸道感染肺脾两虚、气血不足证的治疗宜以下方加味（　　　）

　　A. 玉屏风散　　　　　　　B. 桂枝汤　　　　　　　C. 黄芪桂枝五物汤

　　D. 牡蛎散　　　　　　　　E. 黄芪建中汤

（二）A2 型题

1. 患儿，3 岁。平素经常感冒，1 年多则 10 余次，被诊断为小儿反复呼吸道感染。现证少气懒言，动则多汗，面黄少华，唇口色淡，食少纳呆，大便不调，舌质淡红，脉细无力。其证候是（　　　）

　　A. 营卫失和　　　　　　　B. 肺卫失宣　　　　　　C. 肺脾气虚

　　D. 外感风寒　　　　　　　E. 肺气虚弱

2. 患儿，2 岁。反复外感，手足心热，盗汗，口干，神疲乏力，纳呆食少，大便偏干，舌质红，苔少，指纹淡红。其证候是（　　　）

　　A. 营卫失和　　　　　　　B. 肺胃实热　　　　　　C. 肺脾气虚

　　D. 气阴两虚　　　　　　　E. 肾虚骨弱

3. 患儿，5 岁。平素经常感冒，现证见面色苍白，畏寒自汗，气短懒言，肌肉松弛，舌质淡红，苔薄白，脉浮而无力。治疗首选方（　　　）

　　A. 玉屏风散　　　　　　　B. 黄芪桂枝五物汤　　　C. 四君子汤

　　D. 归脾汤　　　　　　　　E. 牡蛎散

4. 患儿，9 岁。形体偏瘦，反复感冒甚则咳喘，面色无华，肌肉松弛，动则汗出，寐则盗汗，睡不安宁，五心烦热，伴有鸡胸，肋缘外翻，舌质红，脉数无力。治疗首选方（　　　）

　　A. 玉屏风散　　　　　　　B. 牡蛎散　　　　　　　C. 补肾地黄丸

　　D. 生脉散　　　　　　　　E. 桂枝汤

5. 患儿，4 岁。反复感冒，1 年多则 10 余次。咳喘迁延不愈，恶寒怕热，不耐寒凉，多汗，厌食纳少，肌肉松弛，舌质淡红，苔薄白，脉缓无力。诊断为（　　　）

　　A. 感冒　　　　　　　　　B. 内伤咳嗽　　　　　　C. 哮喘

　　D. 肺炎喘嗽　　　　　　　E. 反复呼吸道感染

（三）B 型题

　　A. 扶正固表　　　　　　　B. 健脾补肺　　　　　　C. 益气养阴

　　D. 填精益髓　　　　　　　E. 清泻肺胃

1. 反复呼吸道感染肺脾气虚证的治法是（　　　）

2. 反复呼吸道感染肺胃实热证的治法是（　　　）

（四）X 型题

1. 反复呼吸道感染常见的证型有（　　）

A. 肺脾气虚　　　　　　　　B. 气血不足　　　　　　　　C. 气阴两虚

D. 肺胃实热　　　　　　　　E. 外感风热

2. 反复呼吸道感染气阴两虚证可见到下列哪些症状（　　）

A. 反复感冒　　　　　　　　B. 手足心热　　　　　　　　C. 低热盗汗

D. 神疲乏力　　　　　　　　E. 纳呆食少

（五）判断题

3～5 岁小儿反复上呼吸道感染的诊断标准是每年呼吸道感染 10 次以上。（　　）

二、非选择题

（一）简答题

简述小儿反复呼吸道感染肺胃实热证的证候、治法、主方。

（二）问答题

小儿反复呼吸道感染的辨证要点是什么？

（三）复合题（病案分析题）

患儿，5 岁。平素易感，每年患上呼吸道感染 6～8 次，证见少气懒言，动则多汗，面黄少华，唇口色淡，食少纳呆，大便不调，舌质淡红，脉细无力。

请写出诊断、辨证分型、证候分析、治法、代表方药。

参考答案

一、选择题

（一）A1 型题

1. C　2. B　3. B　4. B　5. A

（二）A2 型题

1. C　2. D　3. A　4. D　5. E

（三）B 型题

1. B　2. E

（四）X 型题

1. ACD　2. ABCDE

（五）判断题

×

二、非选择题

(一) 简答题

证候：反复外感，咽微红，口臭，口舌易生疮，汗多而黏，夜寐欠安，大便干，舌质红，苔黄，脉滑数。治法：清泻肺胃。主方：凉膈散加减。

(二) 问答题

首分虚实，继辨脏腑。辨虚实：患儿形体瘦弱，常见多汗、气短、倦怠乏力、纳差、生长发育迟缓等症者，多属虚证。其中面色苍白，气短懒言，语声低微，舌淡嫩，边有齿痕，脉细无力者属气虚；手足心热或低热，盗汗，咽干，舌红，少苔，脉细数者属阴虚。体质壮实，平素嗜食肥甘厚腻，常见咽微红、口臭或口舌易生疮、大便偏干者，多属实证。辨脏腑：自汗、气弱、气短懒言者多为肺虚；面黄少华、厌食少食、倦怠乏力者多属脾虚。咽微红，口臭或口舌易生疮，大便干者属肺胃实热；口臭、便干、腹胀、苔厚者为胃肠积热。

(三) 复合题 (病案分析题)

诊断：反复呼吸道感染（肺脾气虚证）。

证候分析：患儿反复感冒，次数已达反复呼吸道感染该年龄段诊断标准。患儿可能由于先天禀赋不足或后天喂养不当、顾护失宜，致肺气虚弱，宗气不足，卫外不固，故反复外感，动则多汗，少气懒言；脾虚生化乏源，运化失常，故面黄少华，唇口色淡，食少纳呆，大便不调。

治法：健脾补肺。

代表方药：玉屏风散加减。

处方：黄芪 12g，炒白术 10g，防风 6g，党参 8g，山药 12g，陈皮 5g，煅牡蛎 15g[先煎]，五味子 6g，炒鸡内金 5g。

第五章　脾系病证 ▷▷▷▷

第一节　鹅口疮

一、选择题

（一）A1 型题

1. 鹅口疮好发于（　　）

    A. 新生儿　　　　　　　　　B. 幼儿　　　　　　　　　C. 学龄前儿童

    D. 学龄儿童　　　　　　　　E. 青春期儿童

2. 治疗鹅口疮心脾积热证，应首选的方剂是（　　）

    A. 导赤散　　　　　　　　　B. 泻黄散　　　　　　　　　C. 泻心汤

    D. 清胃散　　　　　　　　　E. 清热泻脾散

3. 治疗鹅口疮虚火上浮证，应首选的方剂是（　　）

    A. 益黄散　　　　　　　　　B. 知柏地黄丸　　　　　　　C. 六味地黄丸

    D. 沙参麦冬汤　　　　　　　E. 养胃增液汤

4. 治疗鹅口疮心脾积热证，外涂患处可选用（　　）

    A. 大黄粉　　　　　　　　　B. 吴茱萸粉　　　　　　　　C. 生肌散

    D. 清胃散　　　　　　　　　E. 冰硼散

5. 下列各项，有关鹅口疮的预防与调护，错误的是（　　）

    A. 孕妇注意个人卫生，患阴道霉菌病者要及时治愈

    B. 注意口腔清洁，婴儿奶具要消毒

    C. 注意小儿营养，积极治疗原发病

    D. 注意观察口腔黏膜白屑变化，如发现患儿吞咽或呼吸困难，应立即处理

    E. 可长期应用抗生素或肾上腺皮质激素辅助治疗

6. 鹅口疮心脾积热证的治法是（　　）

    A. 清泻胃火　　　　　　　　B. 清心泻脾　　　　　　　　C. 清心泄热

    D. 滋阴增液　　　　　　　　E. 滋阴降火

7. 鹅口疮病位在（　　）

    A. 心脾肾　　　　　　　　　B. 肝脾胃　　　　　　　　　C. 脾肝肾

    D. 心肺肾　　　　　　　　　E. 肝胆脾

（二）A2 型题

1. 患儿，10 天。啼哭不安，不欲吮乳，口舌满布白屑，唇舌俱红，小便短赤。治疗应首选（　　）

　　A. 导赤散　　　　　　　　　B. 泻黄散　　　　　　　　　C. 竹叶石膏汤

　　D. 知柏地黄丸　　　　　　　E. 清热泻脾散

2. 患儿，6 个月。泄泻 10 多天，经用抗生素治疗，泄泻已止，但口舌出现散在白屑，红晕不著，口干不渴，手足心热，舌红苔少。治疗应首选（　　）

　　A. 导赤散　　　　　　　　　B. 泻黄散　　　　　　　　　C. 竹叶石膏汤

　　D. 知柏地黄丸　　　　　　　E. 清热泻脾散

3. 患儿，3 个月。形体瘦弱，两颧发红，口腔内有散在白屑，周围红晕不著，手足心热，舌红，苔少，指纹紫。治法应是（　　）

　　A. 清泻胃火　　　　　　　　B. 清心泻脾　　　　　　　　C. 清心泄热

　　D. 滋阴增液　　　　　　　　E. 滋阴降火

（三）A3 型题

1. 患儿，10 天。啼哭不安，不欲吮乳，口舌满布白屑，唇舌俱红，小便短赤。

（1）患儿诊断为鹅口疮，治法是（　　）

　　A. 清泻胃火　　　　　　　　B. 清心泻脾　　　　　　　　C. 清心泄热

　　D. 滋阴增液　　　　　　　　E. 滋阴降火

（2）治疗该患儿，应首选的方剂是（　　）

　　A. 导赤散　　　　　　　　　B. 泻黄散　　　　　　　　　C. 泻心汤

　　D. 清胃散　　　　　　　　　E. 清热泻脾散

2. 患儿，7 个月。泄泻 1 周，经用抗生素治疗，泄泻已止，但口舌出现散在白屑，红晕不著，口干不渴，手足心热，舌红苔少。

（1）患儿诊断为鹅口疮，治法是（　　）

　　A. 清泻胃火　　　　　　　　B. 清心泻脾　　　　　　　　C. 清心泄热

　　D. 滋阴增液　　　　　　　　E. 滋阴降火

（2）治疗该患儿，应首选的方剂是（　　）

　　A. 导赤散　　　　　　　　　B. 泻黄散　　　　　　　　　C. 竹叶石膏汤

　　D. 知柏地黄丸　　　　　　　E. 清热泻脾散

（四）B 型题

　　A. 口舌白屑满布　　　　　　B. 口舌白屑散在　　　　　　C. 舌如草莓

　　D. 舌起芒刺　　　　　　　　E. 恶寒发热

1. 鹅口疮心脾积热证症见（　　）

2. 鹅口疮虚火上浮证症见（　　）

　　A. 清泻胃火　　　　　　　　B. 清心泻脾　　　　　　　　C. 清心泄热

D. 滋阴增液　　　　　　　　E. 滋阴降火

3. 鹅口疮心脾积热证的治疗原则是（　　）

4. 鹅口疮虚火上浮证的治疗原则是（　　）

（五）X 型题

1. 鹅口疮多见于（　　）

　　A. 初生儿　　　　　　　B. 早产儿　　　　　　　C. 婴幼儿

　　D. 久病体虚婴儿　　　　E. 长期使用抗生素或激素者

2. 形成鹅口疮心脾积热证的原因有（　　）

　　A. 胎热内蕴　　　　　　B. 口腔不洁　　　　　　C. 使用温药

　　D. 感染秽毒　　　　　　E. 久病体虚

（六）判断题

鹅口疮是口舌小疾，不会危及生命。（　　）

二、非选择题

（一）填空题

1. 鹅口疮主要病变部在＿＿＿＿，＿＿＿＿，＿＿＿＿。

2. 鹅口疮的治疗原则，实火证应治以＿＿＿＿，虚火证应治以＿＿＿＿。

3. 鹅口疮的病机关键是＿＿＿＿。

4. 鹅口疮心脾积热证的治法是＿＿＿＿。

（二）简答题

1. 试述鹅口疮实证、虚证的辨证要点。

2. 简述鹅口疮的病因、病机及治疗原则。

（三）问答题

1. 鹅口疮白屑与残留奶块如何鉴别？

2. 鹅口疮的诊断要点是什么？

（四）复合题（病案分析题）

患儿，1岁。近3个月来反复感冒，时有发热、泄泻，5天前因发热、咳嗽又用抗生素及地塞米松治疗，现热退咳减，但患儿神疲颧红，手足心热，胃纳欠佳，口舌白屑散在，红晕不著，舌红，苔少。

试就本例患儿，做出中医病证诊断，病机分析，提出治法、主方，开出处方。

参考答案

一、选择题

（一）A1 型题

1. A　2. E　3. B　4. E　5. E　6. B　7. A

（二）A2 型题

1. E　2. D　3. E

（三）A3 型题

1.（1）B　（2）E

2.（1）E　（2）D

（四）B 型题

1. A　2. B　3. B　4. E

（五）X 型题

1. ABDE　2. ABD

（六）判断题

×

二、非选择题

（一）填空题

1. 心；脾；肾

2. 清泄心脾积热；滋肾养阴降火

3. 火热之邪循经上炎，熏灼口舌

4. 清心泻脾

（二）简答题

1. 本病重在辨别实证、虚证。实证一般病程短，口腔白屑堆积，周围焮红，疼痛哭闹，尿赤便秘；虚证多病程较长，口腔白屑较少，周围不红，疼痛不著，大便稀溏，食欲不振，或形体瘦弱。

2. 病因：本方发生可由胎热内蕴，或体质虚弱，久病久泻，或调护不当，口腔不洁，感受秽毒之邪所致。病机：关键是火热之邪循经上炎，熏灼口舌。治疗原则：实证宜清泄心脾积热；虚证宜滋肾养阴降火。

（三）问答题

1. 鹅口疮的白屑，先见于舌上或颊内，渐次蔓延于牙龈、口唇、上腭等处，白屑随拭随生不易擦去，若强行擦去，其下面黏膜见潮红、粗糙；而残留奶块主要见于舌上，若用温开水或棉签轻拭，即可拭去。

2. 病史：多见于新生儿，或久病体虚、久泻儿，或有长期使用广谱抗生素或肾上腺糖皮质激素或免疫抑制剂史。临床表现：口腔黏膜上出现乳白色斑膜，形似奶块。常见于颊黏膜、舌、齿龈、上腭及唇内黏膜，可蔓延至咽部。初起呈点状和小片状，逐渐融合成大片状，擦去斑膜后，可见红色创面。婴幼儿常表现为拒食，吮乳时啼哭。本病累及食管、肠道、喉、气管、肺等，可出现呕吐、吞咽困难、声音嘶哑、呼吸困难而危及生命。辅助检查：取白屑少许涂片，加 10%氢氧化钠溶液，于显微镜下镜检，可见白色念珠菌芽孢及菌丝。

（四）复合题（病案分析题）

诊断：鹅口疮（虚火上浮证）。

病机分析：患儿近3个月来反复感冒，时有发热、泄泻，为体弱多病之躯，因长期或反复使用抗生素及激素，故易感受秽毒之邪而致鹅口疮。脾虚则胃纳欠佳，肾虚则手足心热，脾肾不足则神疲颧红；口舌白屑散在，红晕不著，舌红，苔少为虚火上浮证候之特征。

治法：滋阴降火。

主方：知柏地黄丸。

处方：知母6g，黄柏6g，熟地黄10g，山茱萸6g，山药12g，茯苓12g，泽泻6g，牡丹皮6g，木瓜6g，麦芽10g。

第二节　口　疮

一、选择题

（一）A1型题

1. 治疗口疮风热乘脾证，应首选的方剂是（　　）
  A. 导赤散   B. 泻黄散   C. 清胃散
  D. 凉膈散   E. 银翘散

2. 治疗口疮心火上炎证，应首选的方剂是（　　）
  A. 导赤散   B. 凉膈散   C. 泻心汤
  D. 泻心导赤散   E. 黄连解毒汤

3. 治疗口疮脾胃积热证，应首选的方剂是（　　）
  A. 凉膈散   B. 导赤散   C. 泻心汤
  D. 黄连解毒汤   E. 泻心导赤散

4. 治疗口疮虚火上浮证，应首选的方剂是（　　）
  A. 六味地黄丸加吴茱萸 B. 六味地黄丸加肉桂 C. 知柏地黄丸
  D. 右归丸   E. 大补阴丸

5. 口疮患儿发病年龄多见于（　　）
  A. 1～2岁   B. 2～4岁   C. 4～6岁
  D. 6～8岁   E. 0～1岁

6. 口疮患儿出现黄白色溃疡点，其部位除了齿龈、舌体、两颊外，还常出现的部位是（　　）
  A. 下颚   B. 扁桃体   C. 上颚
  D. 咽腭弓   E. 舌尖

7. 下列各项，有关口疮的预防与调护，错误的是（　　）

  A. 保持口腔清洁，注意饮食卫生，餐具应经常消毒

  B. 应经常给初生儿、小婴儿清洁口腔，以保持其口腔清洁

  C. 选用金银花、野菊花、板蓝根、大青叶、甘草煎汤，频频漱口

  D. 注意口腔外周皮肤卫生，颈项处可围上清洁毛巾，口中涎水流出及时擦干

  E. 饮食宜清淡，忌辛辣刺激、粗硬及过咸食品，忌饮食过烫

（二）A2 型题

1. 患儿，2 岁。起病 1 天，发热，口颊、齿龈见多个溃疡点，周围焮红，口臭流涎，舌红，苔黄。其证候是（ ）

  A. 心火上炎   B. 风热乘脾   C. 心脾积热

  D. 虚火上浮   E. 肝胆湿热

2. 患儿，4 岁。昨天外出游玩，今天舌边尖溃烂，色赤疼痛，饮食困难，心烦不安，口干欲饮，小便短赤，舌尖红，苔薄黄。其治法是（ ）

  A. 疏风散热，清热解毒 B. 滋阴降火，引火归原

  C. 清心凉血，泻火解毒 D. 疏风解表，泻火解毒

  E. 消食导滞，清热解毒

3. 患儿，3 岁。形体消瘦，神疲颧红，口舌溃疡，反复发作，周围不红，疼痛不甚，口干不渴，舌红，苔少。治疗应首选（ ）

  A. 沙参麦冬汤   B. 养胃增液汤   C. 益黄散

  D. 六味地黄丸   E. 知柏地黄丸

4. 患儿，4 岁。昨天外出游玩，今天舌边尖溃烂，色赤疼痛，饮食困难，心烦不安，口干欲饮，小便短赤，舌尖红，苔薄黄。应首选的方剂是（ ）

  A. 导赤散   B. 凉膈散   C. 泻心汤

  D. 泻心导赤散   E. 黄连解毒汤

5. 患儿，2 岁。起病 1 天，发热，口颊、齿龈见多个溃疡点，周围焮红，口臭流涎，舌红，苔黄。应首选方剂是（ ）

  A. 导赤散   B. 泻黄散   C. 清胃散

  D. 凉膈散   E. 银翘散

6. 患儿，3 岁。形体消瘦，神疲颧红，口舌溃疡，反复发作，周围不红，疼痛不甚，口干不渴，舌红，苔少。其证候是（ ）

  A. 心火上炎   B. 风热乘脾   C. 心脾积热

  D. 虚火上浮   E. 肝胆湿热

（三）A3 型题

患儿，4 岁。近 3 个月来反复感冒，时有发热、泄泻，5 天前因发热、咳嗽又用抗生素及地塞米松治疗，现热退咳减，但患儿形体消瘦，神疲颧红，口舌溃疡，反复发作，周围不红，疼痛不甚，口干不渴，舌红，苔少。

（1）患儿诊断为口疮，其证候为（ ）

A. 心火上炎　　　　　　B. 风热乘脾　　　　　　C. 心脾积热

D. 虚火上浮　　　　　　E. 肝胆湿热

（2）该证候的治法为（　　　）

A. 疏风散热，清热解毒　　　　B. 滋阴降火，引火归原

C. 清心凉血，泻火解毒　　　　D. 疏风解表，泻火解毒

E. 消食导滞，清热解毒

（四）B型题

A. 疏风散热，清热解毒　　　　B. 消食导滞，清热解毒

C. 清心凉血，泻火解毒　　　　D. 疏风解表，泻火解毒

E. 滋阴降火，引火归原

1. 口疮虚火上浮证的治法是（　　　）

2. 口疮风热乘脾证的治法是（　　　）

A. 心　　　　　　　　　B. 肺　　　　　　　　　C. 胃

D. 肾　　　　　　　　　E. 脾

3. 与口疮的主要病变无关的脏腑是（　　　）

4. 病后体虚未复，久病久泻，津液大伤，阴液耗损，而致口疮虚火上浮证，其病位是（　　　）

A. 心脾　　　　　　　　B. 肺脾　　　　　　　　C. 心肾

D. 肝肾　　　　　　　　E. 肝脾

5. 口疮患儿实证病位是（　　　）

6. 口疮患儿虚证病位是（　　　）

（五）X型题

1. 口疮主要病位在（　　　）

A. 心　　　　　　　　　B. 肝　　　　　　　　　C. 脾

D. 胃　　　　　　　　　E. 肾

2. 口疮实证的治疗原则是（　　　）

A. 疏风散寒　　　　　　B. 清热解毒　　　　　　C. 清肝泻火

D. 清心泻脾　　　　　　E. 活血化瘀

（六）判断题

用胡黄连适量捣碎，醋调敷涌泉穴，可治疗口疮虚火上浮证。（　　　）

二、非选择题

（一）填空题

1. 小儿口疮，若_____，_____，称为口糜。

2. 小儿口疮，溃疡只发生在_____者，称为燕口疮。

（二）简答题

1. 简述口疮的治疗原则。

2. 简述口疮的辨证思路。

3. 简述口疮的定义。

（三）问答题

试述口疮的病因病机。

（四）复合题（病案分析题）

患儿，7个月。昨起发热，微恶风寒，伴哭闹不安，不欲进食。今晨发现口颊、齿龈有多个溃疡点，周围焮红，口臭流涎，大便2天未解，小便短黄，舌红，苔黄。

试就本例患儿，做出中医病证诊断，病机分析，提出治法、主方，开出处方。

参考答案

一、选择题

（一）A1 型题

1. E 2. D 3. A 4. C 5. B 6. C 7. B

（二）A2 型题

1. B 2. C 3. E 4. D 5. E 6. D

（三）A3 型题

（1）D　　（2）B

（四）B 型题

1. E 2. A 3. B 4. D 5. A 6. D

（五）X 型题

1. ACE 2. BD

（六）判断题

×

二、非选择题

（一）填空题

1. 创面较大；甚至满口糜烂

2. 口唇两侧

（二）简答题

1. 口疮的治疗，实证治以清热解毒，清心泻脾；虚证治以滋阴降火，引火归原。

2. 本病辨证为八纲辨证，结合脏腑辨证，应首辨虚实，再分脏腑。

3. 口疮是小儿较为常见的口腔疾患，以口腔黏膜、舌体及齿龈等处出现大小不等淡黄色或灰白色溃疡，局部灼热疼痛，或伴发热、流涎为特征的口腔疾病。

（三）问答题

小儿口疮发生的原因，以外感风热乘脾、心脾积热、阴虚虚火上浮为多见。其病位主要在心、脾、肾，病机关键为心脾肾三经素蕴积热，或阴虚火旺，复感邪毒熏蒸口舌所致。

（四）复合题（病案分析题）

诊断：口疮（风热乘脾证）。

病机分析：患儿为急性起病，病程短。昨天病起，发热恶寒为风热在表之象，继则风热内侵脾胃，熏灼口舌而致口疮。口舌生疮则疼痛、哭闹拒食；脾胃积热则口臭流涎、大便秘结、小便短赤；发热，溃疡点较多，周围焮红，舌红，苔黄均为风热乘脾证候。

治法：疏风散热，清热解毒。

主方：银翘散加减。

处方：金银花 6g，连翘 6g，黄芩 6g，薄荷 3g$^{(后下)}$，牛蒡子 6g，淡竹叶 6g，芦根 10g，生大黄 3g$^{(后下)}$，甘草 3g。

第三节　呕　吐

一、选择题

（一）A1 型题

1. 呕吐的基本病机是（　　）

　　A. 肝气犯胃，气逆于上　　　B. 胃失和降，气逆于上

　　C. 食滞伤胃，胃失和降　　　D. 外邪犯胃，胃失和降

　　E. 脾胃受损，胃失润降

2. 下列哪项不是肝气犯胃呕吐的主症（　　）

　　A. 呕吐吞酸　　　　　　　B. 嗳气频作　　　　　　　C. 胸胁胀满

　　D. 舌红苔薄　　　　　　　E. 脉沉细

3. 胃热气逆呕吐的临床特点是（　　）

　　A. 食入即吐　　　　　　　B. 食久方吐　　　　　　　C. 呕吐清涎

　　D. 吐物腐臭　　　　　　　E. 呕吐酸苦

4. 肝气犯胃呕吐的临床特点是（　　）

　　A. 食入即吐　　　　　　　B. 食久方吐　　　　　　　C. 呕吐清涎

　　D. 吐物腐臭　　　　　　　E. 呕吐酸苦

（二）A2 型题

1. 患儿，2 岁。今晨起床时出现呕吐，所吐均为昨晚进食之物，清稀不臭，患儿形

体消瘦，面色苍白，舌淡苔白，指纹淡。治疗应首选（　　）

 A. 藿香正气丸   B. 黄连温胆汤   C. 丁萸理中汤

 D. 解肝煎   E. 消乳丸

2. 患儿，8岁。昨日外出郊游，进食较多零食，回家途中，突发腹痛，脘腹胀满，继之呕吐频作，味臭难闻，吐后觉舒，舌质红，苔黄腻。其证候是（　　）

 A. 肝气犯胃   B. 脾胃虚寒   C. 胃热气逆

 D. 乳食积滞   E. 胆火上逆

（三）A3 型题

某患儿，食后良久方吐，呕吐物为不消化食物残渣，面色苍白，倦怠乏力，喜暖畏寒，四肢不温，口干而不欲饮，大便溏薄，舌质淡，苔薄白，指纹淡。

（1）该患儿的证候属于（　　）

 A. 脾胃虚寒   B. 肝气犯胃   C. 痰饮内阻

 D. 胃阴不足   E. 外邪犯胃

（2）其治法是（　　）

 A. 疏肝解郁，理气止痛   B. 疏肝泄热，和胃止痛

 C. 温中散寒，和胃降逆   D. 清化湿热，理气和胃

 E. 消食导滞，和胃止痛

（四）B 型题

 A. 食入即吐，呕吐频繁，吐物酸臭

 B. 吐物酸腐，脘腹胀满，吐后觉舒

 C. 食久方吐，吐物不化，清稀不臭

 D. 呕吐清涎，胃脘疼痛，食后觉舒

 E. 呕吐酸苦，嗳气频频，胸胁胀痛

1. 黄连温胆汤治疗呕吐的适应证是（　　）

2. 解肝煎治疗呕吐的适应证是（　　）

 A. 疏邪解表，化浊和中   B. 消乳化食，和胃降逆

 C. 疏肝理气，和胃降逆   D. 清热泻火，和胃降逆

 E. 温中散寒，和胃降逆

3. 乳食积滞呕吐的治法是（　　）

4. 胃热气逆呕吐的治法是（　　）

5. 脾胃虚寒呕吐的治法是（　　）

（五）X 型题

1. 呕吐的病因主要有（　　）

 A. 乳食积滞   B. 胃中积热   C. 脾胃虚寒

 D. 肺气上逆   E. 肝气犯胃

2. 小儿呕吐证候类型有（　　）

  A. 寒邪犯胃　　　　　　B. 乳食积滞　　　　　　C. 肝气犯胃

  D. 胃热气逆　　　　　　E. 脾胃虚寒

（六）判断题

1. 呕吐的辨证应以八纲辨证为主。（　　）

2. 呕吐的病因主要是外因。（　　）

3. 呕吐的虚实相互间不易转化。（　　）

4. 呕吐的病位在胃，与其他脏腑无关。（　　）

二、非选择题

（一）填空题

1. 呕吐病变部位在_____，与_____、_____密切相关。

2. 呕吐的基本病机为_____，_____。_____为呕吐主要治则。

（二）名词解释

1. 哕

2. 乳食积滞

（三）简答题

呕吐病因不一，临床表现各有何不同？

（四）问答题

试述呕吐的治疗原则。

（五）复合题（病案分析题）

患儿，男，6岁。端午节夜食冷粽，第二日渐感恶心，频频呕吐，嗳腐吞酸，脘腹胀痛，无发热，便下酸臭，便后觉舒。舌红苔厚腻而黄，脉滑。

请写出中医诊断及理、法、方、药。

参考答案

一、选择题

（一）A1 型题

1. B　2. E　3. A　4. E

（二）A2 型题

1. C　2. D

（三）A3 型题

(1) A　　(2) C

（四）B 型题

1. A 2. E 3. B 4. D 5. E

（五）X 型题

1. ABCE 2. ABCDE

（六）判断题

1. √ 2. × 3. × 4. ×

二、非选择题

（一）填空题

1. 胃；肝；脾

2. 胃失和降；气逆于上；和胃降逆

（二）名词解释

1. 有声无物谓之哕。

2. 小儿乳食不知自节，若喂养不当，乳食过多，或进食过急，或恣食肥甘厚味、生冷难化食物，使乳食停留，蓄积中焦。

（三）简答题

呕吐病因有多种，呕吐证候各有特点：突发呕吐，吐物清冷，伴外感风寒表证，为寒邪犯胃所致；呕吐乳块或不消化食物，为乳食积滞所致；呕吐物清冷淡白，良久方吐，为脾胃虚寒所致；食入即吐，呕吐频繁，为胃热气逆所致；呕吐酸苦，嗳气频频，为肝气犯胃所致。

（四）问答题

呕吐病机总属胃失和降，胃气上逆，和胃降逆为本病主要治则。同时，应辨明病因以分证论治，食积呕吐宜消食导滞，胃热呕吐宜清热和胃，胃寒呕吐宜温中散寒，肝气犯胃呕吐宜疏肝理气。除药物治疗外，还要重视饮食调护，以防再为饮食所伤。

（五）复合题（病案分析题）

中医诊断：呕吐（乳食积滞证）。

理：乳食不节，可致食滞不化，物盛满而上溢；食积于内，腐熟不及，则呕吐酸臭乳块或不消化食物；食积胃肠，气失和降，阻滞不通，则脘腹胀满；腐败食物下注，则泻下酸臭；舌质红，苔厚腻，脉滑为乳食积滞之象。

法：消食和胃降逆。

方：保和丸加减。

药：神曲、焦山楂、炒麦芽、炒谷芽、香附、厚朴、陈皮、半夏、黄芩。

第四节　腹　痛

一、选择题

（一）A1 型题

1. 与腹痛有关的脏腑一般不包括（　　）

    A. 肝　　　　　　　　　　B. 大肠　　　　　　　　C. 胃

    D. 膀胱　　　　　　　　　E. 小肠

2. 以腹痛的部位辨证，胁痛、少腹疼痛者，多属（　　）

    A. 肝胆病　　　　　　　　B. 虫证　　　　　　　　C. 肠痈

    D. 胃痛　　　　　　　　　E. 膀胱病

3. 大腹痛者，多属（　　）

    A. 厥阴肝经病证　　　　　B. 膀胱病证　　　　　　C. 脾胃病证

    D. 虫证　　　　　　　　　E. 肠痈

4. 寒邪内阻腹痛的主要特点是（　　）

    A. 腹部胀痛，攻窜不定　　B. 腹痛绵绵，时痛时止

    C. 饥则痛甚，得温稍减　　D. 腹痛急暴，得温痛减

    E. 腹部刺痛，痛处不移

5. 腹痛拒按，大便秘结，烦躁口渴，舌红苔黄燥，脉滑数，应辨为（　　）

    A. 寒邪内阻　　　　　　　B. 胃肠积热　　　　　　C. 中虚脏寒

    D. 气滞血瘀　　　　　　　E. 乳食积滞

6. 腹部中寒腹痛的治法是（　　）

    A. 温中散寒，理气止痛　　B. 消食导滞，理气止痛

    C. 活血化瘀，行气止痛　　D. 温中理脾，缓急止痛

    E. 通腑泄热，行气止痛

7. 腹痛的基本病机是（　　）

    A. 肝脾不和，胃气郁滞　　B. 肝气郁结，胃失和降

    C. 肝脾湿热，络脉不和　　D. 脏腑阻滞，气血不畅

    E. 脾胃失和，瘀血阻滞

8. 腹痛之气滞血瘀证应首选（　　）

    A. 小柴胡汤加减　　　　　B. 四七汤加减　　　　　C. 少腹逐瘀汤加减

    D. 四逆散加减　　　　　　E. 逍遥散加减

9. 脾胃虚寒证腹痛的治法是（　　）

    A. 温中散寒，理气止痛　　B. 消食导滞，理气止痛

    C. 活血化瘀，行气止痛　　D. 温中理脾，缓急止痛

E. 通腑泄热，行气止痛

10. 最早记载腹痛病名的是下列哪一部医著（　　）

A.《黄帝内经》　　　　　B.《金匮要略》　　　　　C.《诸病源候论》

D.《丹溪心法》　　　　　E.《医宗必读》

（二）A2 型题

1. 患者腹痛绵绵，时作时止，喜温喜按，形寒肢冷，大便溏薄，神疲气短，舌淡苔白，脉沉细。治疗主方为（　　）

A. 补中益气汤　　　　　B. 附子粳米汤　　　　　C. 保和丸

D. 小建中汤　　　　　　E. 四逆汤

2. 张某，男，20岁。腹痛拒按，烦渴引饮，大便秘结，潮热汗出，小便短黄，舌质红，苔黄燥或黄腻，脉滑数。治宜选用（　　）

A. 通脉四逆汤　　　　　B. 乌头桂枝汤　　　　　C. 当归四逆汤

D. 大承气汤　　　　　　E. 吴茱萸汤

3. 腹痛急暴，得温则减，遇冷痛甚，畏寒，手足不温，口淡不渴，小便清利，或见大便溏薄，舌苔白滑，脉沉紧。其主要病机为（　　）

A. 寒邪入侵，阳气不运　　B. 湿热内结，气机壅滞

C. 中虚脏寒，经脉失于温养 D. 气机郁滞不畅

E. 瘀血内停，脉络不通

4. 腹部胀痛拒按，胸脘痞闷，大便多秘结或溏滞不爽，烦渴引饮，自汗，小便短赤，舌苔黄燥，脉象滑数。其治法是（　　）

A. 温中散寒　　　　　　B. 通腑泄热，行气止痛

C. 温中补虚，和里缓急　D. 消食导滞

E. 活血化瘀

5. 脘腹胀满，按之痛甚，嗳腐吞酸，不思乳食，矢气频作或腹痛欲泻，泻后痛减，或有呕吐，吐物酸馊，矢气频作，大便秽臭，夜卧不安，舌红，苔厚腻，脉沉滑，主要病机是（　　）

A. 寒邪入侵，阳气不运　　B. 湿热内结，气机壅滞

C. 中虚脏寒，经脉失于温养 D. 食滞中焦，宿食腐化

E. 瘀血内停，脉络不通

6. 腹痛经久不愈，痛有定处，痛如针刺，或腹部癥块拒按，肚腹硬胀，青筋显露，舌紫黯或有瘀点，脉涩。其首选方为（　　）

A. 良附丸合正气天香散加减 B. 香砂平胃散加减　　　C. 少腹逐瘀汤加减

D. 小建中汤加减　　　　　E. 养脏汤加减

（三）A3 型题

1. 某患者，脘腹疼痛，且痛势较剧，痛处不移，痛如针刺，舌质紫黯或有瘀斑，脉涩。

（1）该患者的证候属于（　　）

  A. 血瘀腹痛   B. 虚寒腹痛   C. 热结腹痛

  D. 气滞腹痛   E. 寒凝腹痛

（2）其治法是（　　）

  A. 温中散寒   B. 泄热通腑   C. 温中补虚，和里缓急

  D. 疏肝解郁，理气止痛 E. 活血化瘀

（3）其治疗首选方是（　　）

  A. 良附丸合正气天香散加减 B. 大承气汤加减   C. 少腹逐瘀汤加减

  D. 小建中汤加减   E. 柴胡疏肝散加减

2. 某患者，腹痛如针刺，痛有定处，肚腹硬胀，青筋显露，腹部癥块拒按，舌紫黯或有瘀点，脉涩，指纹紫滞。

（1）该患者的证候属于（　　）

  A. 腹部中寒   B. 乳食积滞   C. 胃肠积热

  D. 气滞血瘀   E. 脾胃虚寒

（2）其治法是（　　）

  A. 温中散寒，理气止痛 B. 消食导滞，行气止痛

  C. 通腑泄热，行气止痛 D. 活血化瘀，行气止痛

  E. 温中理脾，缓急止痛

（3）其治疗首选方是（　　）

  A. 香砂平胃散加减 B. 大承气汤加减   C. 养脏汤加减

  D. 小建中汤加减   E. 少腹逐瘀汤加减

（四）B 型题

  A. 少腹逐瘀汤   B. 逍遥散   C. 养脏汤

  D. 木香顺气散   E. 小建中汤合理中丸

1. 气滞血瘀型腹痛，治疗首选（　　）

2. 腹部中寒型腹痛，治疗首选（　　）

3. 脾胃虚寒型腹痛，治疗首选（　　）

  A. 小承气汤   B. 香砂平胃散   C. 大承气汤

  D. 少腹逐瘀汤   E. 大柴胡汤

4. 胃肠积热型腹痛，治疗首选（　　）

5. 乳食积滞型腹痛，治疗首选（　　）

（五）X 型题

1. 引起腹痛的病因有（　　）

  A. 外感时邪   B. 饮食不节   C. 瘀血内阻

  D. 情志失调   E. 阳气虚弱

2. 腹痛的辨证要点是（　　）

　　A. 辨缓急　　　　　　　　B. 辨寒热　　　　　　　C. 辨虚实

　　D. 辨在气在血　　　　　　E. 辨部位

3. 腹痛的范围包括（　　）

　　A. 季肋痛　　　　　　　　B. 少腹痛　　　　　　　C. 大腹痛

　　D. 脐腹痛　　　　　　　　E. 小腹痛

4. 气滞血瘀型腹痛主症是（　　）

　　A. 痛如针刺，癥块拒按　　B. 痛引两胁　　　　　　C. 痛处固定

　　D. 疼痛攻窜不定　　　　　E. 舌紫黯有瘀点

5. 某女，13 岁，腹痛胀满，疼痛拒按，大便秘结，烦躁口渴，手足心热，口唇舌红，舌苔黄燥，脉滑数或沉实，治疗当选（　　）

　　A. 通腑泄热，行气止痛　　B. 消食导滞　　　　　　C. 大承气汤

　　D. 枳实导滞丸　　　　　　E. 保和丸

（六）判断题

1. 腹痛的辨证应辨气血、辨部位、辨性质。（　　）

2. 内科腹痛一般腹部柔软，无肌紧张和反跳痛。（　　）

3. 腹痛的治疗原则以调理气机，疏通经脉为主。（　　）

4. 腹痛的病理因素主要有寒凝、热结、食积、气滞、血瘀。（　　）

二、非选择题

（一）填空题

1. 引起小儿腹痛的病机关键是＿＿＿＿＿＿＿。

2. 腹痛的病理因素包括＿＿＿＿＿、＿＿＿＿＿、食积、＿＿＿＿＿＿、＿＿＿＿＿。

3. 腹痛病位在＿＿＿＿＿＿＿，有脐腹、大腹、＿＿＿＿＿＿、＿＿＿＿＿之分。

4. 临床上腹痛的实证类型有＿＿＿＿＿＿、＿＿＿＿＿＿、乳食积滞证、＿＿＿＿＿＿。

（二）名词解释

腹痛

（三）简答题

简述小儿腹痛的病因及其病机特点。

（四）问答题

1. 论述小儿腹痛的辨证要点。

2. 临床上小儿腹痛病机是如何相互转化的？

（五）复合题（病案分析题）

王某，女，15 岁。平素嗜食冷饮，1 年前食冷饮后出现腹痛，之后腹痛反复发作。发时腹痛绵绵，喜温喜按，形寒肢冷，神疲乏力，气短懒言，纳差，面色无华，大便溏薄，舌质淡，苔薄白，脉沉细。

请写出诊断、辨证分型、证候分析、治法、代表方药。

参考答案

一、选择题

（一）A1 型题

1. C　2. A　3. C　4. D　5. B　6. A　7. D　8. C　9. D　10. A

（二）A2 型题

1. D　2. D　3. A　4. B　5. D　6. C

（三）A3 型题

1.（1）A　　（2）E　　（3）C

2.（1）D　　（2）D　　（3）E

（四）B 型题

1. A　2. C　3. E　4. C　5. B

（五）X 型题

1. ABCDE　2. ABCDE　3. BCDE　4. ACE　5. AC

（六）判断题

1. ×　　2. √　　3. √　　4. √

二、非选择题

（一）填空题

1. 脾胃、肠腑气滞

2. 寒凝；火郁；气滞；血瘀

3. 胃脘以下耻骨毛际以上；少腹；小腹

4. 腹部中寒证；胃肠积热证；气滞血瘀证

（二）名词解释

腹痛指胃脘以下、脐之两旁及耻骨以上的部位发生疼痛为主的病证。

（三）简答题

小儿腹痛致病原因主要有腹部中寒、乳食积滞、胃肠积热、脾胃虚寒和气滞血瘀等。病位主要在脾、胃、大肠，亦与肝有关。病机关键为脾胃、肠腑气滞。

（四）问答题

1. ①辨病位：胃脘及脐部以上疼痛多由乳食积滞；右侧少腹痛多为肠痈；脐下腹痛多由脾胃虚寒所致。②辨寒热：感受寒邪，或过食生冷，或素体阳虚而腹痛者，得温痛减，遇寒加重，属于寒性腹痛；过食辛辣香燥或膏粱厚味形成积滞，热结阳明而腹痛者，腹满拒按，口渴引饮，属于热性腹痛。③辨虚实：虚证腹痛，隐隐作痛，反复发作，痛无定处，痛缓喜按；实证腹痛，疼痛剧烈，痛有定处，腹胀拒按，按之痛剧。急性发作腹痛，因寒、热、食、积等损伤所致者，多属实证，慢性发作腹痛，因脏腑虚弱所致者，多属虚证。

2. 腹痛证候，由于小儿体质有别，常常寒热、虚实相互转化，互相兼夹，病情演变。实证未得到及时治疗，可以转为虚证；虚证复感寒邪或伤于乳食，又可形成虚实夹杂之证。气滞可以导致血瘀，血瘀可使气机不畅，从而出现因果转化的错杂之证。故临证时，应密切注意腹痛的病机变化。

（五）复合题（病案分析题）

诊断：腹痛（脾胃虚寒证）。

证候分析：患者平素嗜食冷饮，日久损伤脏腑阳气，脾阳亏虚不能温养，故出现腹痛绵绵。由于阳虚出现形寒肢冷，喜温喜按。脾为后天之本，气血生化之源，脾失运化，则见神疲乏力、纳差、面色无华等症状。脾运化水液功能失调，故见大便溏薄，舌脉均为佐证。

治法：温中理脾，缓急止痛。

代表方药：小建中汤合理中丸加减。

处方：白芍 15g，桂枝 12g，炙甘草 9g，党参 15g，白术 10g，干姜 6g，茯苓 12g，陈皮 9g，饴糖 20g，大枣 5 枚。

第五节　泄　泻

一、选择题

（一）A1 型题

1. 下列关于泄泻的叙述，错误的是（　　）
   A. 一年四季均可发生
   B. 夏秋季节发病率高
   C. 以大便次数增多，粪质稀薄为特征
   D. 5 岁以下小儿发病率高
   E. 久泻迁延不愈者，易转为疳证

2. 泄泻的病变脏腑主要是（　　）
   A. 肝、胆 　　　　B. 心、小肠 　　　　C. 脾、胃
   D. 肺、大肠 　　　E. 肾、膀胱

3. 泄泻的基本治疗原则是（　　）
   A. 清肠化湿 　　　B. 消食化积 　　　　C. 祛风散寒
   D. 运脾化湿 　　　E. 健脾化湿

4. 小儿泄泻各种证型中，最为多见的是（　　）

　　A. 湿热泻　　　　　　　　　B. 风寒泻　　　　　　　　C. 伤食泻

　　D. 脾虚泻　　　　　　　　　E. 脾肾阳虚泻

5. 病程很长的泄泻，首先考虑（　　　）

　　A. 湿热泻　　　　　　　　　B. 风寒泻　　　　　　　　C. 伤食泻

　　D. 脾虚泻　　　　　　　　　E. 脾肾阳虚泻

6. 泄泻的诊断要点，每日大便次数应（　　　）

　　A. 不少于 2 次　　　　　　　B. 不少于 4 次　　　　　　C. 不少于 5 次

　　D. 不少于 6 次　　　　　　　E. 比平时增多

7. 风寒泻与脾虚泻的鉴别诊断，以下各项中最重要的是（　　　）

　　A. 食欲不振　　　　　　　　B. 大便稀薄　　　　　　　C. 大便不臭

　　D. 腹痛较重　　　　　　　　E. 形体偏瘦

8. 泄泻、呕吐异病同治均常使用（　　　）

　　A. 藿香正气散　　　　　　　B. 黄连温胆汤　　　　　　C. 竹叶石膏汤

　　D. 丁萸理中汤　　　　　　　E. 附子理中汤

9. 小儿泄泻引起慢惊风的病机是（　　　）

　　A. 土虚木旺　　　　　　　　B. 肝木侮土　　　　　　　C. 水不涵木

　　D. 血虚生风　　　　　　　　E. 阴虚动风

10. 最易导致泄泻气阴两伤证的是（　　　）

　　A. 湿热泻　　　　　　　　　B. 风寒泻　　　　　　　　C. 伤食泻

　　D. 脾虚泻　　　　　　　　　E. 脾肾阳虚泻

（二）A2 型题

1. 患儿，8 个月，急起泄泻，大便稀溏 2 天，夹有乳凝块，气味酸臭，呕吐 2 次，脘腹胀满疼痛拒按，不思乳食，夜卧不安，舌苔厚腻，指纹滞。其主要病因是（　　　）

　　A. 外感风寒　　　　　　　　B. 乳哺不当　　　　　　　C. 饮食不洁

　　D. 脾胃虚弱　　　　　　　　E. 饥饱不均

2. 患儿，7 个月。病起 1 天，发热，泄泻 9 次，大便稀薄如水，泻下急迫，恶心呕吐，阵阵啼哭，小便短黄。治疗应首选（　　　）

　　A. 保和丸　　　　　　　　　B. 平胃散　　　　　　　　C. 参苓白术散

　　D. 藿香正气散　　　　　　　E. 葛根黄芩黄连汤

3. 患儿，6 个月。今晨起啼哭不安，阵阵捧腹啼叫，已解清稀大便 3 次，便多泡沫，臭气轻，可闻肠鸣，指纹淡红。其证候是（　　　）

　　A. 湿热泻　　　　　　　　　B. 风寒泻　　　　　　　　C. 伤食泻

　　D. 脾虚泻　　　　　　　　　E. 脾肾阳虚泻

4. 患儿，2 岁。昨晚吃奶油蛋糕 2 块，夜间阵阵哭闹，呕吐 2 次，至今晨大便 3 次，便稀薄，便后哭闹减轻，不思进食，舌苔垢腻。其治法是（　　　）

　　A. 消食化滞　　　　　　　　B. 清肠化湿　　　　　　　C. 祛风散寒

D. 健脾益气   E. 温补脾肾

5. 患儿，11个月。泄泻2周，起病时每日泻10多次，经治疗大减，但近日仍日行3～4次，大便稀溏色淡，每于食后作泻，神疲倦怠，舌质淡，苔薄白。其病机是（   ）

     A. 风寒伤脾   B. 湿热蕴肠   C. 食伤脾胃

     D. 脾气虚弱   E. 脾肾阳虚

6. 患儿，1岁。泄泻时轻时重，已经3个月，大便清稀无臭，夹不消化食物，有时便后脱肛，形寒肢冷，精神萎靡，指纹色淡。治疗应首选（   ）

     A. 异功散合平胃散   B. 保和丸合二陈汤

     C. 参苓白术散合理中丸   D. 附子理中汤合四神丸

     E. 金匮肾气丸合人参乌梅汤

7. 患儿，8个月。素来体弱，泄泻2天，大便日行20余次，质稀如水，精神萎靡，时而烦闹，皮肤干燥，囟门凹陷，啼哭无泪，小便量少，舌红少津。其治法是（   ）

     A. 健脾温阳，助运止泻   B. 益气养阴   C. 补肾滋阴，平肝降火

     D. 补肾温阳，涩肠止泻   E. 回阳固脱

8. 患儿，9个月。泄泻3个月，身体日渐消瘦，现仍泻下不止，日行7～8次，精神萎靡，哭声微弱，面色青灰，四肢厥冷，脉微细欲绝。其证候是（   ）

     A. 脾阳虚弱   B. 肾阳虚衰   C. 阴津耗伤

     D. 气阴两伤   E. 阴竭阳脱

9. 患儿，9个月。急性起病，大便次数增多而稀薄，经大便检查诊断为细菌性痢疾。最有诊断意义的大便报告是（   ）

     A. 镜检有脂肪球   B. 镜检少量红细胞、白细胞

     C. 镜检找到吞噬细胞   D. 轮状病毒检测阳性

     E. 致病性大肠杆菌培养阳性

10. 患儿，10个月。发热泄泻2天，大便日行10余次，泻势急迫，如蛋花汤样，量多，色黄秽臭，烦闹，小便短黄。其最需防范的并发症是（   ）

     A. 休克   B. 脱水   C. 营养不良

     D. 心力衰竭   E. 高热惊厥

11. 患儿，2岁。昨夜蹬被受凉，今起腹痛阵作，呕吐2次，不思进食，解稀薄大便3次，腹中肠鸣，流清涕，舌苔薄白。治疗应选（   ）

     A. 保和丸   B. 藿香正气口服液   C. 附子理中丸

     D. 参苓白术散   E. 葛根芩连微丸

（三）A3型题

患儿，8岁。因外出游玩后出现腹泻，便质清稀，腹痛肠鸣，脘闷食少，恶寒发热，鼻塞头痛，肢体酸痛，舌苔薄白，脉濡缓。

（1）该患儿最可能的诊断是（   ）

     A. 感冒   B. 腹痛   C. 泄泻

D. 痢疾 　　　　　　　　　　E. 厌食

（2）该病可辨证为哪种证型（　　　）

A. 湿热泻 　　　　　　B. 风寒泻 　　　　　　C. 伤食泻

D. 脾虚泻 　　　　　　E. 脾肾阳虚泻

（3）该病的主要治疗原则是（　　　）

A. 清肠泄热，化湿止泻 　　B. 疏风散寒，化湿和中 　　C. 消食化滞，运脾和胃

D. 健脾益气，助运止泻 　　E. 温补脾肾，固涩止泻

（四）B 型题

A. 大便稀薄，夹有残渣，泻后痛减

B. 便下急迫，便色黄褐，气味秽臭

C. 大便稀溏，色淡不臭，食后易泻

D. 大便清稀，完谷不化，澄澈清冷

E. 便稀多沫，臭气不重，肠鸣腹痛

1. 伤食泻症见（　　　）

2. 脾肾阳虚泻症见（　　　）

3. 湿热泻症见（　　　）

4. 风寒泻症见（　　　）

5. 脾虚泻症见（　　　）

A. 小便短少，皮肤干燥 　　B. 小便短黄，皮肤灼热

C. 小便清长，四肢欠温 　　D. 尿少或无，四肢厥冷

E. 尿次频数，面色苍白

6. 泄泻气阴两伤变证见（　　　）

7. 泄泻阴竭阳脱变证见（　　　）

（五）X 型题

1. 泄泻辨证方法中最常用的是（　　　）

A. 表，里 　　　　　　B. 寒，热 　　　　　　C. 虚，实

D. 阴，阳 　　　　　　E. 痰，湿

2. 久泻脾虚，可转化成（　　　）

A. 疳证 　　　　　　　B. 积滞 　　　　　　　C. 口疮

D. 鹅口疮 　　　　　　E. 慢惊风

3. 小儿伤食泻的症状有（　　　）

A. 脘腹胀满 　　　　　B. 嗳气酸馊 　　　　　C. 夜卧不安

D. 便下酸臭 　　　　　E. 不思乳食

4. 小儿脾虚泄泻，其虚一般在于（　　　）

A. 气 　　　　　　　　B. 血 　　　　　　　　C. 阴

D. 阳   E. 精

5. 小儿伤食泻的辨证要点有（　　）

    A. 脘腹胀满   B. 便下酸臭   C. 泻后痛减

    D. 小便清长   E. 有乳食不节史

6. 保和丸常用于（　　）

    A. 疳证之疳气   B. 泄泻之伤食泻   C. 积滞之食积证

    D. 呕吐之伤食吐   E. 厌食之脾运失健证

（六）判断题

为减轻泄泻患儿的脾胃负担，应暂时禁食。（　　）

二、非选择题

（一）填空题

1. 泄泻病的病位主要在＿＿＿＿＿＿，主要病机是＿＿＿＿＿＿，基本治疗法则是＿＿＿＿＿＿。

2. 小儿泄泻发生的常见原因有＿＿＿＿＿、＿＿＿＿＿、＿＿＿＿＿与脾肾阳虚。

3. 泄泻重者极易＿＿＿＿＿，导致＿＿＿＿＿，甚至出现＿＿＿＿＿之危候。

4. 暴泻者多伤＿＿＿＿＿，久泻者多伤＿＿＿＿＿。

5. 针对泄泻脱水患儿的补液治疗，包括＿＿＿＿＿和＿＿＿＿＿。

（二）名词解释

1. 泄泻

2. 脾肾阳虚泻

（三）简答题

1. 小儿泄泻的常证与变证分别有哪些？

2. 请简述小儿泄泻的病因病机。

3. 小儿泄泻为何易发生于 2 岁以下小儿？

4. 小儿泄泻与成人相比有何不同？

（四）问答题

1. 为什么说"凡泄泻皆属湿"？

2. 为什么泄泻治疗以运脾化湿为基本法则？正虚久泻如何运用运脾化湿法？

3. 试述葛根黄芩黄连汤的药物组成，从治疗湿热泻的角度分析其方义，并说明常用加减法。

4. 泄泻和疳证两者有何关系？

5. 小儿急性腹泻如何进行饮食调养？

（五）复合题（病案分析题）

患儿，10个月，2003年1月5日初诊。患儿6个月前因添加辅食不当而致泄泻，不思乳食，大便日行10余次，糊状夹不消化奶瓣，自予王氏保赤丸、妈咪爱等治疗。治疗后大便次数正常，食欲增。此后5个月，每次更换辅食品种均出现泄泻而予上法治疗，治疗后痊愈，但每次治疗时间较以前延长。1个月前又因更换辅食品种出现泄泻，又予上法治疗，症状未减而停药。近1个月来每日大便4～5次，质清稀，完谷不化，患儿食欲不振，面色苍白，倦怠少动，手足不温，小便正常。

查体：T36.5℃，P110次/分，R30次/分，W9kg。神志清，精神萎，舌质淡，苔白，指纹淡红，达气关。皮肤黏膜干润适中，弹性可，前囟平，约1.5cm×1.5cm，未见其他阳性体征。

实验室检查：大便常规黄、稀，余（一）。

试就本例患儿做出中医病证诊断，病机分析，提出治法、主方，开出处方。

参考答案

一、选择题

（一）**A1**型题

1. D　2. C　3. D　4. A　5. E　6. E　7. D　8. A　9. A　10. A

（二）**A2**型题

1. B　2. E　3. B　4. A　5. D　6. D　7. B　8. E　9. C　10. B　11. B

（三）**A3**型题

（1）C　（2）B　（3）B

（四）**B**型题

1. A　2. D　3. B　4. E　5. C　6. A　7. D

（五）**X**型题

1. BCD　2. AE　3. ABCDE　4. AD　5. ABCE　6. BCD

（六）判断题

×

二、非选择题

（一）填空题

1. 脾胃；脾困湿盛；运脾化湿

2. 感受外邪；伤于饮食；脾胃虚弱

3. 伤阴耗气；气阴两伤；阴竭阳脱

4. 阴；阳

5. 口服补液；静脉补液

（二）名词解释

1. 泄泻是以大便次数增多，粪质稀薄或如水样为主症的一种小儿常见脾胃系疾病。

2. 脾肾阳虚泻是小儿泄泻的一种常见证型。症见久泻不止，食入即泻，大便清稀，澄澈清冷，完谷不化，或见脱肛，或有五更作泻，形寒肢冷，面色㿠白，精神萎靡，寐时露睛，舌淡苔白，脉细弱，指纹色淡。可治以温补脾肾，固涩止泻。

（三）简答题

1. 常证：风寒泻；湿热泻；伤食泻；脾虚泻；脾肾阳虚泻。变证：气阴两伤；阴竭阳脱。

2. 小儿泄泻病因：感受外邪、伤于饮食、脾胃虚弱、脾肾阳虚；小儿泄泻病机：关键为脾困湿盛，升降失司，水反为湿，谷反为滞，清浊不分，合污下降，形成泄泻。

3. 这是由于：①2岁以下小儿"脾常不足"更加明显，胃肠功能低下，抵抗力差。②饮食不知自节，饥饱失常，损伤脾胃；另常用手抓物，用嘴尝食，误食不洁之物，使病从口入而发病。③寒暖不知自调，衣被增减不当，容易感受风寒之邪而患病。

4. 小儿泄泻与成人相比有以下特点：①发病率高。小儿泄泻的发病率远高于成人。②暴泻多。伤食泻比成人多。③变化多。易出现气阴两伤、阴竭阳脱之变证，慢性泄泻还易形成疳证。④病死率高。由于易出现伤阴伤阳的变证，若失治误治，抢救不及时，容易导致死亡。故小儿泄泻为我国卫生健康委员会规定重点防治的小儿四病之一，临床应高度重视。

（四）问答题

1. 泄泻的发病皆因脾胃功能失调，主要由于脾主运化功能失职，水湿、水谷不化，精微不布，清浊不分，合污下降而成。脾喜燥而恶湿，湿困脾阳，是造成运化失职的常见原因。湿之由来，有外感时令之湿，多见于夏季，暑热、风寒常与湿邪相合为病；有伤于饮食生冷瓜果，酿成内湿，困阻脾胃；有素体脾虚者，运化功能薄弱，水湿不化而蕴积于中焦。泄泻的病因由于湿，泄泻的病机不离湿，因此，前人有"凡泄泻皆属湿"之说。

2. 运脾化湿是针对"泄泻之本，无不由于脾胃""凡泄泻皆属湿"这一泄泻总的病机而设立的基本治疗法则。湿邪为导致泄泻必不可少的病理因素，故无湿不成泻。脾喜燥而恶湿，湿邪最易困遏脾土，脾为湿困，水湿、水谷不化，合污下流，则发为泄泻。故泄泻治疗以运脾化湿为基本法则。此法是由运脾法与化湿法配合而成。运脾法具有补不壅滞、消不伤正的特点。正虚泄泻多有乳食不化，需在扶正之中适当加入消乳化食之品扶助运化。但是，不宜使用峻消之品，以防更伤正气。化湿指湿浊困脾时，使邪有去路，但久泻多因阳失温煦，脾不化湿，须以健脾温阳化湿为法，使脾运复健、阳气振奋，则水湿自化。不可过用淡渗利湿之品，若过用利湿之品，则津液更易损伤，阴伤阳无所依，则阳虚气陷。此时应益气温阳，培土助运，使阳气振奋，则水湿自化。

3. 葛根黄芩黄连汤由葛根、黄芩、黄连、甘草组成。用于治疗湿热泻。方中葛根解表退热，生津升阳；黄芩、黄连清解胃肠湿热；甘草调和诸药，共收清肠泄热，化湿止泻之功，故可治疗湿热泄泻。临证常加用地锦草、车前子清肠化湿；如热重泻频加鸡苏散、马鞭草清热化湿；发热口渴加滑石、芦根清热生津；湿重水泻加苍术、豆卷燥湿利湿；泛恶苔腻加藿香、佩兰芳化湿浊；呕吐加竹茹、半夏降逆止呕；腹痛加木香理气止痛；纳差加焦山楂、焦神曲运脾消食；大便夹乳片，不思吮乳加麦芽、谷芽消乳和胃。

4. 泄泻主要病位在脾胃。若脾胃受病，则饮食入胃之后，水谷不化，精微不布，清浊不分，合污而下，致成泄泻。久泻不止，脾气虚弱，脾虚失运，生化乏源，气血不足以荣养脏腑肌肤，久则铸成疳证。脾胃受损，纳化失健，生化乏源，气血津液亏耗，则脏腑、肌肉、筋骨、皮毛无以濡养，日久则形成疳证，故疳证病变部位主要在脾胃。疳证脾胃薄弱，一旦感受外邪、伤于饮食则易发生泄泻。因此，泄泻、疳证既有联系，又有区别，两者可互为因果，恶性循环。

5. 小儿急性腹泻时进食和吸收减少，而病情的恢复需要营养物质，如限制饮食过严或禁食过久常造成营养供应不足，导致正气难以恢复而病程迁延，严重者影响生长发育。因此，在泄泻期间应继续给予适宜的饮食以提供足够的营养，满足生理需要，补充疾病消耗，使患儿病情恢复较快，可减少体重下降和生长发育的停滞。泄泻患儿属母乳喂养者可继续哺喂母乳，暂停辅食。人工喂养儿，6个月以下者可喂米汤或水稀释的牛奶；6个月以上者宜选用平时习惯的易于消化的少渣食品，如稀饭、烂面条等，少量多餐，逐渐过渡到正常饮食。忌油腻、甜食、生冷、辛辣。严重频繁呕吐患儿可暂时禁食4~6小时，但不禁水，辅以酸甘敛阴、益气增液之品，泄泻好转后继续进食，选择易消化的食物，可先喂米汤、母奶、加水稀释的牛奶或稀藕粉，然后喂稀粥、面片或菜汤等，应遵循由少到多，由稀到稠的原则，直到恢复正常饮食，不可骤然增加饮食量和给予难消化饮食，应根据患儿脾胃运化功能恢复的程度，逐渐增加饮食量。泄泻停止后，可每日加餐1次，连续2周，以期赶上正常生长。

（五）复合题（病案分析题）

诊断：泄泻（脾肾阳虚泻）。

证候分析：患儿泄泻间歇发作5个月，持续1个月，病程已长，由于喂养不当、过用攻下损伤脾肾之阳所致。脾肾阳虚，命火不足，不能温煦，故大便清稀，完谷不化。命门火衰，阳不温布，阴寒内生，故手足不温，面色苍白，倦怠少动。舌质淡，舌苔白，指纹淡红，达气关，亦属脾肾阳虚之象。

治法：健脾温肾，固涩止泻。

主方：附子理中汤合四神丸加减。

处方：党参10g，白术10g，干姜3g，吴茱萸2g，补骨脂6g，制附子3g，煨肉豆蔻6g，五味子3g，甘草3g。

第六节 便 秘

一、选择题

(一) A1 型题

1. 下列哪项不是便秘的主要原因 ( )

    A. 饮食不调   B. 情志不舒   C. 邪热津亏

    D. 外感风寒   E. 气血亏虚

2. 便秘的病机关键是 ( )

    A. 胃失和降   B. 脾失运化   C. 大肠传导失司

    D. 肝气不舒   E. 肾气失煦

3. 便秘辨证，应首先辨别 ( )

    A. 虚实   B. 寒热   C. 表里

    D. 气血   E. 阴阳

4. 下列哪项不是食积便秘的证候要点 ( )

    A. 有伤食或伤乳史   B. 便秘同时兼见脘腹胀痛

    C. 不思饮食，口臭   D. 舌淡苔薄，脉虚弱

    E. 手足心热

5. 燥热便秘的首选方是 ( )

    A. 增液承气汤   B. 麻子仁丸   C. 保和丸

    D. 枳实导滞汤   E. 润肠丸

6. 血虚便秘，可见 ( )

    A. 面色少华   B. 排便时汗出气短   C. 便后神疲乏力

    D. 唇甲色淡   E. 形体消瘦，盗汗，五心烦热

7. 下列不是便秘的诊断要点的是 ( )

    A. 喂养不当、饮食偏嗜的病史

    B. 不同程度的大便干燥

    C. 排便次数减少，间隔时间延长

    D. 伴有腹胀、腹痛、食欲不振、排便哭闹等症

    E. X 线检查显示多个扩张肠袢及较宽液平面

8. 大便秘结，欲便不得，甚或胸胁痞满，腹胀疼痛，嗳气频作，舌质红，苔薄白，脉弦，指纹滞，应当治以 ( )

    A. 理气导滞通便   B. 益气润肠通便   C. 消积导滞通便

    D. 养血润肠通便   E. 增液润肠通便

9. 气滞便秘，胸胁痞满甚者，可于六磨汤中加 ( )

A. 紫苏梗、旋覆花、青皮　　B. 香附、瓜蒌

C. 北沙参、麦冬、五味子　　D. 青皮、厚朴

E. 葛根、黄芩

10. 六磨汤的组成不包括（　　）

A. 大黄　　　　　　　B. 木香　　　　　　　C. 青皮

D. 枳壳　　　　　　　E. 槟榔

11. 治疗燥热便秘的麻子仁丸出自（　　）

A.《黄帝内经》　　　　B.《伤寒论》　　　　C.《温病条辨》

D.《证治准绳》　　　　E.《诸病源候论》

12. 气虚便秘针刺疗法常用穴位不包括（　　）

A. 大椎　　　　　　　B. 上巨虚　　　　　　C. 大肠俞

D. 天枢　　　　　　　E. 足三里

13. 下列哪项不是便秘实证的推拿疗法（　　）

A. 推下七节骨　　　　B. 清大肠　　　　　　C. 清胃经

D. 推六腑　　　　　　E. 推上三关

（二）A2 型题

1. 患儿，男，3 岁半。3 个月前因饮食不节引发便秘，大便 2~3 天一行，呈羊屎状，气味臭秽，纳食欠佳，挑食，口臭，手足心热，脘腹胀满，小便黄少。舌质红，苔黄腻，脉沉有力，指纹紫滞。应首选的方剂是（　　）

A. 六磨汤　　　　　　B. 黄芪汤　　　　　　C. 麻子仁丸

D. 枳实导滞丸　　　　E. 润肠丸

2. 患儿，女，2 岁。近 3 个月排便困难，时有便意，大便不干，努挣难下，排便时汗出气短，便后神疲乏力，面色少华，舌淡苔薄，脉虚弱，指纹淡红。其治法是（　　）

A. 益气润肠通便　　　B. 理气导滞通便　　　C. 养血润肠通便

D. 增液润燥通便　　　E. 消积导滞通便

3. 患儿，男，6 岁，1 个月前患支气管肺炎，经治疗后好转。近 2 周大便干结，3 天一行。平素形体消瘦，口干渴，盗汗，五心烦热，舌质红，少苔，脉细数，指纹紫滞。其证候是（　　）

A. 食积便秘　　　　　B. 燥热便秘　　　　　C. 气虚便秘

D. 气滞便秘　　　　　E. 阴虚便秘

（三）A3 型题

患儿，女，5 岁。大便难解、纳食减少 2 个多月。大便干结，排便困难，5~6 天一行，需借助开塞露方解，便中带血，面赤身热，腹胀，食欲差，小便短赤，口干口臭，舌质红，苔黄燥，脉滑实，指纹紫滞。平素喜食油炸及辛辣食品，饮水、食蔬菜水果少。

（1）该患者最可能的诊断是（　　）

　　A. 厌食　　　　　　　　B. 积滞　　　　　　　C. 便秘

　　D. 痢疾　　　　　　　　E. 疳证

（2）该患者所属证型是（　　　　）

　　A. 燥热便秘　　　　　　B. 食积便秘　　　　　C. 阴虚便秘

　　D. 气虚便秘　　　　　　E. 气滞便秘

（3）该患者应采用何种治法（　　　　）

　　A. 理气导滞通便　　　　　B. 清热润肠通便

　　C. 消积导滞通便　　　　　D. 益气润肠通便

　　E. 养血润肠通便

（四）B 型题

　　A. 大建中汤　　　　　　B. 小建中汤合理中汤　　　C. 六磨汤

　　D. 黄芪汤　　　　　　　E. 补中益气汤

1. 治疗气虚便秘应首选的方剂是（　　　　）

2. 治疗腹痛脾胃虚寒应首选（　　　　）

　　A. 炒莱菔子、焦山楂　　　B. 黄连、栀子　　　　　C. 广木香

　　D. 葛根、黄芩　　　　　　E. 沙参、玄参、天花粉

3. 燥热便秘，口舌生疮者，用麻子仁丸加（　　　　）

4. 燥热便秘，纳差口臭者，用麻子仁丸加（　　　　）

（五）X 型题

1. 下列关于便秘的说法，正确的是（　　　　）

　　A. 便秘是指大便秘结不通，排便次数减少或间隔时间延长，或大便努挣难解的病证

　　B. 器质性便秘占儿童便秘的 90% 以上

　　C. 便秘一般预后良好，少数迁延不愈者可引起痔疮、脱肛等疾病

　　D. 便秘辨证应当首辨寒热，次辨虚实

　　E. 治疗便秘的基本法则是泻下攻积

2. 治疗食积便秘的方剂有（　　　　）

　　A. 麻子仁丸　　　　　　B. 消乳丸　　　　　　C. 木香槟榔丸

　　D. 枳实导滞丸　　　　　E. 保和丸

3. 下列属于气滞便秘的证候特点的有（　　　　）

　　A. 大便秘结，欲便不得　　　　　　　　　B. 排便时汗出气短

　　C. 胸胁痞满，腹胀疼痛，嗳气时作　　　　D. 面赤身热

　　E. 舌质红，苔薄白，脉弦，指纹滞

（六）判断题

1. 便秘的主要病位在大肠，病机关键为大肠传导失司，与脾、肝、肾三脏相关。

（　　　　）

2. 机械系肠梗阻主要表现为顽固性便秘，伴阵发性剧烈腹痛腹胀、恶心呕吐、肠鸣音亢进，钡剂灌肠检查显示近直肠-乙状结肠处狭窄，上段结肠异常扩大。（　　）

3. 槐杞黄颗粒用于燥热便秘。（　　）

4. 便秘的预防调护，包括合理饮食、避免久坐少动、进行排便训练。（　　）

二、非选择题

（一）填空题

1.《金匮要略·五脏风寒积聚病脉证并治》云："趺阳脉浮而涩，浮则_____，涩则_____，浮涩相搏，大便则坚，其脾为约，_____主之。"

2. 小儿便秘的常见证型有_____、_____、_____、_____、_____、_____。

3. 便秘治疗以_____为基本法则。根据病因不同，采用消食导滞、_____、理气通便、_____等法辨治。用药时应注意_____，以免损伤正气。

（二）名词解释

1. 便秘

2. 功能性便秘

（三）简答题

1. 便秘的病因有哪些？

2. 简述乳食积滞导致便秘的病机。

（四）问答题

1. 便秘实证与虚证的辨别点是什么？

2. 试述便秘的诊断要点。

3. 简述小儿食积便秘的证候、治法及主方。

4. 比较气滞便秘与气虚便秘。

（五）复合题（病案分析题）

患儿，男，5岁。近2个月大便难解，时有便意，大便不干燥，努挣难下，排便时汗出气短，便后神疲乏力，面色少华。平素纳食较同龄儿少，易感冒，易出汗。刻下：大便3日未解，舌淡苔薄，脉虚弱，指纹淡红。查体：体温36.3℃，腹胀，可扪及左下腹粪块。

请写出诊断、辨证分型、证候分析、治法、代表方药。

参考答案

一、选择题

（一）A1 型题

1. D 2. C 3. A 4. D 5. B 6. D 7. E 8. A 9. B 10. C 11. B 12. A 13. E

（二）**A2** 型题

1. D 2. A 3. E

（三）**A3** 型题

（1）C （2）A （3）B

（四）**B** 型题

1. D 2. B 3. B 4. A

（五）**X** 型题

1. AC 2. BDE 3. ACE

（六）判断题

1. √ 2. × 3. × 4. √

二、非选择题

（一）填空题

1. 胃气强；小便数；麻子丸

2. 食积便秘；燥热便秘；气滞便秘；气虚便秘；血虚便秘；阴虚便秘

3. 润肠通便；清热润肠；益气养血滋阴；通下不可太过

（二）名词解释

1. 便秘是指大便秘结不通，排便次数减少或间隔时间延长，或大便努挣难解的病证。

2. 功能性便秘是指未发现明显器质病变而以功能性改变为特征的排便障碍，占儿童便秘的90%以上。

（三）简答题

1. 便秘的病因包括饮食因素、情志因素、正虚因素及热病伤津。

2. 小儿脾常不足，乳食不知自节，若饮食喂养不当，损伤脾胃，运化失常，停滞中焦，积久化热，耗伤津液，肠道失润，发为便秘。

（四）问答题

1. 实证多因小儿素体阳盛、饮食不当、热病后期及情志不舒致乳食积滞、燥热内结和气机郁滞引起，一般病程短，粪质多干燥坚硬，腹胀拒按。虚证多因小儿素体气血阴津亏虚，或疾病损伤等伤及气血阴津，致肠失濡润，传导乏力，一般病程较长，病情顽固，大便虽不甚干硬，但多欲便不出或便出艰难，腹胀喜按。

2.（1）多有患儿喂养不当、饮食偏嗜、外感时邪、情志不畅、脏腑虚损等病史。
（2）临床表现：①不同程度的大便干燥，轻者仅大便前部干硬，重者大便坚硬，状如羊屎。②排便次数减少，间隔时间延长，常2~3日排便1次，甚者可达6~7日1次。或虽排便间隔时间如常，但排便艰涩或时间延长，或便意频频，难以排出或排净。持续时间达 1 个月。③伴有腹胀、腹痛、食欲不振、排便哭闹等症。可因便秘而发生肛裂、便血、痔疮。部分患儿左下腹部可触及粪块。

3. 证候：大便秘结，脘腹胀满，不思饮食，或恶心呕吐，或有口臭，手足心热，小便黄少，舌质红，苔黄厚，脉沉有力，指纹紫滞。治法：消积导滞通便。主方：枳实导滞丸。

4.（1）病因：气滞便秘因情志不舒，或久坐少动，气机郁滞引起，多属实证；气虚便秘因气虚大肠传导无力引起，多属虚证。

（2）辨证要点：气滞便秘为欲便不得，胸胁痞满，腹胀嗳气；气虚便秘为时有便意，大便不干，努挣难下，神疲乏力。

（3）治法：气滞便秘为理气导滞通便；气虚便秘为益气润肠通便。

（4）主方：气滞便秘为六磨汤；气虚便秘为黄芪汤。

（五）复合题（病案分析题）

诊断：便秘（气虚便秘）。

证候分析：患儿平素纳食少，易感冒，易出汗，素体正气不足。气虚，大肠传导无力，则时有便意，大便不干，努挣难下，排便时汗出气怯；而神疲乏力，面色少华为气虚化生乏源，舌淡苔薄，脉虚弱，指纹淡红为气虚之象。查体触及左下腹粪块符合便秘的诊断。

治法：益气润肠通便。

代表方药：黄芪汤加减。

处方：黄芪 12g，火麻仁 10g，柏子仁 10g，陈皮 6g，枳壳 6g，白蜜 9g，炒白术 10g，焦山楂 6g，当归 6g。

第七节　厌　食

一、选择题

（一）A1 型题

1. 除脾胃外，下列哪脏病变还可引起厌食（　　）

A. 心　　　　　　B. 肝　　　　　　C. 胆

D. 肾　　　　　　E. 肺

2. 厌食的主要病机为（　　）

A. 脾胃虚弱，纳化无权　　B. 脾失健运，乳食不化

C. 暑湿内伤，脾为湿困　　D. 脾胃失健，纳化失职

E. 肝郁气滞，乘脾犯胃

3. 厌食与积滞的主要区别是（　　）

A. 食欲不振　　　　B. 形体消瘦　　　　C. 精神异常

D. 脘腹胀满　　　　E. 腹部疼痛

4. 厌食的基本治疗法则是（　　　）

    A. 消食导滞　　　　　　　B. 运脾开胃　　　　　　C. 健脾助运

    D. 理气醒脾　　　　　　　E. 养胃育阴

5. 治疗厌食脾失健运证的首选方剂是（　　　）

    A. 不换金正气散　　　　　B. 保和丸　　　　　　　C. 健脾丸

    D. 异功散　　　　　　　　E. 平胃散

6. 治疗厌食脾胃气虚证的首选方剂是（　　　）

    A. 保和丸　　　　　　　　B. 异功散　　　　　　　C. 四君子汤

    D. 补中益气汤　　　　　　E. 不换金正气散

（二）A2 型题

1. 患儿，2 岁，体重 11kg。自入秋以来食欲不振，食而不化，面色少华，倦怠乏力，大便偏稀，夹有不消化食物。最可能的诊断是（　　　）

    A. 厌食　　　　　　　　　B. 积滞　　　　　　　　C. 疳证

    D. 疰夏　　　　　　　　　E. 泄泻

2. 患儿，4 岁。素喜煎炸食物，近两个月来不思进食，食少饮多，皮肤欠润，大便干结，舌质红，苔花剥。治疗应首选的方剂是（　　　）

    A. 增液汤　　　　　　　　B. 养胃增液汤　　　　　C. 沙参麦冬汤

    D. 养阴清肺汤　　　　　　E. 增液承气汤

3. 患儿，3 岁，体重 13kg。自入幼儿园 2 个月来，食欲不振，面色少华，偶尔多食后则脘腹饱胀，恶心，精神尚可，二便调，舌苔薄腻。其治法是（　　　）

    A. 消食导滞，理气行滞　　B. 健脾益气，开胃助运

    C. 滋脾养胃，佐以助运　　D. 疏肝开郁，理气助运

    E. 调和脾胃，运脾开胃

4. 患儿，5 岁。3 个月前曾患肺炎，病愈后一直不思进食，食而不化，大便稀薄，夹有不消化食物，形体较瘦，乏力肢倦，舌质淡，苔薄白。治疗应首选的方剂是（　　　）

    A. 肥儿丸　　　　　　　　B. 枳术丸　　　　　　　C. 异功散

    D. 保和丸　　　　　　　　E. 四君子汤

5. 患儿，6 岁，体重 11kg。近 3 个月来食欲不振，食而乏味，多食则胸脘痞闷，嗳气泛恶，精神如常，二便调，舌淡红，苔薄腻。其病机为（　　　）

    A. 脾胃气虚　　　　　　　B. 脾为湿困　　　　　　C. 乳食积滞

    D. 脾失健运　　　　　　　E. 脾胃阴虚

6. 患儿，10 个月，体重 7.6kg，人工喂养。近两个月加食肉末后，食而不化，大便偏稀，夹有不消化食物，不思进食，多汗肢倦，乏力易感，面色不华，舌质淡，苔薄白腻，脉缓无力。不宜采用以下哪项治法（　　　）

    A. 运脾　　　　　　　　　B. 健脾　　　　　　　　C. 燥湿

    D. 导滞　　　　　　　　　E. 益气

（三）A3 型题

患儿，男，4 岁。3 个月前因扁桃体炎高热，经输抗生素治疗后热退，此后患儿出现胃纳差，不喜进食，零食亦不吃，喜饮水，脾气急躁，皮肤欠润，大便干结，夜眠欠安，舌质红，苔花剥，脉细数。

（1）其证候是（　　　）

　A. 脾失健运证　　　　　B. 脾胃湿热证　　　　　C. 脾胃气虚证

　D. 脾阳虚衰证　　　　　E. 脾胃阴虚证

（2）其首选的治疗方剂是（　　　）

　A. 肥儿丸　　　　　　　B. 异功散　　　　　　　C. 沙参麦冬汤

　D. 养胃增液汤　　　　　E. 不换金正气散

（四）B 型题

　A. 厌恶进食，多食饱胀，精神尚可

　B. 不欲饮食，脘腹胀满，烦躁多啼

　C. 不思进食，食而不化，形瘦肢倦

　D. 不思进食，食少饮多，便干烦躁

　E. 食欲不振，大便稀溏，完谷不化

1. 厌食脾胃气虚证症见（　　　）

2. 厌食脾胃阴虚证症见（　　　）

（五）X 型题

1. 厌食与疳证的主要区别有（　　　）

　A. 食欲不振　　　　　　B. 形体消瘦　　　　　　C. 精神异常

　D. 大便不调　　　　　　E. 嗳吐酸腐

2. 厌食的病因有（　　　）

　A. 过食肥甘　　　　　　B. 长期偏食　　　　　　C. 恣食零食

　D. 滥服补品　　　　　　E. 遭受打骂

3. 厌食脾胃阴虚证的症状有（　　　）

　A. 不思进食　　　　　　B. 口渴烦躁　　　　　　C. 食少多饮

　D. 大便不调　　　　　　E. 皮肤欠润

（六）判断题

1. 治疗小儿厌食除药物外，应按机体的需要，供给营养丰富的食物。（　　　）

2. 厌食患儿具有明显消瘦的特点。（　　　）

二、非选择题

（一）填空题

1. 厌食以_____，_____为特征。

2. 厌食以_____岁小儿为多见，当令_____季节好发。

3. 治疗厌食脾胃阴虚证首选的方剂是_____；治疗厌食肝脾不和证首选的方剂是_____。

（二）名词解释

厌食

（三）简答题

1. 小儿厌食常见的发病原因有哪些？

2. 小儿厌食脾失健运证的治法及选方。

（四）问答题

1. 试述小儿厌食证的诊断要点。

2. 试述小儿积滞与厌食的区别。

（五）复合题（病案分析题）

患儿，2 岁。平素喜食零食、甜食，3 个月前出现食欲减退，有时拒食，家长给服小儿化积口服液 2 盒，症状不减，伴懒动多汗，大便偏稀，夹不消化食物。查体：体重 10kg，面色萎黄，毛发略稀，舌质淡，苔薄白，指纹淡红。

试就本例患儿，做出中医病证诊断，病机分析，并拟出治法及方药。

参考答案

一、选择题

（一）A1 型题

1. B　2. D　3. D　4. B　5. A　6. B

（二）A2 型题

1. A　2. B　3. E　4. C　5. D　6. D

（三）A3 型题

（1）E　（2）D

（四）B 型题

1. C　2. D

（五）X 型题

1. BC　2. ABCDE　3. ABCE

（六）判断题

1. ×　2. ×

二、非选择题

（一）填空题

1. 较长时期厌恶进食；食量减少

2. 1~6；夏季暑湿

3. 养胃增液汤；逍遥散

（二）名词解释

厌食，是以较长时期厌恶进食、食量减少为特征的一种小儿常见病证。

（三）简答题

1. 小儿厌食常见的病因有喂养不当，他病伤脾，先天不足，情志失调。

2. 小儿厌食脾失健运证的治法是调和脾胃，运脾开胃。方用不换金正气散加减。

（四）问答题

1.（1）病史：有喂养不当，病后失调，先天不足或情志失调史。

（2）临床表现：①长期食欲不振，厌恶进食，食量明显少于同龄正常儿童。②面色少华，形体偏瘦，但精神尚好，活动如常。③除外其他外感、内伤慢性疾病。

（3）体征：病久可有形体偏瘦，余无明显体征。

（4）辅助检查：一般无明显异常，病久可出现微量元素、维生素的缺乏等。

2. 积滞由饮食不节，伤乳伤食，损伤脾胃所致。其基本病机为乳食停聚中脘，积而不化，气滞不行。临证除有不思乳食，食而不化外，还应有脘腹胀满，嗳吐酸腐，大便溏薄或秘结酸臭等食停气滞证，舌苔多厚腻。属实证或虚实夹杂证。

厌食则由喂养不当，或他病伤脾，先天不足，情志失调等原因引起。脾胃不和，纳化失职为主要病机。以较长时期不思饮食，食量减少为主证，无食停气滞之象。舌苔可正常或薄腻或少，以运化功能改变为主。

（五）复合题（病案分析题）

中医病证诊断：厌食（脾胃气虚证）。

病机分析：患儿因喂养不当，恣食零食、甜食，损伤脾胃，使纳化失健而致厌食。又因妄用消导而更伤脾胃，脾胃虚损，气血生化不足，肌肤失养则面色萎黄，形体消瘦，懒动，毛发稀。脾虚肺弱，卫外不固则多汗。脾失健运，水谷不化则大便偏稀，夹不消化食物，舌质淡，苔薄白，指纹淡红均为脾胃气虚之象。

治法：健脾益气，佐以助运。

主方：异功散加味。

处方：党参 10g，白术 10g，茯苓 10g，陈皮 3g，佩兰 6g，砂仁 3g^(后下)，焦神曲 10g，鸡内金 5g，薏苡仁 10g，炒谷芽 10g。

第八节 积 滞

一、选择题

（一）A1 型题

1. 积滞患儿出现烦躁不安，唇红面赤，肚腹热甚，苔黄腻。其病机是（　　）

　　A. 食积化热　　　　　　B. 湿热内蕴　　　　　C. 肝郁化火

　　D. 心脾积热　　　　　　E. 阴虚火旺

2. 积滞多见于（　　　）

　　A. 新生儿　　　　　　　B. 婴幼儿　　　　　　C. 幼童

　　D. 学龄儿童　　　　　　E. 青春期

3. 积滞的病变脏腑主要在（　　　）

　　A. 胃、小肠　　　　　　B. 胃、大肠　　　　　C. 脾、小肠

　　D. 脾、大肠　　　　　　E. 脾、胃

4. 积滞乳积证的治疗首选方是（　　　）

　　A. 健脾丸　　　　　　　B. 七味白术散　　　　C. 枳实导滞丸

　　D. 肥儿丸　　　　　　　E. 消乳丸

5. 积滞脾虚夹积证的治疗首选方是（　　　）

　　A. 肥儿丸　　　　　　　B. 健脾丸　　　　　　C. 资生健脾丸

　　D. 疳积散　　　　　　　E. 保和丸

6. 积滞食积证的治疗首选方是（　　　）

　　A. 健脾丸　　　　　　　B. 七味白术散　　　　C. 枳实导滞丸

　　D. 肥儿丸　　　　　　　E. 保和丸

7. 积滞食积化热证的治疗首选方是（　　　）

　　A. 健脾丸　　　　　　　B. 七味白术散　　　　C. 枳实导滞丸

　　D. 肥儿丸　　　　　　　E. 保和丸

（二）A2 型题

1. 患儿，7 个月。因一次食入 2 个鸡蛋，并饮用一大杯牛奶而致呕吐，不思进食，腹胀，大便酸臭，舌苔厚腻。其诊断是（　　　）

　　A. 厌食　　　　　　　　B. 积滞　　　　　　　C. 呕吐

　　D. 疳积　　　　　　　　E. 疝气

2. 患儿，2 岁。平素喜食肉食，5 天前因过食虾仁而出现腹胀嗳气，食欲减退，口臭，大便 3 日未行，舌质红，苔黄厚腻。其治法是（　　　）

　　A. 消食导滞　　　　　　B. 健脾化积　　　　　C. 清热和胃

　　D. 通腑导滞　　　　　　E. 理气和中

3. 患儿，6 个月。因一次加食 2 个蛋黄而出现腹胀，拒乳，便秘，舌质红，苔厚腻。调护时应注意（　　　）

　　A. 暂禁食，但不禁水　　B. 常规喂哺

　　C. 可暂停辅食，仅用母乳　　D. 药物治疗，不必调节饮食

　　E. 减少饮食，药物调理，症消后渐恢复正常饮食

4. 患儿，2 岁 4 个月。平素形体消瘦，面色萎黄，乏力食少，近日过食甜点后，进食更少，且稍食则饱胀，腹满喜按，大便溏、酸臭，夹有不消化食物，舌淡红，苔白

腻，指纹淡滞。治疗应首选（　　　）

    A. 保和丸　　　　　　　B. 消乳丸　　　　　　　C. 健脾丸

    D. 八珍汤　　　　　　　E. 肥儿丸

（三）**A3 型题**

患儿，男，4 岁。平素喜食炸鸡腿、薯片等食品，近日过生日，吃自助餐后，出现不思乳食，恶心，脘腹胀满，腹部灼热，口臭，夜寐欠安，小便色黄，大便臭秽，舌质红，苔黄腻，脉滑数。

（1）其首先考虑的诊断是（　　　）

    A. 呕吐　　　　　　　　B. 厌食　　　　　　　　C. 积滞

    D. 疳证　　　　　　　　E. 腹痛

（2）其证候是（　　　）

    A. 疳积证　　　　　　　B. 食积化热证　　　　　C. 脾虚夹积证

    D. 乳食内积证　　　　　E. 脾胃阴虚证

（3）其首选的治疗方剂是（　　　）

    A. 健脾丸　　　　　　　B. 肥儿丸　　　　　　　C. 保和丸

    D. 枳实导滞丸　　　　　E. 养胃增液汤

（四）**B 型题**

    A. 不思乳食，面色少华，精神尚好

    B. 不思乳食，脘腹胀满，舌苔厚腻

    C. 不思乳食，形体消瘦，精神萎靡

    D. 不思乳食，腹痛拒按，嗳气泛酸

    E. 不思乳食，神疲肢倦，大便不调

1. 积滞的主要症状是（　　　）

2. 疳证的主要症状是（　　　）

（五）**X 型题**

1. 积滞的主要病因有（　　　）

    A. 外感六淫　　　　　　B. 乳食内伤　　　　　　C. 饮食不洁

    D. 脾胃素虚　　　　　　E. 肝胃不和

2. 积滞与疳证的主要区别是（　　　）

    A. 嗳吐酸腐　　　　　　B. 大便酸臭　　　　　　C. 形体消瘦

    D. 面黄发枯　　　　　　E. 脘腹胀满

（六）**判断题**

1. 脾胃虚弱，胃不腐熟，脾失健运，致乳食停滞为积，此为虚证。（　　　）

2. 积滞食积化热证的治法是清热导滞，消积和中。（　　　）

3. 积滞脾虚夹积证，因内有食积，故可用通腑攻下。（　　　）

二、非选择题

（一）填空题

1. 积滞是小儿内伤乳食，停聚中焦，_____，_____所形成的一种胃肠疾病。

2. 积滞的治疗原则为_____，_____。

3. 治疗积滞食积化热证首选的方剂是_____。

4. 积滞脾虚夹积证的治法是_____，_____。

（二）名词解释

1. 积滞

2. 积为疳之母

（三）简答题

1. 简述积滞与疳证的关系。

2. 小儿积滞脾虚夹积证的治法及选方。

（四）问答题

试述小儿积滞的诊断要点。

（五）复合题（病案分析题）

患儿，男，8个月。3天前添加鸡肉等辅食后，患儿出现不思乳食，呕吐，吐出物为鸡肉及乳凝块，脘腹胀满，按之哭闹，大便酸臭味，夜眠不安。查体：腹部胀气，叩诊鼓音，舌质淡红，苔白腻，指纹紫滞。

试就本例患儿，做出中医病证诊断，病机分析，并拟出治法及方药。

参考答案

一、选择题

（一）A1 型题

1. A 2. B 3. E 4. E 5. B 6. E 7. C

（二）A2 型题

1. B 2. A 3. E 4. C

（三）A3 型题

（1）C （2）B （3）D

（四）B 型题

1. B 2. C

（五）X 型题

1. BD 2. CD

（六）判断题

1. × 2. √ 3. ×

二、非选择题

（一）填空题

1. 积而不化；气滞不行

2. 消食化积；理气行滞

3. 枳实导滞丸

4. 健脾助运；消食化滞

（二）名词解释

1. 积滞是小儿内伤乳食，停聚中焦，积而不化，气滞不行所形成的一种胃肠疾病。以不思乳食，食而不化，脘腹胀满或疼痛，嗳气酸腐或呕吐，大便酸臭溏薄或秘结为临床特征。

2. 积滞日久，迁延失治，可进一步损伤脾胃，导致气血生化乏源，营养及生长发育障碍，转化为疳证，故前人有"积为疳之母"之说。

（三）简答题

1. 积滞日久，迁延失治，进一步损伤脾胃，致气血化源不足，营养及生长发育障碍，则可转化为疳证，故有"积为疳之母，有积不治乃成疳候"之说。

2. 小儿积滞脾虚夹积证的治法是健脾助运，消食化滞，方用健脾丸加减。

（四）问答题

（1）病史：有伤乳、伤食史。

（2）临床表现：以不思乳食，食而不化，脘腹胀满，大便溏泄，酸臭或臭如败卵，或便秘为特征。可伴有烦躁不安、夜间哭闹或呕吐等症。

（3）体征：腹部触诊可有上腹部及脐周部压痛。

（4）辅助检查：大便常规可见不消化食物残渣、脂肪滴。

（五）复合题（病案分析题）

中医病证诊断：积滞（乳食内积证）。

病机分析：患儿因辅食添加不当，脾胃受损，受纳运化失职，积而不化，气滞不行，故不思乳食，脘腹胀满，按之哭闹，大便酸臭；升降失调，故吐出物为鸡肉及乳凝块。舌质淡红，苔白腻，指纹紫滞均为乳食内积之象。

治法：消乳化食，和中导滞。

主方：保和丸加减。

处方：炒麦芽 9g，六神曲 6g，炒山楂 6g，鸡内金 6g，陈皮 5g，茯苓 6g，法半夏 4g，砂仁 3g$^{(后下)}$，连翘 4g。

第九节 疳 证

一、选择题

（一）A1 型题

1. 以下说法中有错误的是（　　）

    A. 疳者甘也   B. 疳者干也   C. 疳皆脾胃病

    D. 疳为积之母   E. 疳之为病，皆虚所致

2. 口疳的病位在（　　）

    A. 心脾   B. 肝脾   C. 脾胃

    D. 脾肾   E. 心肝

3. 疳气的发病机制是（　　）

    A. 脾胃虚损，积滞内停   B. 脾胃失和，纳化失健

    C. 脾胃虚衰，津液消亡   D. 脾胃阴虚，津液内耗

    E. 脾失健运，精微不布

4. 干疳的主要治法是（　　）

    A. 养血柔肝   B. 补益气血   C. 滋阴生津

    D. 健脾温阳   E. 调脾健运

5. 疳肿胀的病位在（　　）

    A. 脾肾   B. 肝脾   C. 心脾

    D. 脾肺   E. 脾胃

6. 疳证患儿体重常比正常同年龄儿童低（　　）

    A. 5%   B. 10%   C. 15%

    D. 25%   E. 40%

7. 疳证出现肢体浮肿者，血清白蛋白常低于（　　）

    A. 15g/L   B. 20g/L   C. 25g/L

    D. 30g/L   E. 35g/L

8. 疳气证治疗首选方是（　　）

    A. 资生健脾丸   B. 六君子汤   C. 四君子汤

    D. 肥儿丸   E. 八珍汤

9. 口疳治疗首选方是（　　）

    A. 石斛夜光丸   B. 肥儿丸   C. 泻心导赤散

    D. 防己黄芪汤   E. 参苓白术散

（二）A2 型题

1. 患儿，1 岁 6 个月。体重 9kg，纳呆，面色少华，性急易怒，大便干稀不调，舌

质淡，苔薄微腻，指纹淡。其诊断是（　　　）

A. 厌食 B. 疳气 C. 疳积

D. 干疳 E. 积滞

2. 患儿，10个月。于出生4个月添加辅食时出现泄泻，纳差，形体日渐消瘦，面色萎黄，毛发稀疏发黄，烦躁哭闹，夜眠不安，腹大如鼓，喜揉眉挖鼻，吮指磨牙，舌质淡，苔腻，指纹紫滞。治疗应首选的方剂是（　　　）

A. 肥儿丸 B. 八珍汤 C. 六君子汤

D. 四君子汤 E. 资生健脾丸

3. 患儿，16个月。形体极度消瘦，面色无华，神疲乏力，腹凹如舟，足踝及颜面浮肿，小便不利，舌质淡嫩，苔薄白，指纹淡。其血生化检查中最重要的异常改变是（　　　）

A. 球蛋白明显低于正常 B. 白球蛋白比例倒置

C. 血清总蛋白降低 D. 白蛋白低于20g/L

E. 白蛋白低于25g/L

4. 患儿，2岁。体重10kg，面色少华，大便不调，舌质淡，苔薄少，指纹淡。其证候是（　　　）

A. 疳气 B. 疳积 C. 干疳

D. 疳肿胀 E. 肺疳

5. 患儿，1岁。体重7.2kg，面色无华，精神萎靡不振，不思饮食，腹大如鼓，青筋暴露，双踝浮肿，按之凹陷，舌质淡，苔薄白，指纹淡。其治法是（　　　）

A. 补益气血，佐以运脾 B. 养血柔肝，活血化瘀

C. 滋阴生津，养血安神 D. 健脾温阳，利水消肿

E. 调脾健运，开胃进食

6. 患儿，2岁6个月。体重9.8kg，精神萎靡不振，口舌生疮，满口糜烂，面赤心烦，夜卧不安，小便短黄，舌质红，苔薄黄，指纹淡紫。其病机是（　　　）

A. 脾病及肝，肝阳上亢 B. 脾病及心，心火上炎

C. 脾病及肾，阴虚火旺 D. 脾胃实火，循经上炎

E. 心肝火旺，熏蒸苗窍

7. 患儿，1岁9个月。极度消瘦，貌似老人，毛发干枯，面色㿠白，精神萎靡，腹凹如舟，大便溏，舌质淡嫩，苔薄少，指纹淡。治疗应首选（　　　）

A. 肥儿丸 B. 八珍汤 C. 六君子汤

D. 六味地黄丸 E. 资生健脾丸

8. 患儿，2岁。体重7kg，腹大如鼓，青筋暴露，四肢大肉尽脱，杏不思食，精神萎靡，疲乏无力，舌质淡嫩，苔薄少，指纹淡。其病机是（　　　）

A. 脾胃失和，纳化失健 B. 脾胃虚损，积滞内停 C. 肝血不足，筋脉失养

D. 脾胃虚衰，气血两败 E. 肾阳虚衰，精髓不充

9. 患儿，1岁。久泻后形体羸瘦，食欲尚可，手足心热，两目干涩，时常眨眼，畏光羞明，夜晚视物不清。其首选的治疗方剂是（　　）

    A. 八珍汤　　　　　　　　B. 金匮肾气丸　　　　　　C. 知柏地黄丸

    D. 石斛夜光丸　　　　　　E. 沙参麦冬汤

（三）A3 型题

1. 患儿，女，1岁。因长期不合格奶粉喂养后，体重不增，6.5kg，面色无华，精神萎靡，腹大如鼓，青筋暴露，双踝浮肿，按之凹陷，四肢不温，舌质淡嫩，苔白滑，指纹淡。

    （1）其证候是（　　）

    A. 阳水　　　　　　　　　B. 疳积　　　　　　　　　C. 干疳

    D. 疳气　　　　　　　　　E. 疳肿胀

    （2）其治法是（　　）

    A. 补益气血，佐以运脾　　B. 养血柔肝，活血化瘀

    C. 滋阴生津，养血安神　　D. 健脾温阳，利水消肿

    E. 调脾健运，开胃进食

2. 患儿，男，2岁。1年多前，在1次进食2个鸡蛋后，出现腹泻，经治后好转，但此后患儿出现食欲减退，强迫进食后易出现恶心呕吐，大便有时干稀不调，身高体重增长缓慢，面黄形瘦，脾气急躁，夜眠不宁，头发黄稀，舌质淡红，苔薄稍腻，脉细有力。

    （1）其诊断是（　　）

    A. 泄泻　　　　　　　　　B. 厌食　　　　　　　　　C. 积滞

    D. 疳证　　　　　　　　　E. 便秘

    （2）治疗应首选的方剂是（　　）

    A. 肥儿丸　　　　　　　　B. 异功散　　　　　　　　C. 八珍汤

    D. 资生健脾丸　　　　　　E. 不换金正气散

    （3）患儿出现两目干涩，畏光羞明，其治法为（　　）

    A. 养血柔肝，滋阴明目　　B. 滋肾泻火，养血柔肝

    C. 清肝泻火，滋肾明目　　D. 疏肝理气，清肝泻火

    E. 清心降火，养血柔肝

（四）B 型题

    A. 脾胃失和，纳化失健　　B. 脾胃虚损，积滞内停

    C. 脾胃虚衰，津液消亡　　D. 脾胃阴虚，精血不足

    E. 脾胃阳虚，运化无力

1. 疳积的主要病机是（　　）

2. 干疳的主要病机是（　　）

A. 脾病及肝，肝血不足　　B. 脾病及心，心火上炎

C. 脾病及肾，阳气虚衰　　D. 脾病及肝，肝阳上亢

E. 脾病及肾，阴虚火旺

3. 眼疳的主要病机是（　　　）

4. 疳肿胀的主要病机是（　　　）

（五）X 型题

1. 疳证患儿的饮食调护应注意（　　　）

A. 富含营养　　　　　　B. 易于消化　　　　　　C. 定时定量

D. 多食肥甘　　　　　　E. 循序渐进

2. 疳证常采用的治法有（　　　）

A. 外治法　　　　　　　B. 内治法　　　　　　　C. 捏脊法

D. 刺四缝　　　　　　　E. 拔罐法

3. 疳气证患儿若性情急躁，夜卧不宁，宜在辨证基础上加用（　　　）

A. 钩藤　　　　　　　　B. 大黄　　　　　　　　C. 陈皮

D. 黄连　　　　　　　　E. 羚羊角

（六）判断题

1. 应以消法治疗疳积证。（　　　）

2. 疳证出现眼疳夜盲可选用羊肝丸治疗。（　　　）

3. 心疳与口疳是两个不同的概念。（　　　）

二、非选择题

（一）填空题

1. 按病程与证候特点可将疳证分为_____、_____及_____三大证候。

2. 疳证的病变部位主要在_____，重症可病涉_____。

3. 疳证的基本病理改变为_____，_____。

4. _____，_____是引起疳证最常见的原因。

5. 疳证患儿，若脾虚不运，气不化水，水湿泛滥，则可出现_____。

6. 疳证的治疗原则，疳气以_____为主，疳积以_____为主，干疳以_____为主。

（二）名词解释

1. "疳者甘也"

2. "疳者干也"

3. "无积不成疳"

4. 疳肿胀

（三）简答题

1. 简述"疳"的含义。

2. 简述疳证的治疗原则。

3. 简述疳积证的治法及首选方。

（四）问答题

1. 如何预防疳证的发生？

2. 试述厌食与疳证的鉴别诊断要点。

3. 请述疳证与积滞在临床表现上有何不同？两者之间又有何联系？

（五）复合题（病案分析题）

患儿，2 岁。体重 9.5kg。出生后 3 个半月时，一次进食蛋黄 1 个，遂出现食欲减退，强迫进食则呕吐，体倦乏力，易发脾气，面色少华，毛发稀疏，大便不调，舌质淡红，苔薄白，指纹淡。血常规：红细胞 $4.5 \times 10^{12}/L$，血红蛋白 120g/L。血生化：球蛋白 47g/L，白蛋白 35g/L。

试就本例患儿，做出中医病证诊断，病机分析，提出治法、主方，开出处方。

参考答案

一、选择题

（一）A1 型题

1. D 2. A 3. B 4. B 5. A 6. C 7. B 8. A 9. C

（二）A2 型题

1. B 2. A 3. D 4. A 5. D 6. B 7. B 8. D 9. D

（三）A3 型题

1.（1）E （2）D

2.（1）D （2）D （3）A

（四）B 型题

1. B 2. C 3. A 4. C

（五）X 型题

1. ABCE 2. ABCD 3. AD

（六）判断题

1. × 2. √ 3. ×

二、非选择题

（一）填空题

1. 疳气；疳积；干疳

2. 脾胃；五脏

3. 脾胃受损；津液消亡

4. 饮食不节；喂养不当

5. 疳肿胀

6. 和；消；补

（二）名词解释

1. "疳者甘也"，是指小儿过食肥甘厚腻，损伤脾胃，形成疳证。

2. "疳者干也"，是指气液干涸，形体羸瘦。前者言其病因，后者言其病机及主症。

3. "无积不成疳"是指疳证的成因与积滞有关，如果积滞日久，迁延失治，进一步损伤脾胃，导致气血生化乏源，营养及生长发育障碍，转化为疳证，故前人有"无积不成疳"之说。

4. 疳证日久脾阳不振，脾病及肾，气不化水，水湿溢于肌表，出现足踝浮肿，眼睑浮肿，甚或颜面及全身浮肿，称为疳肿胀。

（三）简答题

1. "疳"之含义，自古有两种解释。其一曰"疳者甘也"，是指小儿过食肥甘厚腻，损伤脾胃，形成疳证；其二曰"疳者干也"，是指气液干涸，形体羸瘦。前者言其病因，后者言其病机及主症。

2. 疳证治疗原则以健运脾胃为主，通过调理脾胃，助其纳化，以达气血丰盈、津液充盛、脏腑肌肤得养之目的。疳气以和为主；疳积以消为主，或消补兼施；干疳以补为要。注意补脾须佐助运，使补不碍滞；消积勿过用攻伐，以免伤正。出现兼证者，应按脾胃本病与他脏兼证合参而随症治之，以平为期。

3. 疳积以消为主，或消补兼施；治法为消积理脾，和中清热。首选方为肥儿丸加减。

（四）问答题

1. （1）提倡母乳喂养，乳食定时定量，按时按序添加辅食，供给多种营养物质，以满足小儿生长发育的需要。

（2）合理安排小儿生活起居，保证充足睡眠时间，经常户外活动，呼吸新鲜空气，多晒太阳，增强体质。

（3）纠正饮食偏嗜、过食肥甘滋补、贪食零食、饥饱无常等不良的饮食习惯。

（4）发现体重不增或减轻，食欲减退时，要尽快查明原因，及时加以治疗。

2. 厌食病以厌食为主要症状，时间较长，一般在 2 个月以上，其他症状不重；是由脾胃不和，受纳运化失健所致，为脾之本脏轻症，不涉及他脏，形体无明显消瘦。

疳证患儿在饮食方面的表现除有食欲不振，还有食欲亢进或嗜食异物者；形体明显消瘦；可病涉五脏，出现烦躁不宁或萎靡不振，以及口疳、眼疳、疳肿胀等兼证。

3. 疳证以形体消瘦，面色无华，毛发干枯，精神萎靡或烦躁，饮食异常，舌苔厚腻为特征；积滞以不思乳食，食而不化，脘腹胀满，嗳气酸腐，大便溏薄或秘结酸臭为特征。

若积久不消，影响水谷精微化生，致形体日渐消瘦，可以转化为疳证，但疳证并非全由积滞转化而来，其他多种病证如厌食、泄泻、肺痨等病程迁延日久皆可转化成疳。

（五）复合题（病案分析题）

诊断：疳证（疳气证）。

病机分析：患儿年幼，脾胃功能尚不完善，加之饮食失节，损伤脾胃。脾胃失和，胃不腐熟水谷，脾失健运，则饮食水谷不能化生气血精微以滋养全身，故形体消瘦，面色少华，毛发稀疏；脾虚肝亢则易发脾气；脾失健运，则不思饮食，大便不调；舌质淡，苔薄白，指纹淡，皆为脾虚气血生化不足之象。

治法：调和脾胃，益气助运。

主方：资生健脾丸加减。

处方：苍术 6g，山药 12g，陈皮 3g，厚朴 3g，薏苡仁 12g，茯苓 6g，砂仁 3g$^{（后下）}$，白扁豆 6g，钩藤 6g$^{（后下）}$，焦山楂 6g，焦神曲 6g。

第十节　缺铁性贫血

一、选择题

（一）A1 型题

1. 缺铁性贫血多见于（　　）

    A. 1 岁以内　　　　　　B. 6 个月~2 岁　　　　　C. 3~6 岁

    D. 6~9 岁　　　　　　　E. 9~12 岁

2. 小儿发生缺铁性贫血最主要的原因是（　　）

    A. 体内储铁不足　　　　B. 铁的摄入不足　　　　C. 生长发育过快

    D. 造血功能低下　　　　E. 叶酸缺乏

3. 缺铁性贫血中医病位在（　　）

    A. 心脾肾为主　　　　　　　B. 肝脾为主

    C. 以肝肾为主，涉及脾胃　　D. 脾肾为主，影响各脏腑

    E. 主要在脾胃，涉及心肝肾

4. 与缺铁性贫血关系最密切的脏腑是（　　）

    A. 肺脾　　　　　　　　B. 心肝　　　　　　　　C. 肝脾

    D. 脾胃　　　　　　　　E. 心肾

5. 用铁剂治疗几周后血红蛋白上升 20g/L，可诊断为缺铁性贫血（　　）

    A. 2 周　　　　　　　　B. 3 周　　　　　　　　C. 4 周

    D. 6 周　　　　　　　　E. 8 周

6. 下列哪项对中度贫血最有诊断意义（　　）

    A. 面色萎黄　　　　　　B. 心悸头晕耳鸣　　　　C. 乏力倦怠

    D. 红细胞 $3.2×10^{12}$/L　　E. 血红蛋白 75g/L

7. 缺铁性贫血的治疗原则是（　　）

A. 健脾养心，滋补气血　　　B. 健脾开胃，益气养血

C. 滋养肝肾，益精养血　　　D. 温补脾肾，益阴养血

E. 健脾温阳，补养生血

8. 治疗缺铁性贫血，补充铁剂常需和哪种治法同时运用（　　　）

A. 疏肝和胃　　　　　　B. 健脾益肾　　　　　　C. 健脾助运

D. 滋补肝肾　　　　　　E. 益气养血

9. 预防小儿缺铁性贫血应强调（　　　）

A. 及时添加含铁丰富且易吸收的食物

B. 牛奶喂养时加热以减少过敏引起的肠道失血

C. 给予铁剂预防

D. 母乳喂养

E. 及时补充维生素

10. 预防缺铁性贫血的最佳时期为生后（　　　）

A. 2~3 个月　　　　　　B. 3~4 个月　　　　　　C. 4~6 个月

D. 6~8 个月　　　　　　E. 1 岁以后

（二）A2 型题

1. 患儿，4 岁。近半年来，面色萎黄，发黄稀少，乏力懒动，食欲不振，心悸怔忡，夜寐不安，时有腹痛、腹胀，大便稀薄。检查：血红蛋白 95g/L，大便潜血（＋），大便漂浮法检出钩虫卵。其病因为（　　　）

A. 铁摄入不足　　　　　　B. 铁丢失过多　　　　　　C. 脾胃虚弱

D. 心脾两虚　　　　　　E. 钩虫感染

2. 患儿，11 个月。因其母有病，以家中山羊奶喂养，近 1 个月来发现面色萎黄，食欲不振，表情呆滞，反应迟钝，原来已会爬，现无力端坐，手足常颤抖。检查：红细胞 2.9×10^{12}/L，血红蛋白 85g/L，红细胞平均体积 105fL。恰当的治疗是（　　　）

A. 口服维生素 C　　　　　　B. 肌注葡萄糖铁

C. 口服富马酸亚铁　　　　　　D. 肌注维生素 B_{12}

E. 输血

3. 患儿，3 岁。早产儿，自幼食欲不振，近半年来，面色苍白，双目干涩，口干喜饮，舌红少苔。检查：红细胞 2.4×10^{12}/L，血红蛋白 73g/L，红细胞平均体积 75fL。其证候是（　　　）

A. 气血两虚　　　　　　B. 脾胃虚弱　　　　　　C. 心脾两虚

D. 肝肾阴虚　　　　　　E. 肾阴不足

4. 患儿，2 岁。反复泄泻 3 个月，大便日 5~7 次，呈水样或稀糊状便，伴食欲不振，发黄稀疏，面黄消瘦，夜寐不安，舌淡苔白。检查：血红蛋白 95g/L，大便镜检有脂肪球。治法应首选（　　　）

A. 健脾益气，燥湿止泻　　　　　　B. 消食导滞，益气养血

C. 补脾养心，益气养血　　　D. 温补脾肾，益阴养血

E. 滋养肝肾，益精养血

5. 患儿，13 个月。曾以廉价奶粉喂养 3 个月，渐出现面色白，发黄稀少，精神萎靡，畏寒肢冷，肢体略浮肿，大便溏薄。检查：血红蛋白 65g/L。治法首选（　　）

A. 补脾养心，益气生血　　　B. 健运脾胃，益气养血

C. 温补脾肾，填精养血　　　D. 滋养肝肾，益精养血

E. 回阳救逆，温肾固脱

6. 患儿，3 岁。自幼挑食、偏食，纳食不香，面色萎黄，唇甲色淡，神疲乏力，时有头晕，夜眠不安，舌淡苔薄白。检查：血红蛋白 97g/L。治疗首选方是（　　）

A. 归脾汤　　　　　　　B. 补中益气汤　　　　　　C. 六君子汤

D. 四物汤　　　　　　　E. 酸枣仁汤

7. 患儿，4 岁。自幼纳食不香，近半年来不思饮食，形体消瘦，发育迟缓，面色萎黄，耳轮苍白，毛发干枯，两目干涩，时有耳鸣，舌红苔少，脉细数。检查：血红蛋白 92g/L。治疗首选方剂为（　　）

A. 知柏地黄丸　　　　　B. 四物汤　　　　　　　　C. 六君子汤

D. 右归丸　　　　　　　E. 左归丸

（三）A3 型题

患儿，男，9 个月，母乳喂养，未添加辅食，近 1 个月发现手足颤抖，智力发育迟缓。查体：面色苍白，两颧潮红，爪甲色淡易脆，毛发稀疏干枯，表情呆滞，手足唇舌均有震颤，舌红少苔。血常规：Hb 81g/L，RBC 3.4×10^{12}/L，PLT 150×10^9/L。

（1）本患儿最可能的诊断是（　　）

A. 缺铁性贫血　　　　　B. 营养性巨幼红细胞性贫血

C. 营养性混合性贫血　　D. 生理性贫血

E. ABO 溶血

（2）该患者所属证型是（　　）

A. 气血两虚　　　　　　B. 脾胃虚弱　　　　　　　C. 心脾两虚

D. 肝肾阴虚　　　　　　E. 肾阴不足

（3）该患者治疗首选方剂为（　　）

A. 知柏地黄丸　　　　　B. 四物汤　　　　　　　　C. 六君子汤

D. 右归丸　　　　　　　E. 左归丸

（四）B 型题

A. 大细胞性贫血　　　　B. 正细胞性贫血

C. 小细胞低色素性贫血　D. 单纯小细胞性贫血　　　E. 混合性贫血

1. 缺铁性贫血属于（　　）

2. 营养性巨幼红细胞性贫血属于（　　）

A. 心肝脾肺肾　　　　　B. 脾胃心肝肾　　　　　C. 心肝脾胃

D. 肝肾　　　　　　　　E. 脾胃

3. 缺铁性贫血病变脏腑为（　　　）

4. 疳证病变脏腑为（　　　）

（五）X 型题

1. 缺铁性贫血常见的症状有（　　　）

A. 精神萎靡　　　　　　B. 胁下痞块　　　　　　C. 易出血

D. 惊厥　　　　　　　　E. 黄疸

2. 下列哪些是造成小儿缺铁性贫血的原因（　　　）

A. 孕母孕期挑食、偏食

B. 孕母孕期维生素摄入不足

C. 母乳不足，未添加辅食

D. 钩虫症、肠道憩肉、憩室等长期慢性失血

E. 泄泻日久不愈

3. 缺铁性贫血脾胃虚弱证的临床表现有（　　　）

A. 心悸气短　　　　　　B. 面色萎黄　　　　　　C. 发育迟缓

D. 纳差乏力　　　　　　E. 大便溏薄

4. 关于铁剂治疗缺铁性贫血的说法正确的是（　　　）

A. 口服二价铁剂较易吸收

B. 口服三价铁剂较易吸收

C. 维生素 C 可促进铁剂的吸收

D. 口服铁剂最好于两餐之间

E. 铁剂需用至血红蛋白升至正常水平后 1 个月方可停药

（六）判断题

1. 缺铁性贫血各种症状产生的病理基础是脾胃失调。（　　　）

2. 铁剂治疗缺铁性贫血待血红蛋白升高至正常水平后即可停药。（　　　）

二、非选择题

（一）填空题

1. 诊断儿童缺铁性贫血 3 个月~6 岁血红蛋白低于_____，6 岁以上低于_____。

2. 缺铁性贫血病变脏腑在_____，尤以_____受累明显，故治疗当以_____、_____为原则。

（二）名词解释

缺铁性贫血

（三）简答题

缺铁性贫血的病因病机是什么？

（四）问答题

1. 试述缺铁性贫血的治疗原则及注意事项。

2. 如何预防小儿缺铁性贫血的发生？

3. 小儿厌食、疳证、缺铁性贫血在治疗上有何异同？

（五）复合题（病案分析题）

患儿，2 岁，体重 10.8kg。早产，自幼不思饮食，近 3 个月来加重，形体日渐消瘦，生长发育较同龄儿略迟缓，走路不稳，皮肤苍白，头发枯黄，午后颧红，大便偏干，舌红苔少，指纹色淡。实验室检查：血红蛋白 80g/L，红细胞 $2.8×10^{12}$/L，红细胞平均体积 82fL。

试就本例患儿，做出西医疾病、分度诊断，中医证候诊断，病机分析，提出治法、主方，开出处方。

参考答案

一、选择题

（一）A1 型题

1. B 2. B 3. E 4. D 5. C 6. E 7. B 8. C 9. A 10. C

（二）A2 型题

1. E 2. D 3. D 4. A 5. C 6. A 7. E

（三）A3 型题

（1）A （2）D （3）E

（四）B 型题

1. C 2. A 3. B 4. A

（五）X 型题

1. AB 2. ACDE 3. BDE 4. ACD

（六）判断题

1. × 2. ×

二、非选择题

（一）填空题

1. 110g/L；120g/L

2. 心肝脾胃肾；脾胃；健脾开胃；益气养血

（二）名词解释

缺铁性贫血是体内铁缺乏导致血红蛋白合成减少，临床以小细胞低色素性贫血、血清铁蛋白减少和铁剂治疗有效为特点的贫血症。

（三）简答题

缺铁性贫血病因主要与先天禀赋不足、后天喂养不当，脾胃虚弱，或大病之后失于调养，或急慢性失血有关。病机关键为气血不足，血虚不荣。

（四）问答题

1. 缺铁性贫血的治疗原则是健脾开胃、益气养血，结合其他脏腑虚损的情况，施以养心安神、滋养肝肾、温补脾肾等法。治疗时应注意：不可拘泥贫血而过用滋腻补血之品，以防峻补滋腻碍滞脾胃，影响食欲；应注意顾护脾胃，滋补之中须佐以助运理气之品，以使补而不滞、补不碍胃。同时根据气血阴阳之互根互用关系，补血同时应兼以益气，补阴之际不忘补阳，方符合"善补阴者，必于阳中求阴，则阴得阳助而泉源不竭"之古训，使阴阳互化、气血互生。

2. ①加强孕期、哺乳期母亲的营养及疾病防治，合理膳食，确保婴儿健康。②提倡母乳喂养，及时添加含铁丰富、易消化的辅食。早产儿、低体重儿宜于2个月左右给予铁剂预防。③养成良好的饮食习惯，合理配置膳食结构。纠正偏食、挑食、零食等不良习惯，以牛奶喂养者，须加热后服用，防止过敏引起的肠道出血。④及时治疗各类传染病、消化道疾病、寄生虫病、出血性疾病，加强护理，以防止营养性贫血的发生。

3. 相同点：小儿厌食、疳证、缺铁性贫血都属脾系疾病，都由脾胃功能失调引起，治疗都以健运脾胃为主。不同点：①厌食以脾胃失和、纳运失职为主要病机，治疗当以运脾开胃为主。脾胃气虚者，治以健脾益气；脾胃阴虚者，治以养胃育阴。②疳证以脾胃受损、气血津液耗伤为基本病理改变，治疗以健运脾胃为主。疳气以和为主，疳积以消为主或消补兼施，干疳以补为要。出现兼证者，应按脾胃本病与他脏兼证合参随症治之。③缺铁性贫血以气血亏虚、脏腑失荣为病理基础，治疗以健脾开胃、益气养血为原则。并结合他脏虚损情况施以养心安神、滋养肝肾、温补脾肾等法。

（五）复合题（病案分析题）

西医诊断：缺铁性贫血（中度）。

中医证候诊断：缺铁性贫血（肝肾阴虚证）。

病机分析：该患儿系早产，先天不足，又后天喂养失当，脾胃损伤，久不思食，致生化乏源，气血无以化生，肌肤失荣则形体消瘦、面色苍白；病情迁延日久，精血亏虚，不能充养肝肾，肾精不足则生长发育迟缓；肝主筋、肾主骨，肝肾不足、筋骨不坚则走路不稳；发为血之余，血虚则头发枯黄；阴血同源，血虚则虚火内生，故出现午后额红、便干。舌红苔少、指纹色淡均为肝肾阴虚、气血不足之象。

治法：滋养肝肾，调补精血。

主方：左归丸加减。

处方：龟板 12g，鹿角胶 6g^(烊化)，菟丝子 10g，牛膝 6g，熟地黄 10g，山药 10g，山茱萸 6g，枸杞子 10g，阿胶 6g^(烊化)，焦山楂 10g，陈皮 4g。

第六章 心肝系病证 ▷▷▷▷

第一节 夜 啼

一、选择题

（一）A1 型题

1. 治疗夜啼暴受惊恐证首选方剂是（   ）

    A. 匀气散   B. 玉女煎   C. 导赤散

    D. 远志丸   E. 乌药散

2. 治疗夜啼脾寒气滞的首选方剂为（   ）

    A. 匀气散合乌药散   B. 玉女煎   C. 导赤散

    D. 远志丸   E. 朱砂安神丸

3. 小儿入夜啼哭不安，睡中时时惊惕者，方药中常加的药物是（   ）

    A. 人参、茯苓   B. 蝉蜕、钩藤   C. 僵蚕、郁金

    D. 黄连、栀子   E. 党参、白术

4. 小儿夜间啼哭，哭声低弱，面色无华，口唇色淡，四肢欠温，大便溏薄，舌淡苔薄白，指纹淡红。其常用药是（   ）

    A. 炮姜、砂仁、陈皮、乌药、木香、白芍、桔梗、炙甘草

    B. 生地黄、淡竹叶、通草、甘草梢、黄连、灯心草

    C. 远志、石菖蒲、茯神、茯苓、龙骨、人参

    D. 连翘、栀子、蚕沙、赤小豆、薏苡仁、苦杏仁、木防己、滑石、半夏

    E. 人参、麦冬、五味子、太子参、当归、生地黄、丹参、酸枣仁、炙甘草

5. 小儿夜间突然啼哭，哭声尖锐，如见异物，表情恐惧，紧偎母怀，面色乍青乍白，哭声时高时低，时急时缓，指纹青紫。其常用药是（   ）

    A. 炮姜、砂仁、陈皮、乌药、木香、白芍、桔梗、炙甘草

    B. 生地黄、淡竹叶、通草、甘草梢、黄连、灯心草

    C. 远志、石菖蒲、茯神、茯苓、龙骨、人参

    D. 连翘、栀子、蚕沙、赤小豆、薏苡仁、苦杏仁、木防己、滑石、半夏

    E. 人参、麦冬、五味子、太子参、当归、生地黄、丹参、酸枣仁、炙甘草

（二）**A2 型题**

1. 下列各项，有关夜啼的预防与调护，不正确的是（　　）

　　A. 要注意防寒保暖，但勿使衣被过暖

　　B. 孕妇及乳母不可过食寒凉及辛辣热性食物，勿受惊吓

　　C. 饥饿、过饱、闷热、寒冷、虫咬、尿布浸渍、衣被刺激等不会引起夜啼

　　D. 婴儿啼哭不止，要注意寻找原因，以尽早明确诊断

　　E. 不要将婴儿抱在怀中睡眠，不通宵开启灯具，养成良好的睡眠习惯

2. 小儿夜啼的发病年龄多见于（　　）

　　A. 新生儿及婴儿　　　　B. 1 岁　　　　　　　C. 2 岁

　　D. 3 岁　　　　　　　　E. 4 岁

3. 夜啼的主要病因病机是（　　）

　　A. 寒、热、惊　　　　　B. 寒、热、瘀　　　　C. 寒、瘀、惊

　　D. 热、瘀、惊　　　　　E. 寒、热、惊、风

4. 下列治疗不适合夜啼脾寒气滞证的是（　　）

　　A. 匀气散合乌药散加减

　　B. 宝宝乐

　　C. 针刺取大陵、少商穴

　　D. 艾灸神阙

　　E. 干姜粉、艾叶炒热布包，熨小腹，从上至下，反复多次

（三）**A3 型题**

1. 患儿，10 个月。10 天前听到爆竹声响，夜间突然啼哭，紧偎母怀，面色乍青乍白，哭声时高时低，时缓时急，舌苔薄白，指纹色紫。

（1）患者所属证型是（　　）

　　A. 脾寒气滞　　　　　　B. 心经积热　　　　　C. 暴受惊恐

　　D. 湿热侵心　　　　　　E. 心脾两虚

（2）治法为（　　）

　　A. 温脾散寒，理气止痛　　B. 定惊安神，补气养心

　　C. 清心导赤，泻火除烦　　D. 清热化湿，宁心复脉

　　E. 补益心脾，养血复脉

（3）选用何方治疗（　　）

　　A. 匀气散合乌药散　　　B. 归脾汤　　　　　　C. 导赤散

　　D. 远志丸　　　　　　　E. 朱砂安神丸

2. 患儿，6 个月。近期夜间啼哭，哭声低微，时哭时止，睡喜蜷曲，四肢欠温，吮吸无力，胃纳欠佳，大便溏薄，舌苔薄白，指纹淡红。

（1）其证候是（　　）

　　A. 脾寒气滞　　　　　　B. 心经积热　　　　　C. 暴受惊恐

    D. 肝胃不和   E. 气血不足

（2）治法为（　　）

    A. 温脾散寒，理气止痛   B. 定惊安神，补气养心

    C. 清心导赤，泻火除烦   D. 疏肝理脾，宁心安神

    E. 补气养血，安神定志

（3）选用何方治疗（　　）

    A. 朱砂安神丸   B. 匀气散合乌药散   C. 导赤散

    D. 远志丸   E. 玉女煎

（四）B 型题

    A. 丁香、檀香   B. 干姜、木香   C. 小茴香、高良姜

    D. 乌药、香附   E. 香附、延胡索

1. 匀气散中用以温中散寒的药物有（　　）

2. 乌药散中用以散寒止痛的药物有（　　）

（五）X 型题

下列关于夜啼的叙述，正确的是（　　）

    A. 夜啼的病因包括先天和后天

    B. 夜啼的病机包括脾寒气滞、热扰于心、惊恐伤神

    C. 夜啼的病位在心、脾

    D. 夜啼应该根据病因分别施以温脾散寒、清心导赤、镇惊安神

    E. 夜啼多见于新生儿及 6 个月内的小婴儿

（六）判断题

1. 夜啼的证型有气血亏虚、脾寒气滞、心经积热、暴受惊恐。（　　）

2. 可采用针灸、推拿、热罨包、膏药贴剂等方法治疗小儿夜啼。（　　）

3. 夜啼的主要病因病机为热、瘀、惊。（　　）

4. 夜啼的心经积热证型首选方剂为桑菊饮。（　　）

二、非选择题

（一）填空题

1. 夜啼的病位主要在_____和_____。

2. 夜啼的好发年龄为_____。

3. 夜啼的主要病因是_____、_____、_____。

4. 夜啼的辨证分型为_____、_____、_____。

（二）名词解释

夜啼

（三）简答题

1. 夜啼的治疗原则是什么？

2. 夜啼的诊断要点有哪些?

（四）问答题

夜啼的鉴别诊断有哪些?

（五）复合题（病案分析题）

患儿，11 个月。患儿近期夜间啼哭，哭声较响，延声不休，哭时面赤唇红，烦躁不宁，身腹俱暖，大便秘结，小便短赤，舌尖红，苔薄黄，指纹紫。

请分析该患儿病机，并做出初步诊断。

参考答案

一、选择题

（一）A1 型题

1. D 2. A 3. B 4. A 5. C

（二）A2 型题

1. C 2. A 3. A 4. C

（三）A3 型题

1.（1）C （2）B （3）D

2.（1）A （2）A （3）B

（四）B 型题

1. C 2. D

（五）X 型题

ABCDE

（六）判断题

1. × 2. √ 3. × 4. ×

二、非选择题

（一）填空题

1. 心；脾

2. 新生儿及 6 个月以内的小婴儿

3. 寒；热；惊

4. 脾寒气滞；心经积热；暴受惊恐

（二）名词解释

夜啼是指婴儿入夜啼哭不安，时哭时止，或每夜定时啼哭，甚则通宵达旦，但白天如常的一种病证。古代儿科医籍又称儿啼。多见于新生儿及 6 个月内的小婴儿，四季均可发病。

（三）简答题

1. 调整脏腑，安和脏气，调匀血脉，是夜啼的治疗原则。因脾寒气滞者，治以温脾行气；因心经积热者，治以清心安神；因惊恐伤神者，治以定惊宁神。

2.（1）病史：有腹部受寒、护养过温、暴受惊恐等病史。

（2）临床表现：①多见于新生儿或婴儿，入夜啼哭，不得安睡，时哭时止，或每夜定时啼哭，甚则通宵达旦，而白天如常。②全身一般情况良好，排除因外感发热、口疮、肠套叠、寒疝等疾病引起的啼哭。

（3）体征：各项体征无异常发现。

（4）辅助检查：各项检查无异常发现。

（四）问答题

夜啼应注意与生理性啼哭和病理性啼哭相鉴别。

（1）生理性啼哭：小儿哭时声调一致、哭声响亮、清脆有节奏，面色红润，无其他临床症状，在经过详细检查后未发现病理状态，此时应考虑为生理性哭闹。大多因喂养不当，奶水不足或护理不当引起。

（2）病理性啼哭：因疾病引起患儿不适，日夜均可啼哭。如新生儿中枢神经系统感染或颅内出血，常有音调高、哭声急的"脑性尖叫"声；急腹症时（如肠套叠）可引起阵发性哭闹不安，伴面色苍白、出汗等症状；佝偻病及手足搐搦症患儿常烦闹不安、易哭。

（五）复合题（病案分析题）

病机分析：患儿体内积热，神明被扰，心神不宁而哭声较响，延声不休，哭时面赤唇红，烦躁不宁；素体阳盛，肠胃积热，则大便秘结，小便短赤；舌尖红，苔薄黄，指纹紫均为心经积热之征。

初步诊断：夜啼（心经积热证）。

第二节　汗　证

一、选择题

（一）A1 型题

1. 气阴亏虚型汗证的表现为（　　）

   A. 自汗为主，或伴盗汗，汗出不温

   B. 自汗为主，或伴盗汗，头颈胸背明显

   C. 自汗为主，或伴盗汗，遍身汗出不温

   D. 盗汗为主，常伴自汗，汗液黏稠，口舌生疮

   E. 盗汗为主，心烦少寐，五心烦热

2. 小儿汗证多发生于（　　）

A. 5 岁以内　　　　　　　B. 6 岁以内　　　　　　　C. 7 岁以内

D. 8 岁以内　　　　　　　E. 9 岁以内

3. 小儿汗证最基本的病理是（　　　）

　A. 肺卫不固　　　　　　B. 营卫失调　　　　　　C. 气阴亏损

　D. 湿热郁蒸　　　　　　E. 阴阳失调

4. 小儿汗证的病机不包括（　　　）

　A. 肺卫不固　　　　　　B. 营卫失调　　　　　　C. 气阴亏虚

　D. 湿热迫蒸　　　　　　E. 阴阳失调

5. 小儿汗证常见病因是（　　　）

　A. 气虚　　　　　　　　B. 血虚　　　　　　　　C. 阴虚

　D. 阳虚　　　　　　　　E. 体虚

6. 小儿常见汗证为（　　　）

　A. 大汗，战汗　　　　　B. 自汗，盗汗　　　　　C. 自汗，大汗

　D. 自汗，战汗　　　　　E. 大汗，手足心汗

7. 下列有关汗证的描述错误的是（　　　）

　A. 汗证多属实证

　B. 自汗以气虚、阳虚为主

　C. 盗汗以阴虚、血虚为主

　D. 小儿的异常出汗按时间分有自汗、盗汗之不同

　E. 小儿汗证可见于西医学的甲状腺功能亢进、自主神经功能紊乱、反复呼吸道
感染等疾病过程中

8. 治疗表虚不固汗证的首选方剂为（　　　）

　A. 黄芪桂枝五物汤　　　B. 玉屏风散　　　　　　C. 当归六黄汤

　D. 玉屏风散合牡蛎散　　E. 生脉散

9. 治疗气阴亏虚汗证的首选方剂为（　　　）

　A. 生脉散　　　　　　　B. 知柏地黄丸　　　　　C. 一贯煎

　D. 牡蛎散　　　　　　　E. 桂枝汤

10. 汗证表虚不固证的治法为（　　　）

　A. 调和营卫　　　　　　B. 益气固表　　　　　　C. 收涩敛汗

　D. 益气养阴　　　　　　E. 补中益气

（二）**A2 型题**

1. 患儿，4 岁。时常汗出，不分寤寐，汗出部位以头部、肩背明显，动则益甚，伴
神疲乏力，面色少华，平素易患伤风感冒，舌质淡、苔薄白，脉虚无力、指纹淡。其证
候是（　　　）

　A. 表虚不固　　　　　　B. 气阴两虚　　　　　　C. 营卫不和

　D. 脾胃积热　　　　　　E. 阳虚水泛

2. 患儿，4岁。时常汗出，不分寤寐，汗出部位以头部、肩背明显。动则益甚，伴神疲乏力，面色少华，平素易患伤风感冒，舌质淡、苔薄白，脉虚无力、指纹淡。其治法是（　　　）

  A. 益气固表敛汗   B. 调和营卫   C. 益气养阴

  D. 清心泻脾，清利湿热 E. 温肾化饮利水

3. 患儿，男，3岁，平时易感、自汗，偶有盗汗。汗出以头部、肩背部明显，动则尤甚，神疲乏力，面色少华，舌淡，苔薄白，脉细弱。治疗首选方剂为（　　　）

  A. 桂枝汤   B. 黄芪桂枝五物汤   C. 黄芪建中汤

  D. 玉屏风散合牡蛎散 E. 生脉散

4. 患儿，女，5岁，易出汗，汗出遍身，畏寒恶风，不发热，精神疲倦，胃纳不振，舌质淡红，苔薄白，脉缓。治疗首选方剂是（　　　）

  A. 参苓白术散   B. 黄芪桂枝五物汤 C. 生脉散

  D. 四君子汤   E. 玉屏风散合牡蛎散

5. 患儿，男，2岁，经常在入睡后出汗，有时白天也汗出较多。形体消瘦，精神倦怠，心烦少寐，时有低热、口干、手足心灼热，哭声无力，口唇淡红，舌质淡，可见花剥苔，脉细弱。治疗首选方剂是（　　　）

  A. 生脉散   B. 黄芪桂枝五物汤 C. 一贯煎

  D. 牡蛎散   E. 玉屏风散

（三）A3 型题

患儿，男，4岁。因一周前常梦中汗出，醒时自止来就诊。现汗出较多，湿衣湿枕，神疲乏力，舌质淡红，苔少或见剥苔，脉细弱或细数。

（1）其辨证为（　　　）

  A. 营卫不和   B. 气阴两虚   C. 脾虚湿盛

  D. 脾胃积热   E. 阴虚火旺

（2）其治法为（　　　）

  A. 调和营卫   B. 益气养阴   C. 健脾祛湿

  D. 滋阴降火   E. 清心泻脾，清利湿热

（3）其方药首选（　　　）

  A. 黄芪桂枝五物汤 B. 玉屏风散合牡蛎散 C. 生脉散

  D. 导赤散合泻黄散 E. 龙胆泻肝汤

（四）B 型题

  A. 黄芪桂枝五物汤 B. 玉屏风散合牡蛎散 C. 生脉散

  D. 导赤散合泻黄散 E. 龙胆泻肝汤

1. 治疗气阴两虚证自汗宜选（　　　）

2. 治疗营卫不和证自汗宜选（　　　）

   A. 多汗而不温　　　　　　　B. 汗出以头胸颈背为主

   C. 汗出遍身而伴虚热征象　D. 汗出肤热

   E. 不分寤寐，无故汗出

3. 表虚不固型汗证的症状特征为（　　　）

4. 营卫不和型汗证的症状特征为（　　　）

   A. 益气养阴　　　　　　　B. 调和营卫　　　　　　　C. 清热泻脾

   D. 化湿和中　　　　　　　E. 益气固表

5. 表虚不固型汗证的治法是（　　　）

6. 营卫不和型汗证的治法是（　　　）

7. 气阴亏虚型汗证的治法是（　　　）

   A. 黄芪桂枝五物汤　　　　B. 生脉散　　　　　　　　C. 玉屏风散合牡蛎散

   D. 清营汤　　　　　　　　E. 桂枝汤

8. 治疗表虚不固型汗证的首选方为（　　　）

9. 治疗营卫不和型汗证的首选方为（　　　）

10. 治疗气阴亏虚型汗证的首选方为（　　　）

（五）X 型题

1. 小儿出现汗证的病因有（　　　）

   A. 先天禀赋不足　　　　　B. 后天调护失宜　　　　　C. 病后失养

   D. 用药发散太过　　　　　E. 用药发散太少

2. 小儿汗证的常用方剂有（　　　）

   A. 牡蛎散　　　　　　　　B. 生脉散　　　　　　　　C. 泻黄散

   D. 玉屏风散　　　　　　　E. 黄芪桂枝五物汤

3. 小儿汗证的治则有（　　　）

   A. 调和营卫　　　　　　　B. 健脾益气　　　　　　　C. 清热泻脾

   D. 益气固表　　　　　　　E. 益气养阴

（六）判断题

1. 小儿的异常出汗按时间分有自汗、盗汗之不同；按性质分有热汗、冷汗、黏汗之别。（　　　）

2. 小儿汗证有虚实之分。虚证中常见表虚不固、营卫不和、气阴两虚；实证为心脾积热、脾胃湿热；而且虚实之间每可兼见或相互转化。（　　　）

3. 汗证是指不正常出汗的一种病证。主要表现为患儿在安静状态下依然出汗过多，清醒时可湿贴身衣物，睡眠时可湿枕巾。多发生于 7 岁以内的小儿。（　　　）

4. 汗发于阴而出于阳，其根本由阴中之营气，而启闭阳中之卫气，所以汗证之因，总由阴阳失衡所致。小儿气血未充，腠理未固，故易患此证。（　　　）

5. 小儿汗证多属虚证，一般自汗以阴虚、血虚为主，盗汗以气虚、阳虚为主，临床中最常见的是小儿自汗、盗汗并存。（　　）

二、非选择题

（一）填空题

1. 小儿汗证的主要病因为＿＿＿＿＿＿，＿＿＿＿＿＿，＿＿＿＿＿＿，＿＿＿＿＿＿等。

2. 小儿汗证的病机是＿＿＿＿＿＿、＿＿＿＿＿＿或＿＿＿＿＿＿或＿＿＿＿＿＿。

3. 玉屏风散合牡蛎散加减用于＿＿＿＿＿汗证型；黄芪桂枝五物汤加减用于＿＿＿＿＿汗证型；生脉散加减用于＿＿＿＿＿汗证型；泻黄散加减用于＿＿＿＿＿汗证型。

（二）名词解释

1. 汗证
2. 自汗
3. 盗汗
4. 战汗

（三）简答题

1. 简述小儿汗证的辨证思路。
2. 简述小儿汗证表虚不固、营卫不和型的临床表现，治法及其代表方剂。

（四）问答题

1. 盗汗与自汗的鉴别要点是什么？
2. 简述小儿汗证的治疗原则。
3. 简述小儿汗证实汗和虚汗的区别。

（五）复合题（病案分析题）

患儿，女，5岁，2015年11月20日初诊。其母代诉：自幼汗多、容易感冒。现来诊：素体偏弱，极易出汗，汗出较同龄者多，天气寒冷亦时有汗出，头面颈背尤甚，头发、衣服常湿透，不分寤寐，活动后尤甚，形体无明显消瘦，神疲乏力，面色少华，纳食欠佳，无恶心呕吐，夜寐不宁，喜翻身，睡中龂齿，大便偏稀，日解1~2次，小便调。查体：神志清，精神一般，咽腔（－），心肺腹（－），舌淡红，苔薄白，脉细弱。

请写出诊断、辨证分型、证候分析、治法、代表方药。

参考答案

一、选择题

（一）A1型题

1. E　2. A　3. E　4. E　5. A　6. B　7. A　8. D　9. A　10. B

（二）A2 型题

1. A　2. A　3. D　4. B　5. A

（三）A3 型题

(1) B　　(2) B　　(3) C

（四）B 型题

1. C　2. A　3. B　4. A　5. E　6. B　7. A　8. C　9. A　10. B

（五）X 型题

1. ABCD　2. ABCDE　3. ACDE

（六）判断题

1. √　2. √　3. ×　4. √　5. ×

二、非选择题

（一）填空题

1. 先天禀赋不足；后天调护失宜；病后失养；用药发散太过

2. 小儿卫表不固；玄府开阖失司；汗液不能自藏而外泄；热邪迫津外泄而现汗证

3. 表虚不固；营卫不和；气阴亏虚；脾胃积热

（二）名词解释

1. 汗证是指不正常出汗的一种病证，即小儿在安静状态下，日常环境中，以全身或局部出汗过多，甚则大汗淋漓为特征。

2. 自汗指不分寤寐，无故汗出者。

3. 盗汗指睡中出汗，醒时汗止者。

4. 战汗指在恶寒发热时全身战栗，随之汗出淋漓，或但热不寒，或汗出身凉，常出现在热病病程中。

（三）简答题

1. 小儿汗证辨证需从汗出时间、性质、部位、颜色以及伴随症状等方面辨别虚实。①辨汗出时间：白天汗出较多，为自汗，以表气虚为主，临证以头颈部汗出明显、动则尤甚；亦有营卫不和者，临证以遍身汗出或局部汗出为主；尚有实热、积热内蒸，迫津外泄者，临证头汗或四肢汗多，汗出染衣，溲黄便干。夜寐汗多为盗汗，多属阴虚，伴手足心热、潮热、舌苔花剥。自汗久则可以伤阴，盗汗久则伤阳，而出现气阴两虚之证。②辨汗出性质：微汗，多因表虚不固、卫阳不能固摄阴津所致，兼见平素易感、面色淡、舌淡苔白等症；营卫不和者亦可有遍身微微汗出。大汗，兼见面赤、口渴饮冷者，属实热证。热汗，兼见汗出黏腻、面赤烘热、烦躁、小便色黄、舌苔薄黄者，多因脾胃湿热或心脾积热所致；兼见两颧红赤、五心烦热、舌红少苔等，多因阴虚内热、迫津外泄所致。③辨汗出部位：头汗，既可因表虚不固、津液不藏所致，亦可因中焦湿热蕴结、迫津上越所致，兼见面赤、心烦、口渴、舌尖红、苔薄黄。遍身汗出或半身汗出，多系营卫不和所致；手足心汗出量多，其病位多责之于脾，兼见胸闷、便溏、肢倦乏力、尿短赤、苔黄腻者，是脾胃湿热、津液郁蒸、旁达外泄所致。

2. 汗证表虚不固型临床表现以自汗为主，或伴盗汗，汗出部位以头部、肩背明显。动则益甚，伴神疲乏力，面色少华，平素易患伤风感冒，舌质淡、苔薄白，脉虚无力、指纹淡。治宜益气固表敛汗。代表方剂为玉屏风散合牡蛎散加减。汗证营卫不和型临床表现以自汗为主，或伴盗汗，汗出遍身、微微汗出、持续性汗出，或半身或局部出汗，微恶风，舌质淡红、苔薄白，脉缓。治宜调和营卫。代表方剂为黄芪桂枝五物汤加减。

（四）问答题

1.

表　自汗与盗汗鉴别要点

鉴别点	自汗	盗汗
病因	气虚、阳虚	阴虚、血虚
时间	白天及清醒状态的异常出汗	夜晚及睡眠状态的异常出汗
伴随症	气短乏力，懒言声低，面色少华，易反复外感	两颧潮红，咽暗红，手足心热，形瘦
舌脉	舌淡，苔薄白或薄腻	舌红，少苔或光剥苔

2. 虚则补之，实则泻之。临证应视气血之虚而补之；实证当予疏利。表虚不固者宜益气固表；气阴两虚宜益气养阴；营卫不和宜调和营卫；阴虚火旺宜滋阴降火。脾胃积热宜疏利脏腑、清利湿热，使邪去正安。注意不可见汗止汗，亦不可过早收敛或一味收敛，以免留邪。

3. ①虚汗：多由素体虚弱，津液外泄所致，包括表气虚弱、营卫不和及阴虚火旺。表气虚弱，腠理不固，汗液漏泄；汗为心液，心气不足，汗失所主；气虚不能敛阴，血虚心失所养，则心液失藏，汗自外泄；卫弱营强，阴不内守，阳失固密，阴必乘之，津液外泄而为自汗；若卫强营弱，阳气郁蒸于肌表，内迫营阴，津液外越而为盗汗；心阴不足，虚火内生，亦可迫津外泄。②实汗：多由内热煎迫所致。如乳食壅滞而化热、里热蕴蒸、脾胃湿热、心脾积热等，内热蒸腾、迫津外泄而汗出。

（五）复合题（病案分析题）

诊断：汗证。

辨证分型：营卫不和证。

证候分析：盖因卫阳行于脉外，司固外、玄府开阖之权；营阴行于脉中，行濡养五脏六腑之职；营卫配合密切、协调，即称营卫调和。本案患儿体质偏虚，卫外不固，时常外感，病久伤及脾胃正气，内不能濡养脏腑，外不能充实营卫，故见"时常汗出、神疲乏力、面色少华、纳食欠佳"等症。

治法：调和营卫，益气固表。

代表方：黄芪桂枝五物汤加减。

处方：黄芪 15g，桂枝 6g，芍药 10g，生姜 3g，大枣 3g，党参 10g，浮小麦 10g，煅牡蛎 15g^{（先煎）}，怀山药 10g。

第三节 病毒性心肌炎

一、选择题

(一) A1 型题

1. 病毒性心肌炎的发病年龄多见于（ ）

　　A. 初生～1 个月　　　　　B. 1 个月～1 岁　　　　　C. 1～3 岁

　　D. 3～10 岁　　　　　　　E. 10 岁以上

2. 病毒性心肌炎的发病内因是（ ）

　　A. 痰瘀内阻　　　　　　　B. 正气亏虚　　　　　　　C. 外感风热

　　D. 湿热侵袭　　　　　　　E. 饮食内滞

3. 病毒性心肌炎的临床诊断依据中包括（ ）

　　A. 心悸　　　　　　　　　B. 气短　　　　　　　　　C. 多汗

　　D. 发病前 1～3 周有病毒感染病史　　　　E. 心肌肌钙蛋白阴性

4. 病毒性心肌炎病原学确诊指标是（ ）

　　A. 心内膜、心肌、心包（活检，病理）或心包穿刺液检查分离到病毒

　　B. 粪便、咽拭子或血液中分离到病毒

　　C. 恢复期血清同型抗体滴度较第 1 份血清升高或降低 4 倍以上

　　D. 病程早期患儿血中特异性 IgM 抗体阳性

　　E. 用病毒核酸探针自患儿血中查到病毒核酸

5. 病毒性心肌炎病初风热犯心证的治法为（ ）

　　A. 疏风清热，解毒护心　　　B. 疏风清热，解毒安神

　　C. 益气养阴，宁心安神　　　D. 温阳活血，养心通络

　　E. 豁痰活血，化瘀通络

6. 病毒性心肌炎的病理产物为（ ）

　　A. 痰湿　　　　　　　　　B. 瘀血　　　　　　　　　C. 瘀血、痰浊

　　D. 瘀血、痰饮　　　　　　E. 瘀血、水湿

7. 病毒性心肌炎心脏扩大及并发心力衰竭者，卧床休息时间至少为（ ）

　　A. 1 个月　　　　　　　　B. 1～3 个月　　　　　　　C. 3～6 个月

　　D. 6～12 个月　　　　　　E. 1 年以上

8. 下列有关病毒性心肌炎的西医治疗正确的有（ ）

　　A. 减轻心脏负担，不需要卧床休息，减少活动量即可

　　B. 对于仍处于病毒血症阶段的早期患儿，可选用抗病毒治疗

　　C. 营养心肌治疗中选用小剂量的维生素 C、辅酶 Q10

　　D. 小剂量丙种球蛋白

E. 肾上腺皮质激素是该病常用药

9. 病毒性心肌炎痰瘀互结证的首选中成药是（　　）

A. 参附注射液　　　　　B. 生脉注射液　　　　　C. 参麦注射液

D. 丹参注射液　　　　　E. 清开灵注射液

（二）A2 型题

1. 患儿，3岁。2周前因病毒性肠炎住院治疗7天，近两日患儿精神疲倦，善太息，时有胸部心前区疼痛，活动后诸症加重，查心电图：二度Ⅱ型房室传导阻滞。为明确诊断，下列临床上最有意义的检查是（　　）

A. 血常规　　　　　　　B. 血培养　　　　　　　C. 血病毒分离

D. 血沉　　　　　　　　E. 血心肌酶

2. 患儿，6岁。易发感冒，平均每个月1次，近日嗜睡少动，脘腹满闷，恶心泛呕，面色晦暗，唇甲青紫，舌质紫暗，舌边尖有瘀点，舌苔腻，脉滑。治法应选（　　）

A. 疏风清热，解毒护心　　B. 清热化湿，宁心通脉

C. 益气养阴，宁心安神　　D. 益气回阳，救逆固脱

E. 活血化瘀，豁痰开痹

3. 患儿，7岁。感冒1周未愈，乏力，时觉胸痛，间见憋气，发热恶寒，鼻塞流涕，咽红肿痛，咳嗽有痰，肌痛肢楚，心悸气短，胸闷胸痛，舌红苔薄，脉浮数。查心电图示Ⅱ、avF、V5导联T波倒置，血CK-MB升高。治疗应首选（　　）

A. 银翘散　　　　　　　B. 失笑散　　　　　　　C. 生脉散

D. 葛根黄芩黄连汤　　　E. 桂枝甘草龙骨牡蛎汤

4. 患儿，9岁。病毒性心肌炎病史7个月，憋气乏力，心悸不宁，心前区痛如针刺，脘腹满闷，唇甲青紫，舌质紫暗，脉滑。其病机是（　　）

A. 风热犯心　　　　　　B. 湿热侵心　　　　　　C. 气阴两虚

D. 痰瘀互结　　　　　　E. 心阳虚衰

5. 患儿，3岁。神疲乏力、心悸不适2个月，近2天复感外邪，发热咳嗽，突然面色苍白，呼吸急促，继之大汗淋漓，四肢厥冷，唇紫息微，脉微细欲绝。其证候是（　　）

A. 风热犯心　　　　　　B. 心脉瘀阻　　　　　　C. 气阴两虚

D. 痰瘀互结　　　　　　E. 心阳虚衰

6. 患儿，5岁。病毒性心肌炎病史5个月，现仍心悸不宁，活动后尤甚，少气懒言，烦热口渴，夜寐不安，舌光红少苔，脉结代。其证候是（　　）

A. 风热犯心　　　　　　B. 心脉瘀阻　　　　　　C. 气阴两虚

D. 心阳虚衰　　　　　　E. 心气虚弱

7. 患儿，4岁。恶寒发热，全身肌肉酸痛，恶心呕吐，腹痛泄泻，心悸胸闷，肢体乏力，舌质红，苔黄腻，脉结代。其证候是（　　）

A. 风热犯心　　　　　　B. 湿热侵心　　　　　　C. 心阳虚衰

D. 心脉瘀阻　　　　　　E. 肠腑湿热

8. 患儿，3岁。感冒后神疲乏力，面色苍白，心悸，气短，肢冷，多汗，肢体浮肿，呼吸急促，舌质淡紫，脉缓无力。血特异性 IgM 抗体阳性，咽拭子分离到病毒，血 CK-MB 升高，心电图示心律失常，X 线检查心影呈轻-中度扩大。患儿在治疗的同时，卧床休息时间至少为（　　）

    A. 1 个月　　　　　　　B. 1～3 个月　　　　　　C. 3～6 个月

    D. 6～12 个月　　　　　E. 1 年以上

9. 患儿，9岁。患心肌炎 1 周，低热绵延，鼻塞流涕，咽红肿痛，咳嗽有痰，头晕乏力，心悸气短，胸闷胸痛，舌质红，苔薄黄，脉数。其治法是（　　）

    A. 疏风清热，解毒护心　　B. 疏风清热，宣肺利咽

    C. 清热化湿，宁心安神　　D. 豁痰活血，化瘀通络

    E. 温阳活血，养心通络

10. 患儿，7岁。患心肌炎年余，心悸怔忡，神疲倦怠，气短乏力，畏寒肢冷，面色苍白，头晕多汗，舌质淡胖，脉缓无力。治疗应首选（　　）

    A. 生脉散　　　　　　　B. 归脾汤　　　　　　　C. 炙甘草汤

    D. 补中益气汤　　　　　E. 桂枝甘草龙骨牡蛎汤

（三）A3 型题

1. 患儿，男，3岁。近 2 个月来偶感心悸怔忡，胸闷气短，神疲乏力，头晕目眩，烦热口渴，夜间常汗出明显，入睡困难，舌质红少津，脉细数。血 CK-MB 升高，X 线检查心影呈轻-中度扩大，查心电图示Ⅱ、avF 导联 T 波倒置。

    （1）该患者所属证型是（　　）

    A. 风热犯心　　　　　　B. 湿热侵心　　　　　　C. 气阴两虚

    D. 心阳虚衰　　　　　　E. 痰瘀互结

    （2）治法为（　　）

    A. 疏风清热，解毒护心　　B. 清热化湿，宁心通脉

    C. 活血化瘀，豁痰开痹　　D. 益气回阳，救逆固脱

    E. 益气养阴，宁心安神

    （3）该患儿该选用何方治疗（　　）

    A. 银翘散　　　　　　　B. 生脉散　　　　　　　C. 中焦宣痹汤

    D. 参附龙牡救逆汤　　　E. 黄芪桂枝五物汤

2. 患儿，女，4岁。近 1 个月来常大便稀溏，偶尔 3～4 次/日，伴腹痛，且倦怠乏力。1 周来感胸闷心悸，时热时冷，四肢酸痛，恶心呕吐，食欲不振，夜寐不安。舌质红，苔黄腻，脉濡数。查心电图示Ⅱ、V5 导联 T 波倒置，血 CK-MB 升高，X 线提示心影轻度扩大。

    （1）该患者所属证型是（　　）

    A. 风热犯心　　　　　　B. 湿热侵心　　　　　　C. 气阴两虚

    D. 心阳虚衰　　　　　　E. 痰瘀互结

（2）治法为（　　）

    A. 疏风清热，解毒护心　　B. 清热化湿，宁心通脉

    C. 活血化瘀，豁痰开痹　　D. 益气回阳，救逆固脱

    E. 益气养阴，宁心安神

（3）该患儿该选用何方治疗（　　）

    A. 银翘散　　　　　　　　B. 生脉散　　　　　　　C. 中焦宣痹汤

    D. 参附龙牡救逆汤　　　　E. 黄芪桂枝五物汤

3. 患儿，女，2岁6个月。半个月前受凉后出现鼻塞、流涕，于医院治疗后康复。1周以来，患儿常诉头晕及胸闷不适。现症见胸闷心悸，面色苍白，四肢不温，口唇发白偏紫，舌质淡暗，舌苔薄白，脉细数。肺部听诊闻及湿啰音，心脏听诊闻及低钝心音，血CK-MB升高，超声心动图见心室壁水肿增厚，X线提示心影呈中度扩大。

（1）该患者所属证型是（　　）

    A. 风热犯心　　　　　　　B. 湿热侵心　　　　　　C. 气阴两虚

    D. 心阳虚衰　　　　　　　E. 痰瘀互结

（2）治法为（　　）

    A. 疏风清热，解毒护心　　B. 清热化湿，宁心通脉

    C. 活血化瘀，豁痰开痹　　D. 益气回阳，救逆固脱

    E. 益气养阴，宁心安神

（3）该患儿该选用何方治疗（　　）

    A. 银翘散　　　　　　　　B. 生脉散　　　　　　　C. 中焦宣痹汤

    D. 黄芪桂枝五物汤　　　　E. 参附龙牡救逆汤

4. 患儿，男，3岁。3周前患水痘，经治疗后康复，现四肢无陈旧性瘢痕。近半个月来患儿时感胸闷心悸。一周前开始出现鼻塞流涕。现患儿胸闷胸痛伴心悸气短，发热恶寒，鼻塞流涕，咳嗽有痰，咽部红肿疼痛，肌肉酸楚，舌红苔薄，脉浮数。查心电图示心动过速，Ⅱ、V5导联T波倒置，血清乳酸脱氢酶同工酶（SLDI）升高，X线提示心影呈轻度扩大。

（1）该患者所属证型是（　　）

    A. 风热犯心　　　　　　　B. 湿热侵心　　　　　　C. 气阴两虚

    D. 心阳虚衰　　　　　　　E. 痰瘀互结

（2）治法为（　　）

    A. 益气养阴，宁心安神　　B. 清热化湿，宁心通脉

    C. 活血化瘀，豁痰开痹　　D. 益气回阳，救逆固脱

    E. 疏风清热，解毒护心

（3）该患儿该选用何方治疗（　　）

    A. 银翘散　　　　　　　　B. 生脉散　　　　　　　C. 中焦宣痹汤

    D. 参附龙牡救逆汤　　　　E. 黄芪桂枝五物汤

（四）B 型题

　　A. 痰瘀互结　　　　　　　　B. 心阳虚衰　　　　　　　　C. 气阴两虚

　　D. 湿热侵心　　　　　　　　E. 风热犯心

　　1. 心悸不宁，活动后尤甚，少气懒言，神疲倦怠，头晕目眩，烦热口渴，夜寐不安，舌光红少苔，脉细数。其病机是（　　　　）

　　2. 寒热起伏，全身肌肉酸痛，恶心呕吐，腹痛泄泻，心悸胸闷，肢体乏力，舌质红，苔黄腻，脉濡数。其病机是（　　　　）

　　A. 参附龙牡救逆汤加减　　　B. 生脉散　　　　　　　　　C. 黄芪桂枝五物汤

　　D. 炙甘草汤　　　　　　　　E. 参附汤

　　3. 病毒性心肌炎气阴两虚证治疗首选方是（　　　　）

　　4. 病毒性心肌炎心阳虚衰证治疗首选方是（　　　　）

（五）X 型题

　　1. 病毒性心肌炎常继发于（　　　　）

　　A. 感冒　　　　　　　　　　B. 猩红热　　　　　　　　　C. 麻疹

　　D. 水痘　　　　　　　　　　E. 痄腮

　　2. 病毒性心肌炎的调护要点包括（　　　　）

　　A. 急性期应卧床休息，一般需休息 3～6 周，有心功能不全或心脏扩大者宜卧床3～6 个月。体温稳定 3～4 周后，心衰控制、心律失常好转、心电图改变好转时，再逐渐增加活动量

　　B. 烦躁不安时，给予镇静剂，尽量保持安静

　　C. 病程中应隔离护理

　　D. 饮食宜营养丰富而易消化，少量多餐。忌食过于肥甘厚腻或辛辣之品，不饮浓茶

　　E. 密切观察患儿病情变化，一旦发现患儿心率明显增快或减慢、严重心律失常、呼吸急促、面色青紫，应立即采取各种抢救措施

　　3. 病毒性心肌炎在病毒感染后常出现的临床特征有（　　　　）

　　A. 神疲乏力，面色苍白　　　B. 咳嗽喘促，气急鼻扇

　　C. 心悸，气短　　　　　　　D. 咳嗽时作，动则气短

　　E. 肢冷，多汗

　　4. 病毒性心肌炎的常用治疗方法有（　　　　）

　　A. 疏风清热，解毒护心　　　B. 清热化湿，宁心通脉

　　C. 益气养阴，宁心安神　　　D. 活血化瘀，豁痰开痹

　　E. 益气回阳，救逆固脱

（六）判断题

　　1. 病毒性心肌炎确诊依据：病毒性心肌炎一般急性期以实证为主，迁延期、慢性

期以虚证为主或虚实夹杂。（　　　）

2. 病毒性心肌炎患儿烦躁不安时，不要给予镇静剂治疗，以免增加心肌耗氧量，增加心脏负担。（　　　）

3. 对于病毒性心肌炎的患者常规使用肾上腺皮质激素治疗，特别是对于重型患儿合并心源性休克者。（　　　）

4. 病毒性心肌炎患者临床可见血沉增快、抗链球菌溶血素"O"增高。（　　　）

二、非选择题

（一）填空题

1. 病毒性心肌炎如能及早诊断和治疗，预后大多良好，部分患儿因治疗不及时或病后调养失宜，可迁延不愈而致_____。其病机演变多端，要随证辨识，特别要警惕_____。

2. 病毒性心肌炎以_____、_____为发病主因，_____、_____为病变过程中的病理产物，_____，_____为其主要病理变化。

3. 病毒性心肌炎的治疗原则为_____，_____。初期宜_____；晚期宜_____为主。

4. 病毒性心肌炎患者应注意休息，急性期应卧床休息_____，有心功能不全或心脏扩大者应卧床休息_____。

（二）名词解释

病毒性心肌炎

（三）简答题

1. 简述病毒性心肌炎的病因。

2. 简述病毒性心肌炎的临床分期。

3. 简述病毒性心肌炎如何预防和调摄。

（四）问答题

1. 病毒性心肌炎的临床辅助检查诊断要点有哪些？

2. 试述病毒性心肌炎与风湿性心肌炎的区别。

3. 试述病毒性心肌炎的辨证思路。

4. 病毒性心肌炎患儿的西医治疗有哪些？

（五）复合题（病案分析题）

1. 患儿，3岁。全身肌肉酸痛，恶心呕吐，发热恶寒，便次增多，每日排稀水样大便10余次，神疲乏力，善叹息，喜投母怀，心悸胸闷，活动后加重，舌质红，苔黄腻，脉结代。X线检查心影轻度扩大，CK-MB增高，心电图Ⅱ、avF、V5导联T波倒置已持续4天。伴Ⅱ度房室传导阻滞，心率120次/分。

试就本例患儿，做出西医疾病、中医证候诊断，并进行病机分析，提出中医治法、主方，开出处方。

2. 黄某，男，7岁，发热咳嗽10日，伴胸闷、心悸3日，患儿半个月前发生感冒，高热不退达1周，伴咳嗽、咽喉疼痛，肢体酸痛，经中西医结合治疗（具体不详），体温下降，咳嗽减轻，但近3日出现胸闷、气短、心悸，时有心前区疼痛，舌红，苔黄，脉数有结代。

请分析①该患儿诊断是什么？中医辨证如何？②你认为要做哪些检查？③如何进行中医治疗？

参考答案

一、选择题

（一）A1 型题

1. D 2. B 3. D 4. A 5. A 6. C 7. C 8. B 9. D

（二）A2 型题

1. E 2. E 3. A 4. D 5. E 6. C 7. B 8. C 9. A 10. E

（三）A3 型题

1. （1）C （2）E （3）B

2. （1）B （2）B （3）C

3. （1）D （2）D （3）E

4. （1）A （2）E （3）A

（四）B 型题

1. C 2. D 3. B 4. A

（五）X 型题

1. ACDE 2. ABDE 3. ACE 4. ABCDE

（六）判断题

1. √ 2. × 3. × 4. ×

二、非选择题

（一）填空题

1. 顽固性心律失常；心阳暴脱变证的发生

2. 外感风热；湿热邪毒；瘀血；痰浊；心脉痹阻；气阴耗伤

3. 扶正祛邪；养心通脉；祛邪；扶正

4. 3～6 周；3～6 个月

（二）名词解释

病毒性心肌炎是由病毒侵犯心脏，引起局限性或弥漫性心肌炎性病变为主的疾病，有的可累及心包或心内膜。临床可见心悸、胸闷、乏力、气短、面色苍白、肢冷、多汗等症。

(三) 简答题

1. 小儿素体正气亏虚是发病的内因，外因多由风温、湿热邪毒侵袭所致。

2. ①急性期：新发病，症状及检查阳性发现明显且多变，一般病程在半年以内。②迁延期：临床症状反复出现，客观检查指标迁延不愈，病程多在半年以上。③慢性期：进行性心脏增大，反复心力衰竭或心律失常，病情时轻时重，病程在1年以上。

3. ①需要增强体质，积极预防呼吸道或肠道病毒感染。②注意休息，急性期应卧床休息3～6周，有心功能不全或心脏扩大者宜卧床3～6个月。待热退后3～4周，心衰控制，心律失常好转，心电图改变好转时，可逐渐增加活动量。③应尽量保持安静，以减轻心肌负担，减少耗氧量，必要时可予镇静剂。④饮食宜清淡而富有营养，忌食过于肥甘厚腻或辛辣之品。⑤应密切观察患者病情变化，一旦发现心率明显增快或减慢、严重心律失常、呼吸急促、面色青紫，应及时抢救。

(四) 问答题

1.（1）心肌损害的血生化指标磷酸激酶（CPK）：在早期多有增高，其中以来自心肌的同工酶（CK-MB）为主。心肌肌钙蛋白（cTnI 或 cTnT）的变化对心肌炎诊断的特异性更强，但敏感度相对不高。血清乳酸脱氢酶（SLDH）同工酶增高在心肌炎早期诊断有提示意义。

（2）X线检查：显示心影增大，但无特异性。心力衰竭时可显示肺淤血、水肿征象。

（3）心电图：缺乏特异性，应强调动态观察的重要性。可见严重心律失常，心肌受累明显时可见 T 波降低、倒置，ST 段下移等。

（4）超声心动图：可显示心房、心室的扩大，心室壁水肿增厚，心室收缩功能受损程度，可探查有无心包积液以及瓣膜功能。

（5）病毒学诊断：疾病早期可从咽拭子、咽冲洗液、粪便、血液中分离出病毒，但需结合血清抗体测定才有意义。恢复期血清抗体滴度比急性期有 4 倍以上增高，病程早期血中特异性 IgM 抗体滴度在 1∶128 以上。

（6）心肌活体组织检查：是诊断的金标准。

2.（1）病毒性心肌炎：

①病史：病前1～3周有病毒感染病史。

②主症：发热、乏力、活动受限、心悸、胸痛。

③实验室检查：血清乳酸脱氢酶（SLDH）同工酶增高。

④心电图：无特异性。

⑤X线检查：心影增大，但无特异性；心力衰竭时可显示肺淤血、水肿征象。

（2）风湿性心肌炎：

①病史：病前1～3周多有链球菌感染史。

②主症：发热、关节炎、皮下结节、环形红斑。

③实验室检查：血沉增快、抗链球菌溶血素"O"增高。

④心电图：P-R间期延长。

⑤X线检查：心脏扩大。

3.（1）首先需辨明虚实。凡病程短暂，见胸闷胸痛，气短多痰，或恶心呕吐，腹痛腹泻，舌红，苔黄，属实证；病程长达数个月，见心悸气短，胸闷叹气，神疲乏力，面白多汗，舌淡或偏红，舌光少苔，属虚证。一般急性期以实证为主，迁延期、慢性期以虚证为主或虚实夹杂。

（2）其次应辨别轻重。神志清楚，神态自如，面色红润，脉实有力者，病情轻；若面色苍白，气急喘息，四肢厥冷，口唇青紫，烦躁不安，脉微欲绝或频繁结代者，病情危重。

4.（1）休息：急性期需卧床休息，减轻心脏负担。

（2）抗病毒治疗：对于仍处于病毒血症阶段的早期患儿，可选用抗病毒治疗，但疗效不确切。

（3）营养心肌治疗：可选用1，6-二磷酸果糖，同时选用大剂量维生素C、辅酶Q10。其他促进心肌代谢药物，如磷酸肌酸钠、三磷酸腺苷等也可选用。

（4）大剂量丙种球蛋白：通过免疫调节作用以减轻心肌细胞损害。

（5）控制心力衰竭：并发充血性心力衰竭必须及时控制，可选用毛花苷C或地高辛。急性心力衰竭时可加用利尿剂。

（6）肾上腺皮质激素的应用：通常不使用，对重型患儿合并心源性休克、致死性心律失常、心肌活体组织检查证实慢性自身免疫性心肌炎症反应者应足量、早期应用。一般可选择氢化可的松、泼尼松。

（五）复合题（病案分析题）

1. 西医疾病诊断：病毒性心肌炎。

中医证候诊断：湿热侵心证。

病机分析：湿热邪毒蕴于脾胃，故见全身肌肉酸痛，恶心呕吐，发热恶寒，便次增多，每日排稀水样大便10余次。湿热留滞不去，上犯于心，伤及心之气阴。心气不足，血行无力，心脉瘀阻，则气短乏力、胸痛憋气；心阴不足，心脉失养，则心慌不适。舌红苔黄、脉结代，亦为湿热侵心之象。

治法：清热化湿，宁心通脉。

主方：中焦宣痹汤（《温病条辨》）加减。

处方：连翘、栀子、蚕沙、赤小豆、薏苡仁、苦杏仁、木防己、滑石、半夏。

2. ①该患儿诊断为病毒性心肌炎，中医辨证属风热犯心证。患儿以感冒起病，风热邪毒，从口鼻而入，蕴于肺卫，则发热、咳嗽、咽喉疼痛；风热邪毒内舍于心，伤及心脉，心失所养，则胸闷、心悸、脉结代等；苔黄、舌红属风热犯心之象。

②据病情需要进行心电图、超声心动图、X线、心肌酶谱检测，有条件者可做病原学检查。

③患儿属病毒性心肌炎风热犯心证。治法为疏风清热，解毒护心；方药以银翘散加减。

第四节　注意缺陷多动障碍

一、选择题

（一）A1 型题

1. 注意缺陷多动障碍的好发年龄为（　　）

    A. 新生儿期　　　　　　　B. 婴儿期　　　　　　　C. 幼儿期

    D. 学龄前期　　　　　　　E. 学龄期

2. 以下哪项不符合注意缺陷多动障碍的临床特征（　　）

    A. 男性发病多于女性　　　B. 注意力不集中　　　　C. 智力低下

    D. 动作过多　　　　　　　E. 冲动任性

3. 注意缺陷多动障碍的治疗原则是（　　）

    A. 调和阴阳　　　　　　　B. 补益心肾　　　　　　C. 滋肾平肝

    D. 补益心脾　　　　　　　E. 清热化痰

4. 用于注意缺陷多动障碍心脾两虚证的中成药有（　　）

    A. 静灵口服液　　　　　　B. 杞菊地黄丸　　　　　C. 归脾丸

    D. 知柏地黄丸　　　　　　E. 六味地黄丸

5. 注意缺陷多动障碍的病机本质为（　　）

    A. 寒证　　　　　　　　　B. 热证　　　　　　　　C. 实证

    D. 虚证　　　　　　　　　E. 表证

（二）A2 型题

1. 患儿，8岁。活动过多，冲动任性，上课时注意力不集中，坐立不安，喜欢做小动作，学习困难，但智力正常。其诊断是（　　）

    A. 抽搐障碍　　　　　　　B. 注意缺陷多动障碍　　C. 习惯性抽搐

    D. 儿童精神分裂症　　　　E. 孤独症谱系障碍

2. 患儿，9岁。多动难静，急躁易怒，冲动任性，注意力不集中，难以静坐，五心烦热，腰酸乏力，记忆力欠佳，舌质红，脉细弦。治疗应首选（　　）

    A. 归脾汤　　　　　　　　B. 甘麦大枣汤　　　　　C. 黄连温胆汤

    D. 杞菊地黄丸　　　　　　E. 参苓白术散

3. 患儿，7岁。神思涣散，注意力不集中，言语冒失，多动而不暴躁，形体消瘦，面色少华，神疲乏力，记忆差，舌质淡，苔薄白，脉虚弱。其治法是（　　）

A. 滋养肝肾，平肝潜阳　　B. 清热泻火，化痰宁心

C. 养心安神，健脾益气　　D. 清肝泻火，镇惊安神

E. 益气养阴，缓肝理脾

4. 患儿，7岁。多动多语，烦躁不宁，冲动任性，难于制约，兴趣多变，注意力不集中，胸中烦热，纳少口苦，舌质红，苔黄，脉滑数。其病机是（　　　）

A. 阴虚火旺　　　　　　B. 肝肾阴虚　　　　　　C. 气郁化火

D. 心脾两虚　　　　　　E. 痰火内扰

5. 患儿，10岁。活动过多，冲动易怒，不能自控，上课时注意力不集中，学习困难，腰膝酸软，遗尿健忘，舌红少苔，脉沉细数。治疗应首选（　　）

A. 静灵口服液　　　　　B. 人参归脾丸　　　　　C. 参苓白术丸

D. 龙胆泻肝丸　　　　　E. 泻青丸

（三）B型题

A. 易于冲动，好动难静，容易发怒，常不能自控

B. 兴趣多变，做事有头无尾，记忆力差

C. 脑失精明，学习成绩低下，记忆力欠佳，或有遗尿、腰酸乏力

D. 注意力不集中，情绪不稳定，多梦烦躁

E. 神思涣散，活动过多，动作笨拙

1. 注意缺陷多动障碍，其病在肝者，临床见症为（　　　）

2. 注意缺陷多动障碍，其病在肾者，临床见症为（　　　）

（四）X型题

1. 注意缺陷多动障碍的主要病变脏腑在于（　　　）

A. 心　　　　　　　　　B. 肝　　　　　　　　　C. 脾

D. 肺　　　　　　　　　E. 肾

2. 注意缺陷多动障碍的辨证重在辨（　　　）

A. 阴阳　　　　　　　　B. 表里　　　　　　　　C. 虚实

D. 寒热　　　　　　　　E. 脏腑

（五）判断题

注意缺陷多动障碍的治疗以镇惊安神为主。（　　　）

二、非选择题

（一）填空题

注意缺陷多动障碍是一种较常见的儿童时期行为障碍性疾病，其基本病机在于＿＿＿＿＿＿＿＿＿＿＿＿＿＿。

（二）简答题

简述注意缺陷多动障碍的病机。

（三）问答题

如何鉴别注意缺陷多动障碍与抽动障碍？

（四）复合题（病案分析题）

患儿，男，7岁。近1年来，注意力明显涣散，上课时不能集中精神，坐立不安，多动不宁，活动过度，好说话，常干扰人，易被外界刺激所吸引，不能集中精力完成作业，难于安静做某件事，情绪不稳，易急躁，好冲动，固执任性，学习成绩不佳，五心烦热，腰酸乏力，舌红少苔，脉弦细。

试就本例患儿，做出西医疾病、中医证候诊断，病机分析，提出治法、主方，开出处方。

参考答案

一、选择题

（一）A1 型题

1. E 2. C 3. A 4. C 5. D

（二）A2 型题

1. B 2. D 3. C 4. E 5. A

（三）B 型题

1. A 2. C

（四）X 型题

1. ABCE 2. AE

（五）判断题

×

二、非选择题

（一）填空题

脏腑阴阳失调

（二）简答题

注意缺陷多动障碍的病机关键为脏腑阴阳失调，阴失内守，阳躁于外。

（三）问答题

注意缺陷多动障碍临床以与年龄不相应的注意缺陷、多动冲动为主要特征。以注意力不集中、自我控制差、动作过多、情绪不稳、冲动任性，伴有学习困难，但智力正常或基本正常为主要临床特征。

抽动障碍以不自主、反复、突发、快速的，重复、无节律性的一个或多个部位运动抽动和（或）发声抽动为主要特征。患儿可伴情绪行为症状，亦可共患一种或多种心理行为障碍，但智力一般不受影响。

（四）复合题（病案分析题）

西医诊断：注意缺陷多动障碍。

中医辨证：肝肾阴虚证。

病机分析：其病机主要责之于肝肾阴虚。阴虚阳亢，水不涵木，则多动、易急躁；肾阴虚亏，不足以制阳，则五心烦热、腰酸乏力；肾精不足，则脑失聪明，学习困难；舌红少苔，脉细弦，亦为阴虚阳亢之象。

治法：滋养肝肾，平肝潜阳。

主方：杞菊地黄丸加减。

处方：生地黄 20g，茯苓 10g，牡丹皮 10g，泽泻 6g，山药 12g，山茱萸 10g，菊花 10g，枸杞子 10g，生龙齿 15g(先煎)，龟甲 15g(先煎)。

水煎服，共 300mL，日一剂，分次服。

第五节　抽动障碍

一、选择题

（一）A1 型题

1. 抽动障碍起病多在（　　）

　　A. 1～3 岁　　　　　　B. 4～6 岁　　　　　　C. 5～10 岁

　　D. 2～12 岁　　　　　E. 12 岁以后

2. 抽动障碍的病位主要在（　　）

　　A. 心　　　　　　　　B. 肝　　　　　　　　C. 脾

　　D. 肺　　　　　　　　E. 肾

3. 以下哪项不符合抽动障碍的临床特征（　　）

　　A. 多发性运动肌快速抽搐　　B. 抽动时可出现异常的发音

　　C. 抽动不能受意志遏制　　　D. 病症可自行缓解或加重

　　E. 智力正常

4. 抽动障碍治疗的基本法则是（　　）

　　A. 调和阴阳　　　　　B. 补益心肾　　　　　C. 滋肾平肝

　　D. 补益心脾　　　　　E. 息风止动

5. 治疗抽动障碍脾虚肝旺证宜选用（　　）

　　A. 天麻钩藤饮　　　　B. 黄连温胆汤　　　　C. 缓肝理脾汤

　　D. 琥珀抱龙丸　　　　E. 大定风珠

（二）A2 型题

1. 患儿，6 岁。摇头耸肩，挤眉弄眼，噘嘴，甚则腹肌抽动，时伴异常发声，病情时轻时重。抽动能受意志遏制，可暂时不发作。查脑电图未见异常。其诊断是（　　）

A. 癫痫   B. 抽动障碍   C. 注意缺陷多动障碍

D. 风湿性舞蹈病   E. 习惯性抽搐

2. 患儿，4岁。摇头耸肩，挤眉眨眼，噘嘴踢腿，抽动频繁有力，不时喊叫，声音高亢，急躁易怒，自控力差，伴头晕头痛，面红目赤，或腹动胁痛，便干尿黄，舌红苔黄，脉弦数。治疗应首选（　　）

A. 涤痰汤   B. 大定风珠   C. 杞菊地黄丸

D. 十味温胆汤   E. 天麻钩藤饮

3. 患儿，3岁。抽动无力，时轻时重，眨眼皱眉，噘嘴搐鼻，腹部抽动，喉出怪声，精神倦怠，面色萎黄，食欲不振，形瘦性急，夜卧不安，大便不调，舌质淡，苔薄白或薄腻，脉细或细弦。其治法是（　　）

A. 清肝泻火，息风镇惊   B. 扶土抑木，调和肝脾

C. 清热化痰，息风止动   D. 滋水涵木，柔肝息风

E. 固本培元，益阴潜阳

4. 患儿，4岁。挤眉弄眼，肢体抖动，咽干清嗓，性情急躁，两颧潮红，五心烦热，睡眠不安，大便偏干，舌质红少津，苔少或花剥，脉细数或弦细无力。其证候是（　　）

A. 肝亢风动   B. 外风引动   C. 阴虚风动

D. 痰火扰神   E. 脾虚肝旺

5. 患儿，2岁。肌肉抽动有力，喉中痰鸣，异声秽语，偶有眩晕，睡眠多梦，喜食肥甘，烦躁易怒，口苦口干，大便秘结，小便短赤，舌红苔黄腻，脉滑数。治应首选（　　）

A. 大定风珠   B. 清肝达郁汤   C. 天麻钩藤饮

D. 黄连温胆汤   E. 保和丸

（三）B型题

A. 不自主、反复、突发、快速的，重复、无节律性的一个或多个部位运动抽动和（或）发声抽动为主要特征

B. 全身肌肉或某部肌肉突然、短暂、触电样收缩，发作时常伴有意识障碍，脑电图有多棘慢波、棘或尖慢波

C. 有不规则舞蹈样动作及肌张力减低等风湿热体征，无发声抽动或秽语症状

D. 活动过多，注意力不集中，冲动任性

E. 有情绪不稳、冲动任性、学习困难，但智力正常或接近正常的特征

1. 抽动障碍常见（　　）

2. 癫痫肌阵挛发作常见（　　）

（四）X型题

1. 抽动障碍的常见证型有（　　）

A. 外风引动   B. 肝亢风动   C. 痰火扰神

D. 脾虚肝旺　　　　　　　　E. 痰瘀阻络

2. 抽动障碍的预防调护措施有（　　　）

A. 平时注意合理的教养，并重视儿童的心理状态

B. 关怀和爱护患儿，给予安慰和鼓励

C. 不吃兴奋性、刺激性食物

D. 不看紧张、惊险、刺激的影视节目

E. 不宜长时间看电视、玩电脑和游戏机

（五）判断题

抽动障碍的治疗以化痰息风、养心安神为主。（　　　）

二、非选择题

（一）填空题

抽动障碍病位主要在_____，病机关键为_____，_____。

（二）名词解释

抽动障碍

（三）简答题

简述抽动障碍的病因。

（四）问答题

临床如何鉴别抽动障碍和肌阵挛性发作？

（五）复合题（病案分析题）

患儿，男，8岁。摇头耸肩，挤眉眨眼，噘嘴踢腿，抽动频繁有力，不时喊叫，声音高亢，急躁易怒，自控力差，伴头晕头痛，面红目赤，或腹动胁痛，便干尿黄，舌红苔黄，脉弦数。查脑电图未见异常。

试就本例患儿，做出西医疾病、中医证候诊断，病机分析，提出治法、主方，开出处方。

参考答案

一、选择题

（一）A1 型题

1. C　2. B　3. C　4. E　5. C

（二）A2 型题

1. B　2. E　3. B　4. C　5. D

（三）B 型题

1. A　2. B

（四）X 型题

1. ABCD　2. ABCDE

（五）判断题

×

二、非选择题

（一）填空题

肝；风痰胶结；肝亢风动

（二）名词解释

抽动障碍是起病于儿童或青少年时期的一种神经精神障碍性疾病。以不自主、反复、突发、快速的，重复、无节律性的一个或多个部位运动抽动和（或）发声抽动为主要特征。

（三）简答题

抽动障碍的病因与先天禀赋不足、感受外邪、情志失调、饮食所伤、疾病影响，以及学习紧张、劳累疲倦、久看电视或久玩游戏机等多种因素有关。

（四）问答题

抽动障碍的临床特征为不自主、反复、突发、快速的，重复、无节律性的一个或多个部位运动抽动和（或）发声抽动。抽动能暂时受意志控制，脑电图正常或非特异性异常。肌阵挛性发作是癫痫的一个类型，往往是全身肌肉或某部肌肉突然、短暂、触电样收缩，发作时常伴有意识障碍，脑电图可见多棘慢波、棘慢波或尖慢波等痫样放电表现。

（五）复合题（病案分析题）

西医诊断：抽动障碍。

中医辨证：肝亢风动证。

病机分析：本证多由五志过极，肝气郁结，肝阳上亢，化火生风所致，阳亢风动，故抽动频繁而有力，喊叫声高亢；急躁易怒，面红目赤，便干尿黄，舌红苔黄，脉弦数均是肝亢风动征象。

治法：平肝潜阳，息风止动。

主方：天麻钩藤饮加减。

处方：天麻 10g，钩藤 10g^(后下)，石决明 15g^(先煎)，栀子 10g，黄芩 10g，牛膝 10g，柴胡 10g，当归 10g，茯神 10g，远志 10g。

水煎服，共 300mL，日一剂，分次服。

第六节　惊　风

一、选择题

（一）A1 型题

1. 惊风的好发年龄为（　　）
   - A. 1～5 岁
   - B. 3～5 岁
   - C. 5～10 岁
   - D. 3～10 岁
   - E. 10 岁以后

2. 以下哪项不属于惊风四证（　　）
   - A. 痰
   - B. 热
   - C. 滞
   - D. 风
   - E. 惊

3. 急惊风的病位主要在（　　）
   - A. 肺脾
   - B. 心肝
   - C. 肝脾
   - D. 肝肾
   - E. 脾肾

4. 急惊风最多见的病因为（　　）
   - A. 外感时邪
   - B. 内蕴痰热
   - C. 暴受惊恐
   - D. 饮食积滞
   - E. 热病伤阴

5. 急惊风外感风热证和湿热疫毒证的鉴别诊断，以下检查中最重要的是（　　）
   - A. 血常规
   - B. 尿常规
   - C. 粪常规
   - D. 生化检查
   - E. 血培养

6. 惊恐惊风的首选方剂是（　　）
   - A. 玉枢丹
   - B. 紫雪丹
   - C. 羚角钩藤汤
   - D. 安宫牛黄丸
   - E. 琥珀抱龙丸

7. 慢惊风一般属于（　　）
   - A. 寒证
   - B. 热证
   - C. 虚证
   - D. 虚热证
   - E. 虚寒证

8. 慢惊风的成因有（　　）
   - A. 饮食内滞
   - B. 湿热内蕴
   - C. 痰热壅盛
   - D. 脾虚肝亢
   - E. 邪陷心肝

9. 慢脾风的病理机制主要责之于（　　）
   - A. 湿热内蕴
   - B. 脾虚肝亢
   - C. 脾肾阳虚
   - D. 气血不足
   - E. 阴虚风动

10. 为尽快制止急惊风之惊厥发作，除新生儿外一般应首选（　　）
    - A. 水合氯醛保留灌肠
    - B. 苯巴比妥钠肌注
    - C. 地西泮缓慢静注
    - D. 甘露醇快速静注

E. 高张葡萄糖静推

（二）A2 型题

1. 患儿，1岁3个月。发热1天，T39.2℃，头痛，流涕，咳嗽，神昏，抽搐1次，发作时两目上视，四肢抽搐，约1分钟后缓解。诊断为急惊风。其证候是（　　）

    A. 外感风热　　　　　　　B. 温热疫毒　　　　　　　C. 暑热疫毒

    D. 湿热疫毒　　　　　　　E. 暴受惊恐

2. 患儿，4岁。发热2天，T40℃，神志昏迷，抽搐3次，每次1～3分钟不等，腹痛呕吐、大便黏夹脓血，舌质红，苔黄腻，脉滑数，诊断为急惊风湿热疫毒证。治疗应首选（　　）

    A. 银翘散　　　　　　　　B. 清瘟败毒饮　　　　　　C. 羚角钩藤汤

    D. 黄连解毒汤合白头翁汤　　E. 琥珀抱龙丸合朱砂安神丸

3. 患儿，2岁。受惊吓后，夜间惊啼，喜投母怀，面色乍青乍白，神志不清，抽搐，大便色青，脉律不整。其治法是（　　）

    A. 疏风清热，息风定惊　　　B. 平肝息风，清心开窍

    C. 清热祛暑，开窍息风　　　D. 清热化湿，解毒息风

    E. 镇惊安神，平肝息风

4. 患儿，3岁。每次发热体温在38.5℃以上时，即有抽搐，常抽搐一次，舌红苔薄黄，脉浮数。其证候是（　　）

    A. 外感风热　　　　　　　B. 温热疫毒　　　　　　　C. 暑热疫毒

    D. 湿热疫毒　　　　　　　E. 暴受惊恐

5. 患儿，5岁。持续高热，频繁抽搐，神昏谵语，考虑急惊风湿热疫毒证。确诊需依靠（　　）

    A. 腹部疼痛　　　　　　　B. 里急后重　　　　　　　C. 恶心呕吐

    D. 黏液脓血便　　　　　　E. 舌红苔黄腻

6. 患儿，2岁。2002年7月7日初诊，突发高热，体温41.3℃，持续高热，神昏谵语，反复抽搐，头痛项强，呕吐，或嗜睡，或皮肤出疹发斑，口渴便秘，舌质红，苔黄，脉弦数。其证候是（　　）

    A. 外感风热　　　　　　　B. 暑热疫毒　　　　　　　C. 温热疫毒

    D. 湿热疫毒　　　　　　　E. 暴受惊恐

7. 患儿，4岁。急惊风后低热不退，面容憔悴，手足心热，肢体拘挛强直，舌绛少津，苔少，脉细数。其病机是（　　）

    A. 脾虚肝亢　　　　　　　B. 脾肾阳衰　　　　　　　C. 阴虚风动

    D. 血虚生风　　　　　　　E. 肝风内动

8. 患儿，3岁。精神萎靡，嗜睡露睛，面色萎黄，大便稀溏，抽搐无力，时作时止，舌淡苔白。治疗应首选（　　）

    A. 缓肝理脾汤　　　　　　B. 逐寒荡惊汤　　　　　　C. 附子理中汤

D. 三甲复脉汤　　　　　　E. 大定风珠

9. 患儿，2 岁。精神委顿，昏睡露睛，面色灰滞，额汗不温，四肢厥冷，溲清便溏，手足蠕动震颤。其治法是（　　）

A. 温中健脾，缓肝理脾　　B. 温补脾肾，回阳救逆

C. 育阴潜阳，滋肾养肝　　D. 益气养血，柔肝息风

E. 补益肝肾，滋阴息风

10. 患儿，1 岁。7 个月时早产，出生体重 2000g，生后 7 个月开始呕吐，大便溏薄，睡中露睛，精神差，四肢厥冷，口鼻气冷，面白无华，手足震颤。其证候是（　　）

A. 湿热疫毒　　　　　　B. 暑热疫毒　　　　　　C. 阴虚风动

D. 脾虚肝亢　　　　　　E. 脾肾阳衰

（三）B 型题

A. 先见风热表证，随即出现惊厥，惊厥持续时间不长

B. 盛夏发病，高热不退，反复抽搐，神志昏迷

C. 初起即高热，迅速出现昏迷、抽搐，伴脓血便

D. 惊惕战栗，喜投母怀，夜间惊啼

E. 来势缓慢，抽搐无力，时作时止

1. 急惊风湿热疫毒证的证候特点为（　　）

2. 急惊风惊恐惊风证的证候特点为（　　）

A. 外感风热证　　　　　B. 温热疫毒证　　　　　C. 暑热疫毒证

D. 湿热疫毒证　　　　　E. 暴受惊恐证

3. 儿童回春颗粒治疗急惊风常用于（　　）

4. 小儿惊风散治疗急惊风常用于（　　）

（四）X 型题

1. 急惊风的成因主要包括（　　）

A. 外感时邪　　　　　　B. 阴液亏虚　　　　　　C. 内蕴湿热

D. 气血不足　　　　　　E. 暴受惊恐

2. 慢惊风的病位主要责之于（　　）

A. 心　　　　　　　　　B. 肝　　　　　　　　　C. 脾

D. 肺　　　　　　　　　E. 肾

3. 急惊风外感风热证的证候特点有（　　）

A. 先有风热表证

B. 抽风出现突然

C. 抽风持续时间一般不长

D. 惊风多见于体温上升时

E. 一般一次发热只抽一次

4. 急惊风的预防调护要点包括（　　　）

A. 有高热惊厥史的患儿，在发热初期及时给予解热降温药物，必要时加服抗惊厥药物

B. 对于暑温、疫毒痢患儿，要积极治疗原发病，防止惊厥反复发作

C. 抽搐发作时，切勿强制按压，以防骨折

D. 保持呼吸道通畅，注意吸痰、吸氧

E. 密切观察患儿面色、呼吸及脉搏变化

（五）判断题

1. 急惊风的治疗以清热、豁痰、镇惊、安神为基本法则。（　　　）

2. 慢惊风肾阳亏虚者称为慢脾风。（　　　）

二、非选择题

（一）填空题

惊风一般分为_____、_____两大类，西医学称之为_____。急惊风来势急骤，以_____、_____、_____为主要表现。

（二）名词解释

慢脾风

（三）简答题

1. 简述惊风八候。

2. 简述慢惊风的治疗原则。

（四）问答题

1. 临床如何鉴别急惊风和癫痫？

2. 如何辨别急惊风、慢惊风？

（五）复合题（病案分析题）

患儿，2岁。主诉：发热1天，抽搐1次。患儿昨晚开始发热，T38.3℃，鼻塞流涕，咳嗽，有痰，不易咳出，大便干燥，2日未行，曾服双黄连口服液等药物治疗，体温未降。今日午后患儿烦躁不安，T40℃，突发神志昏迷，四肢抽搐，口唇色青，舌红苔黄，脉浮数。

试就本例患儿，做出西医诊断，中医辨证，病机分析，提出治法、主方，开出处方。

参考答案

一、选择题

（一）A1型题

1. A　2. C　3. B　4. A　5. C　6. E　7. C　8. D　9. C　10. C

（二）A2 型题

1. A　2. D　3. E　4. A　5. D　6. B　7. C　8. A　9. B　10. E

（三）B 型题

1. C　2. D　3. A　4. E

（四）X 型题

1. ACE　2. BCE　3. ABCDE　4. ABCDE

（五）判断题

1. ×　2. ×

二、非选择题

（一）填空题

急惊风；慢惊风；小儿惊厥；高热；抽风；昏迷

（二）名词解释

慢惊风中出现纯阴无阳的危重证候称为慢脾风。

（三）简答题

1. 惊风八候是指搐、搦、掣、颤、反、引、窜、视这八种抽搐时的表现。

2. 慢惊风治以补虚治本为主，临床常用治法有温中健脾、温阳逐寒、育阴潜阳、柔肝息风等，若虚中夹实者，宜攻补兼施，标本兼顾。

（四）问答题

1. 急惊风以高热、抽搐、昏迷为主要表现，多见于 3 岁以下的婴幼儿，5 岁以后少见。多有感触六淫、疫疠之邪，或暴受惊恐史。往往有明显的原发疾病，如感冒、肺炎喘嗽、疫毒痢、流行性腮腺炎、流行性乙型脑炎等。血常规、粪常规、大便培养、脑脊液检查等可见异常。

癫痫抽搐发作时多无发热，可见口吐白沫、喉中异声等特异性表现，具有反复性、发作性、自然缓解性的特点，年长儿较为多见，病程较长。发作多与先天不足，后天失养，诱因引发有关。脑电图检查可见棘波、尖波、棘慢波等癫痫样放电。

2. 急惊风来势急骤，多以高热伴抽搐、昏迷为特征。慢惊风来势缓慢，以反复抽搐昏迷或瘫痪为主症。总之，凡起病急暴，属阳属实者，为急惊风；病久中虚，属阴属虚者，为慢惊风。

（五）复合题（病案分析题）

西医诊断：急惊风。

中医辨证：外感风热证。

病机分析：患儿 2 岁，肌肤薄弱，卫外不固，易于感受外邪，邪袭肌表，邪正相争则见发热。外邪从口鼻而入，肺卫失宣，见有咳嗽流涕；肺与大肠相表里，肺失宣降，腑气不通，则有大便秘结；邪热炽盛，内扰心神，引动肝风，见有神志昏迷，四肢抽搐，口唇色青。舌红苔黄，脉浮数，为风热之邪在表之象。

治法：疏风清热，息风镇惊。

处方：银翘散加减。

药物：金银花 15g，连翘 12g，牛蒡子 10g，薄荷 6g^(后下)，前胡 10g，蝉蜕 5g，炒莱菔子 10g，僵蚕 6g，防风 10g，甘草 3g。

水煎服，共 120mL，日一剂，分次服。

第七节　癫　痫

一、选择题

（一）A1 型题

1. 癫痫发作期的辨证以何为主（　　）

   　A. 病因　　　　　　　　　B. 病位　　　　　　　　　C. 病性

   　D. 病程长短　　　　　　　E. 病情轻重

2. 癫痫治疗时间较长，一般认为在临床症状消失后，仍应服药（　　）

   　A. 3 个月　　　　　　　　B. 6 个月　　　　　　　　C. 1 年

   　D. 2～3 年　　　　　　　　E. 3～5 年

3. 琥珀抱龙丸适用于（　　）

   　A. 风痫　　　　　　　　　B. 痰痫　　　　　　　　　C. 惊痫

   　D. 瘀血痫　　　　　　　　E. 虚痫

4. 一次发作，或虽有间歇，但意识不能恢复，反复发作持续多少分钟以上者称为癫痫持续状态（　　）

   　A. 3 分钟　　　　　　　　B. 5 分钟　　　　　　　　C. 15 分钟

   　D. 30 分钟　　　　　　　　E. 60 分钟

5. 治疗癫痫持续状态的首选药物是（　　）

   　A. 水合氯醛　　　　　　　B. 苯巴比妥钠　　　　　　C. 地西泮

   　D. 甘露醇　　　　　　　　E. 苯妥英钠

（二）A2 型题

1. 患儿，4 岁。突然出现全身肢体抽搐，伴神志丧失，持续约 5 分钟，自行缓解。发病前呕吐 1 次，为胃内容物。无发热，大便稀溏。查大便常规：未见红、白细胞。查脑电图：可见棘、尖慢波，呈暴发现象。既往曾因感冒高热惊厥 3 次。其诊断是（　　）

   　A. 急惊风　　　　　　　　B. 慢惊风　　　　　　　　C. 疫毒痢

   　D. 癫痫　　　　　　　　　E. 暑温

2. 患儿，7 岁。发作性惊厥 3 年。发作时全身肢体抽搐，双目上视，神志不清，牙关紧闭，口吐白沫，口唇及面部色青，颈项强直，频繁抽搐，止后如常。舌白，脉弦。治疗应首选（　　）

A. 定痫丸　　　　　　　B. 涤痰汤　　　　　　　C. 医痫丸

D. 通窍活血汤　　　　　E. 河车八味丸

3. 患儿，9岁。反复发作性抽搐4年。发作时突然跌仆，神昏，瞪目直视，喉中痰鸣，四肢抽搐，口黏多痰，胸闷呕恶，舌苔白腻，脉滑。检查脑电图示痫性放电。其病证是（　　）

A. 风痫　　　　　　　　B. 惊痫　　　　　　　　C. 痰痫

D. 瘀痫　　　　　　　　E. 虚痫

4. 患儿，4岁。发作性瞪目直视，神志恍惚，痰涎壅盛，喉间痰鸣，止后如常。舌苔白腻，脉滑。其治法是（　　）

A. 镇惊安神　　　　　　B. 豁痰开窍　　　　　　C. 息风止痉

D. 化瘀通窍　　　　　　E. 健脾化痰

5. 患儿，5岁。癫痫病史5个月，发作时惊叫急啼，精神恐惧，面色时红时白，惊惕不安，四肢抽搐，舌淡红，苔薄白，脉弦滑。其病证是（　　）

A. 风痫　　　　　　　　B. 痰痫　　　　　　　　C. 惊痫

D. 瘀血痫　　　　　　　E. 虚痫

6. 患儿，7岁。发作性抽搐1年6个月。发作时神志不清，左侧肢体强直抽搐，舌红脉涩。初次发病前1个月有脑外伤史。其病机是（　　）

A. 顽痰阻窍　　　　　　B. 惊后成痫　　　　　　C. 瘀血阻窍

D. 脾虚痰阻　　　　　　E. 脾肾两虚

7. 患儿，12岁。癫痫病史10余年，屡发不止，发时瘛疭抖动，时有眩晕，智力迟钝，腰膝酸软，神疲乏力，少气懒言，四肢不温，大便稀溏，舌淡苔白，脉沉细。其治法是（　　）

A. 豁痰开窍　　　　　　B. 息风止痉　　　　　　C. 镇惊安神

D. 健脾化痰　　　　　　E. 益肾填精

8. 患儿，6岁。突发四肢抽搐3次，伴神志丧失，持续3～5分钟，自行缓解。舌淡红，苔白，脉弦。查脑电图示痫性放电。其治法是（　　）

A. 镇惊安神　　　　　　B. 豁痰开窍　　　　　　C. 清肝镇惊

D. 息风止痉　　　　　　E. 滋阴柔肝

9. 患儿，4岁。突然四肢抽搐，神志不清，口吐涎沫，持续30分钟尚未缓解，不发热。其抗惊厥治疗应首选（　　）

A. 医痫丸口服　　　　　B. 地西泮静脉慢注　　　C. 苯巴比妥钠肌注

D. 水合氯醛灌肠　　　　E. 甘露醇静注

10. 患儿，5岁。反复发热抽搐4年，每因外感诱发，初为高热惊厥，逐渐发展为低热抽搐，年发病2～3次。为明确诊断，辅助检查应首选（　　）

A. 脑电图　　　　　　　B. CT　　　　　　　　　C. MRI

D. 脑脊液检查　　　　　E. 脑血流图

（三）B 型题

A. 发病前常有惊吓史，发作时多伴有惊叫、恐惧等精神症状

B. 多由外感发热诱发，发作时抽搐明显，或伴有发热等症

C. 发作以神志异常为主，常有失神、摔倒、手中持物坠落等

D. 常有明显的颅脑外伤史，头部疼痛位置较为固定

E. 发作多以瘛疭抖动为主

1. 惊痫的病证特点为（　　）

2. 瘀痫的病证特点为（　　）

A. 镇惊丸　　　　　　　B. 涤痰汤　　　　　　　C. 定痫丸

D. 六君子汤　　　　　　E. 医痫丸

3. 痰痫治疗首选方（　　）

4. 风痫治疗首选方（　　）

（四）X 型题

1. 癫痫的病因包括（　　）

A. 顽痰内伏　　　　　　B. 暴受惊恐　　　　　　C. 惊风频发

D. 外伤血瘀　　　　　　E. 禀赋不足

2. 癫痫的病位主要在（　　）

A. 心　　　　　　　　　B. 肝　　　　　　　　　C. 脾

D. 肺　　　　　　　　　E. 肾

3. 癫痫发作的临床特点有（　　）

A. 急性起病　　　　　　B. 反复发作　　　　　　C. 自行缓解

D. 发病前常有先兆症状　E. 脑电图异常

4. 癫痫的调护要点有（　　）

A. 控制发作诱因，如高热、惊吓、紧张、劳累、情绪激动等

B. 在发作期禁止玩电子游戏机等

C. 嘱咐患儿不要到水边玩耍

D. 抽搐时，切勿强行制止，以免扭伤筋骨，应使患儿保持侧卧位

E. 发作后，患儿往往疲乏昏睡，应保证患儿休息，使其正气得以恢复

（五）判断题

1. 癫痫治疗应"中病即止"，发作缓解后即停用抗癫痫药。（　　）

2. 若一次癫痫发作持续 10 分钟以上，或反复发作达 10 分钟以上，其间意识不能恢复者，称为癫痫持续状态。（　　）

二、非选择题

（一）填空题

1. 癫痫常见的病因有_____、_____、_____、_____、_____。

2. 癫痫诊断的辅助检查首选_____。

（二）名词解释

癫痫持续状态

（三）简答题

1. 简述癫痫的治疗原则。

2. 简述虚痫的证候特点。

（四）问答题

1. 试述癫痫持续状态的西医治疗原则。

2. 如何理解"惊风三发便为痫"？

（五）复合题（病案分析题）

患儿，5岁。主诉：抽搐2次。患儿3年前因发热（T39.5℃）抽搐1次，3天前因玩游戏机时间过长（约4小时）夜间又见抽搐。发作时神志不清，四肢抽搐，两目上视，牙关紧闭，口吐白沫，约1分钟后缓解，抽后昏睡，无二便失禁。舌淡红，苔薄白，脉弦滑。查脑电图示痫性放电。

试就本例患儿，做出西医诊断，中医辨证，病机分析，提出治法、主方，开出处方。

参考答案

一、选择题

（一）A1型题

1. E 2. D 3. C 4. D 5. C

（二）A2型题

1. D 2. A 3. C 4. B 5. C 6. C 7. E 8. D 9. B 10. A

（三）B型题

1. A 2. D 3. B 4. C

（四）X型题

1. ABCDE 2. ABCE 3. ABCDE 4. ABCDE

（五）判断题

1. × 2. ×

二、非选择题

（一）填空题

1. 惊；风；痰；瘀；虚

2. 脑电图

（二）名词解释

若一次癫痫发作持续 30 分钟以上，或反复发作达 30 分钟以上，其间意识不能恢复者，称为癫痫持续状态。

（三）简答题

1. 癫痫的治疗，应分标本虚实，频繁发作者治标为主，着重豁痰息风、开窍定痫，并酌情配合镇惊、化瘀法；病久致虚者，治本为重，以益肾填精为主。癫痫持续状态须中西药配合抢救。

2. 发病日久，屡发不止，瘛疭抖动，年长女孩发作常与月经周期有关，行经前或经期易发作；时有头晕乏力，腰膝酸软，四肢不温；可伴智力发育迟滞，记忆力差；舌质淡，苔白，脉沉细无力，指纹淡红。

（四）问答题

1. ①抗惊厥、控制发作，选用强有力的抗惊厥药物，经注射途径给药。仍不能控制者，备好气管插管使用麻醉药物。

②保持呼吸道通畅。

③保护脑、心等重要脏器功能，防治并发症。

2.《证治准绳·幼科》云"惊风三发便为痫"，是指惊风多次发作不愈，迁延可致痫。惊风频作，未得根除，风邪与伏痰相搏，进而扰乱神明，闭塞经络，可以继发癫痫。

（五）复合题（病案分析题）

西医诊断：癫痫。

中医辨证：风痫证。

病机分析：患儿 3 年前患有急惊风，风邪未得根除，近日因紧张、劳累诱发伏痰，伏痰与风邪相搏，进而扰乱神明，蒙闭清窍，见有神志不清；风痰闭塞经络，引动肝风，则见四肢抽搐，两目上视，牙关紧闭等症。

治法：息风止痉。

主方：定痫丸加减。

处方：天麻 10g，钩藤 10g$^{(后下)}$，全蝎 3g，蜈蚣 2 条，石菖蒲 10g，胆南星 10g，法半夏 6g，茯苓 10g，朱砂 0.5g$^{(冲服)}$，羚羊角粉 0.6g$^{(冲服)}$。

水煎服，共 250mL，日一剂，分次服。

第七章　肾系病证 ▷▷▷▷

第一节　肾病综合征

一、选择题

（一）A1 型题

1. 以下关于肾病综合征的说法不正确的是（　　）
   A. 属中医学"水肿"范畴　　B. 缠绵难愈，反复发作
   C. 水肿呈非凹陷性　　　　D. 以虚证、寒证为主
   E. 多为"阴水"

2. 与肾病综合征发病关系最密切的脏腑是（　　）
   A. 心肝肾　　　　　　B. 肺脾肾　　　　　　C. 脾肾
   D. 肝肾　　　　　　　E. 三焦、膀胱

3. 下列各项，不属于肾病综合征气阴两虚证候特征的是（　　）
   A. 神疲乏力　　　　　B. 纳少便溏　　　　　C. 头晕耳鸣
   D. 口干咽燥　　　　　E. 手足心热

4. 肾病综合征与急性肾小球肾炎的鉴别要点是（　　）
   A. 蛋白尿　　　　　　B. 水肿　　　　　　　C. 血尿
   D. 补体下降　　　　　E. 低蛋白血症

5. 小儿肾病综合征肺脾气虚证的首选方为（　　）
   A. 实脾饮　　　　　　B. 异功散　　　　　　C. 参苓白术散
   D. 玉屏风散合四君子汤　E. 防己黄芪汤合五苓散

6. 小儿肾病综合征肝肾阴虚证的首选方为（　　）
   A. 真武汤　　　　　　B. 一贯煎　　　　　　C. 玉屏风散
   D. 六味地黄丸　　　　E. 知柏地黄丸

7. 小儿肾病综合征脾肾阳虚证的治法为（　　）
   A. 健脾益气，利水消肿　B. 温肾健脾，化气行水
   C. 滋阴补肾，清热利湿　D. 化湿泻浊，利气行水
   E. 补益脾肺，宣肺利水

8. 小儿肾病综合征湿浊证的治法是（　　）

    A. 清热解毒   B. 清热利湿   C. 逐水消肿

    D. 利湿降浊   E. 利水消肿

9. 患儿全身广泛浮肿，伴有腹胀水鼓，水聚肠间，辘辘有声，小便短少，舌质淡，苔白腻，脉沉，辨证为（　　）

    A. 外感风邪   B. 水湿   C. 湿浊

    D. 血瘀   E. 湿热

10. 肾病综合征的治疗原则以何为主（　　）

    A. 清热解毒   B. 化湿降浊   C. 扶正培本

    D. 活血化瘀   E. 宣肺利水

11. 肾病综合征中的低蛋白血症指（　　）

    A. 血浆白蛋白少于 25g/L   B. 血浆白蛋白少于 30g/L

    C. 血浆白蛋白少于 40g/L   D. 血浆白蛋白多于 25g/L

    E. 血浆白蛋白少于 45g/L

12. 某患儿全身浮肿，尿少尿闭，纳呆，恶心呕吐，舌苔腻，脉弦。治疗应首选（　　）

    A. 玉枢丹   B. 紫雪丹   C. 温胆汤

    D. 龙胆泻肝汤   E. 附子泻心汤

（二）A2 型题

1. 患儿，6 岁。1 年前因反复感冒出现浮肿及尿检异常，经治疗浮肿消退，尿检仍未恢复正常。刻诊：面白少华，倦怠乏力，易出汗及感冒，舌质淡，苔薄白，脉缓弱。已诊断为肾病综合征，其证型是（　　）

    A. 风水相搏   B. 气阴两虚   C. 肺脾气虚

    D. 脾肾阳虚   E. 肝肾阴虚

2. 患儿，6 岁。1 年前因反复感冒出现浮肿及尿检异常，经治疗浮肿消退，尿检仍未恢复正常。刻诊面白少华，倦怠乏力，易出汗及感冒，舌质淡，苔薄白，脉缓弱。已诊断为肾病综合征，其治法是（　　）

    A. 益气健脾，宣肺利水   B. 温肾健脾，化气行水

    C. 滋阴补肾，平肝潜阳   D. 化湿泻浊，利气行水

    E. 益气养阴，化湿清热

3. 患儿，6 岁。1 年前因反复感冒出现浮肿及尿检异常，经治疗浮肿消退，尿检仍未恢复正常。刻诊面白少华，倦怠乏力，易出汗及感冒，舌质淡，苔薄白，脉缓弱。已诊断为肾病综合征，应首选的方剂是（　　）

    A. 实脾饮   B. 异功散   C. 参苓白术散

    D. 玉屏风散合四君子汤   E. 防己黄芪汤合五苓散

4. 患儿，8 岁。全身高度浮肿，下肢肿甚，按之深陷难起，面色㿠白，神倦乏力，

脘腹闷胀，大便溏，小便少，舌淡胖，苔白，脉沉细。其证候是（　　）

  A. 风水相搏   B. 气阴两虚   C. 肺脾气虚

  D. 脾肾阳虚   E. 肝肾阴虚

  5. 患儿，8岁。全身高度浮肿，下肢肿甚，按之深陷难起，面色㿠白，神倦乏力，脘腹闷胀，大便溏，小便少，舌淡胖，苔白，脉沉细。其治法是（　　）

  A. 健脾益气，利水消肿 B. 温肾健脾，化气行水

  C. 滋阴补肾，清热利湿 D. 化湿泻浊，利气行水

  E. 补益脾肺，宣肺利水

  6. 患儿，8岁。全身高度浮肿，下肢肿甚，按之深陷难起，面色㿠白，神倦乏力，脘腹闷胀，大便溏，小便少，舌淡胖，脉沉细。其首选方剂是（　　）

  A. 实脾饮   B. 异功散

  C. 真武汤合黄芪桂枝五物汤D. 玉屏风散合四君子汤

  E. 防己黄芪汤合五苓散

  7. 患儿，5岁，半年前因全身浮肿，尿少确诊为肾病综合征。现症见双下肢轻度浮肿，头晕目眩，易心烦，口干咽燥，手足心热，面部可见大量痤疮，失眠多汗，舌红苔少，脉弦细数。其证候是（　　）

  A. 风水相搏   B. 气阴两虚   C. 肺脾气虚

  D. 脾肾阳虚   E. 肝肾阴虚

  8. 患儿，5岁，半年前因全身浮肿，尿少确诊为肾病综合征。现症见双下肢轻度浮肿，头晕目眩，易心烦，口干咽燥，手足心热，面部可见大量痤疮，失眠多汗，舌红苔少，脉弦细数。其治法是（　　）

  A. 益气健脾，宣肺利水 B. 温肾健脾，化气行水

  C. 滋阴补肾，平肝潜阳 D. 化湿泻浊，利气行水

  E. 补益脾肺，宣肺利水

  9. 患儿，5岁，半年前因全身浮肿，尿少确诊为肾病综合征。现症见双下肢轻度浮肿，头晕目眩，易心烦，口干咽燥，手足心热，面部可见大量痤疮，失眠多汗，舌红苔少，脉弦细数。应首选的方剂是（　　）

  A. 真武汤   B. 一贯煎   C. 玉屏风散

  D. 六味地黄丸   E. 知柏地黄丸

  10. 患儿，10岁，患儿2个月前无明显诱因出现颜面、双下肢浮肿，查尿常规示尿蛋白（＋＋＋＋），血浆白蛋白23g/L，诊断为肾病综合征。现症见颜面、双下肢浮肿，伴面白乏力，肢冷畏寒，纳少便溏，唇舌紫暗，舌有瘀点，苔白滑，脉濡。其证候是（　　）

  A. 气阴两虚   B. 肺脾气虚兼血瘀   C. 脾肾阳虚

  D. 肝肾阴虚   E. 脾肾阳虚兼血瘀

  11. 患儿，男，6岁。面部、眼睑浮肿10天。患儿浮肿前曾感冒。查：面色无华，

神疲乏力，汗出，易感冒，头晕耳鸣，咽部暗红，手足心热，舌质红，苔少，脉细弱。尿常规：蛋白（＋＋＋＋），血浆白蛋白 16g/L。其诊断为（   ）

  A. 肾病综合征，肝肾阴虚 B. 急性肾小球肾炎，风水相搏

  C. 肾病综合征，气阴两虚 D. 肾病综合征，肺脾气虚

  E. 急性肾小球肾炎，湿热内侵

  12. 患儿，男，6 岁。面部、眼睑浮肿 10 天，患儿浮肿前曾感冒。查：面色无华，神疲乏力，汗出，易感冒，头晕耳鸣，咽部暗红，手足心热，舌质红，苔少，脉细弱。尿常规：蛋白（＋＋＋＋），血浆白蛋白 16g/L。其治法是（   ）

  A. 益气健脾，宣肺利水 B. 温肾健脾，化气行水

  C. 滋阴补肾，平肝潜阳 D. 益气养阴，化湿清热

  E. 化湿泻浊，利气行水

  13. 患儿，男，6 岁。面部、眼睑浮肿 10 天。患儿浮肿前曾感冒。查：面色无华，神疲乏力，汗出，易感冒，头晕耳鸣，咽部暗红，手足心热，舌质红，苔少，脉细弱。尿常规：蛋白（＋＋＋＋），血浆白蛋白 16g/L。应首选的方剂是（   ）

  A. 知柏地黄丸 B. 六味地黄丸加黄芪 C. 实脾饮

  D. 真武汤 E. 防己黄芪汤

  （三）A3 型题

  患儿，女，7 岁，眼睑及双下肢浮肿，面白身重，气短乏力，纳呆便溏，自汗出，平素易感冒，舌质淡，苔薄白，脉弱。

  （1）患者所属证型是（   ）

  A. 肺脾气虚 B. 脾肾阳虚 C. 肝肾阴虚

  D. 气阴两虚 E. 风水相搏

  （2）治法为（   ）

  A. 温肾健脾，化气行水 B. 滋阴补肾，平肝潜阳

  C. 益气养阴，化湿清热 D. 益气健脾，宣肺利水

  E. 清肝泻肺，顺气降火

  （3）选用何方治疗（   ）

  A. 实脾饮 B. 异功散 C. 参苓白术散

  D. 玉屏风散合四君子汤 E. 防己黄芪汤合五苓散

  （四）B 型题

  A. 六味地黄丸加黄芪 B. 知柏地黄丸加党参 C. 桃红四物汤

  D. 真武汤 E. 五苓散

1. 肾病综合征气阴两虚证治疗首选方（   ）

2. 肾病综合征血瘀证治疗首选方（   ）

  A. 清瘟败毒饮 B. 八正散 C. 五味消毒饮

D. 甘露消毒丹　　　　　　　E. 小蓟饮子

3. 肾病综合征上焦湿热证治疗首选方（　　　）

4. 肾病综合征中焦湿热证治疗首选方（　　　）

5. 肾病综合征下焦湿热证治疗首选方（　　　）

（五）X型题

1. 肾病综合征肺脾气虚证的主症有（　　　）

　　A. 气短乏力　　　　　　　B. 纳呆便溏　　　　　　　C. 易汗出感冒

　　D. 下肢不温　　　　　　　E. 头晕目眩

2. 肾病综合征标证的证治分型有（　　　）

　　A. 外感风邪　　　　　　　B. 水湿　　　　　　　C. 湿热

　　D. 血瘀　　　　　　　E. 湿浊

3. 肾病综合征中高脂血症指（　　　）

　　A. 血浆胆固醇：儿童高于5.7mmol/L

　　B. 血浆胆固醇：儿童高于6.0mmol/L

　　C. 血浆胆固醇：婴儿高于5.2mmol/L

　　D. 血浆胆固醇：婴儿高于5.7mmol/L

　　E. 血浆胆固醇：儿童高于6.5mmol/L

4. 肾炎型肾病综合征，除单纯性肾病四大特征外，还具有（　　　）

　　A. 反复或持续高血压

　　B. 明显血尿

　　C. 血总补体量（CH_{50}）或血C_3反复降低

　　D. 血沉加快

　　E. 持续性氮质血症

5. 肾病综合征的对症治疗有（　　　）

　　A. 激素治疗　　　　　　　B. 降压　　　　　　　C. 抗感染

　　D. 利尿　　　　　　　E. 免疫抑制剂

（六）判断题

1. 肾病综合征脾肾阳虚证或肺脾气虚证，在病程中感受风邪或内蕴湿热，形成虚中夹实者，应先以补虚为主，使正复邪去。（　　　）

2. 肾病综合征诊断的必备条件为水肿和大量蛋白尿。（　　　）

二、非选择题

（一）填空题

1. 肾病综合征是以＿＿＿＿＿、＿＿＿＿＿、＿＿＿＿＿及不同程度的＿＿＿＿＿为主要特征的临床症候群。

2. 肾病综合征的病机以＿＿＿＿＿为本，以＿＿＿＿＿为标。

（二）名词解释

肾病综合征

（三）简答题

简述肾病综合征的证型。

（四）问答题

论述肾病综合征的病因病机。

（五）复合题（病案分析题）

患儿，6 岁。自幼反复感冒，平素易汗，1 周前于感冒后出现全身浮肿，遂来诊。刻诊：全身中度浮肿，面目为著，小便量少，色黄，气短乏力，自汗出，便溏，咳嗽，痰黏稠，脉虚弱。体检：咽红，扁桃体不肿大。尿常规：蛋白（＋＋＋），潜血（＋＋＋）；镜检：红细胞满视野，白细胞少许。血浆白蛋白 28g/L，血脂 7.7mmol/L。

试就本例患儿，做出西医诊断，中医病证诊断，病机分析，提出治法、主方，开出处方。

参考答案

一、选择题

（一）A1 型题

1. C　2. B　3. B　4. E　5. E　6. E　7. B　8. D　9. B　10. C　11. A　12. C

（二）A2 型题

1. C　2. A　3. E　4. D　5. B　6. C　7. E　8. C　9. E　10. E　11. C　12. D

13. B

（三）A3 型题

（1）A　（2）D　（3）E

（四）B 型题

1. A　2. C　3. C　4. D　5. B

（五）X 型题

1. ABC　2. ABCDE　3. AC　4. ABCE　5. BCD

（六）判断题

1. ×　2. ×

二、非选择题

（一）填空题

1. 大量蛋白尿；低白蛋白血症；高脂血症；水肿

2. 正气虚弱；邪实蕴郁

（二）名词解释

肾病综合征（简称肾病）是一组由多种病因引起的肾小球基底膜通透性增加，导致血浆内大量白蛋白从尿中丢失的临床综合征。临床以大量蛋白尿、低白蛋白血症、高脂血症及不同程度水肿为主要特征。

（三）简答题

肾病综合征可分为本证和标证。本证又可分为：①肺脾气虚证；②脾肾阳虚证；③肝肾阴虚证；④气阴两虚证。标证分为：①外感风邪；②水湿；③湿热；④血瘀；⑤湿浊。

（四）问答题

小儿禀赋不足，久病体虚，外邪入里，致肺脾肾三脏亏虚是本病发生的主要因素。肺脾肾三脏功能虚弱，气化运化功能失常，封藏失职，精微外泄，水液停聚是本病的主要发病机理。外感、水湿、湿热、瘀血及湿浊是促进肾病发展的病理环节，与肺脾肾三脏虚弱互为因果。

（五）复合题（病案分析题）

西医诊断：肾病综合征。

中医诊断：水肿（肺脾气虚证，兼外感风热）。

病机分析：该患儿自幼反复感冒，卫外不固，肺气素虚，故易自汗出，易感冒，气短。脾气虚则见便溏，脾主四肢，脾气虚故可见乏力。舌淡胖，脉虚弱均为肺脾气虚的征象。咽红、咳嗽、痰黏稠为外感风热征象。总之，本例患儿属本虚（肺脾气虚）标实（外感风热）之证。

治法：益气健脾利水，佐以宣肺清热。

主方：防己黄芪汤合五苓散加减。

处方：黄芪 20g，白术 10g，汉防己 6g，茯苓 10g，泽泻 10g，猪苓 10g，桂枝 6g，麻黄 3g，金银花 10g，鱼腥草 15g，杏仁 10g，甘草 4g。

第二节 急性肾小球肾炎

一、选择题

（一）A1 型题

1. 急性肾小球肾炎的主要病因是（   ）

    A. 外感风邪，湿热，疮毒   B. 外感风邪，水湿，湿热

    C. 水湿，湿热，湿浊   D. 水湿，湿热，疮毒

    E. 水湿，湿热，瘀血

2. 下列各项中不属于急性肾小球肾炎的临床表现是（   ）

    A. 水肿   B. 血尿   C. 少尿

D. 大量蛋白尿　　　　　　　　E. 高血压

3. 对急性肾小球肾炎最具有诊断价值的实验室指标是（　　）

A. 红细胞沉降率增快

B. 外周血白细胞计数增高

C. 血清总补体及 C_3 一过性明显下降

D. 轻度贫血

E. 抗链球菌溶血素增高

4. 急性肾小球肾炎湿热内侵证的治法（　　）

A. 清热利湿，凉血止血　　　B. 健脾化湿，利水消肿　　　C. 解表化湿，疏风通络

D. 泻肺泻浊，逐水消肿　　　E. 疏风宣肺，利水消肿

5. 急性肾小球肾炎风水相搏浮肿与湿热内侵浮肿区别的关键是（　　）

A. 病因不同浮肿按之凹陷恢复快慢不同

B. 水肿轻重程度不同

C. 水肿先后顺序不同

D. 水肿兼证表现不同

E. 风水浮肿见感受风邪表证

6. 小儿肺、脾、肾三脏功能失调可引起的疾病是（　　）

A. 感冒　　　　　　　　B. 咳嗽　　　　　　　　C. 水肿

D. 厌食　　　　　　　　E. 积滞

7. 小儿急性肾小球肾炎水毒内闭证的主症是（　　）

A. 全身浮肿，尿少或尿闭，头晕，恶心，呕吐

B. 浮肿，气急，烦躁，心悸，发绀

C. 眩晕，烦躁，甚或抽搐昏迷

D. 严重浮肿，胸闷，腹胀，不得平卧

E. 浮肿按之凹陷不起，尿频，夜间尤甚，胸脘胀闷，大便稀溏

8. 小儿急性肾小球肾炎邪陷心肝证治疗应选方（　　）

A. 镇肝熄风汤合五苓散　　　B. 羚角钩藤汤合至宝丹　　　C. 天麻钩藤饮合泻心汤

D. 附子泻心汤合温胆汤　　　E. 龙胆泻肝汤合羚角钩藤汤

9. 小儿急性肾小球肾炎风水相搏证的治法（　　）

A. 清热利湿，凉血止血　　　B. 健脾化湿，利水消肿　　　C. 解表化湿，疏风通络

D. 泻肺泻浊，逐水消肿　　　E. 疏风宣肺，利水消肿

10. 小儿急性肾小球肾炎的病位主要为（　　）

A. 肺脾肾　　　　　　　　B. 脾肝肾　　　　　　　　C. 心脾肾

D. 脾肾　　　　　　　　E. 肺脾

11. 小儿急性肾小球肾炎的并发症是（　　）

A. 电解质紊乱　　　　　　　　B. 严重循环充血　　　　　　　　C. 代谢性酸中毒

D. 急进性肾炎　　　　　　　E. 惊厥

12. 急性肾小球肾炎的主要病机为（　　）

  A. 肺气不宣　　　　　　B. 脾失健运　　　　　　C. 肾失开阖

  D. 膀胱不利　　　　　　E. 三焦不通

13. 急性肾小球肾炎水毒内闭证的治法为（　　）

  A. 平肝息风　　　　　　B. 温补心阳　　　　　　C. 泻肺逐水

  D. 清心利水　　　　　　E. 通腑泻浊

（二）A2 型题

1. 患儿，7 岁。浮肿 5 天，小便量少，色如浓茶，尿蛋白（＋＋），红细胞 50/HP，血压 100/80mmHg。血清总补体明显低于正常。首先应考虑的诊断是（　　）

  A. 急性肾小球肾炎　　　B. 急进性肾炎　　　　　C. 肾炎性肾病

  D. 慢性肾炎　　　　　　E. 单纯性肾炎

2. 患儿，10 岁。1 周来患感冒未愈。昨日起眼睑浮肿，舌苔白，脉浮。治疗应首选（　　）

  A. 三仁汤　　　　　　　B. 越婢汤　　　　　　　C. 葱豉桔梗汤

  D. 藿香正气散　　　　　E. 麻黄连翘赤小豆汤

3. 患儿，5 岁。患水肿 3 个月，现面部偶有水肿，面色萎黄，倦怠乏力，易汗出，舌淡，苔白，脉缓。其治法是（　　）

  A. 健脾益气　　　　　　B. 温阳利水　　　　　　C. 健脾化湿

  D. 健脾养血　　　　　　E. 温肾利水

4. 患儿，5 岁，见水肿自眼睑开始迅速波及全身，以头面部肿势为著，皮色光亮，按之凹陷随手而起，尿少色赤，微恶风寒或伴发热，咽红肿痛，骨节疼痛，鼻塞咳嗽，舌质淡，苔薄白或薄黄，脉浮。治宜（　　）

  A. 通腑降浊，解毒利尿　　B. 泻肺逐水，温阳扶正　　C. 疏风宣肺，利水消肿

  D. 清热利湿，凉血止血　　E. 平肝泻火，清心利水

5. 患儿，男，10 岁。水肿 1 周，镜下血尿，血压正常，血清补体明显下降。症见颜面浮肿，小便短赤，下肢疮毒，舌质红，苔薄黄。其诊断是（　　）

  A. 急性肾炎（阳水），风水相搏型

  B. 急性肾炎（阳水），湿热内侵型

  C. 急性肾炎（阳水）变证，水气上凌心肺

  D. 急性肾炎（阳水）变证，邪陷厥阴

  E. 迁延性肾炎，肺脾气虚

6. 患儿，8 岁，头面肢体浮肿或轻或重，小便短赤，头身困重，胸闷纳呆，口苦口黏，大便不爽，舌红，苔黄腻，脉滑数。治疗应首选（　　）

  A. 麻黄连翘赤小豆汤合五苓散

  B. 五味消毒饮合小蓟饮子

C. 苓桂术甘汤合小蓟饮子

D. 甘露消毒丹合五苓散

E. 甘露消毒丹合小蓟饮子

7. 患儿，10 岁，肢体面部浮肿，头痛眩晕，烦躁不安，视物模糊，口苦，恶心呕吐，甚至抽搐、昏迷，尿短赤，舌质红，苔黄糙，脉弦数。治疗应首选（　　）

A. 麻黄连翘赤小豆汤合五苓散

B. 五味消毒饮合小蓟饮子

C. 龙胆泻肝汤合羚角钩藤汤

D. 龙胆泻肝汤合小蓟饮子

E. 甘露消毒丹合羚角钩藤汤

（三）**A3 型题**

患儿，8 岁，颜面眼睑浮肿，小便短赤而少，下肢疮毒，舌质红，苔黄腻，脉滑数。实验室检查：尿蛋白（＋＋），镜下红细胞 20～30/HP，白细胞 5～6/HP，血清补体明显下降。

（1）该患者所属证型是（　　）

A. 风水相搏证　　　　　B. 湿热内侵证　　　　　C. 水毒内闭证

D. 邪陷心肝证　　　　　E. 水凌心肺证

（2）该患者应采用何种治法（　　）

A. 清热利湿，凉血止血　　B. 健脾化湿，利水消肿

C. 解表化湿，疏风通络　　D. 泻肺泻浊，逐水消肿

E. 疏风宣肺，利水消肿

（3）该患者选用什么方剂治疗（　　）

A. 麻黄连翘赤小豆汤　　　B. 五味消毒饮合小蓟饮子

C. 五苓散　　　　　　　　D. 真武汤　　　　　　　E. 八正散

（四）**B 型题**

A. 龙胆泻肝汤　　　　B. 参苓白术散　　　　C. 养阴清肺汤

D. 四君子汤合玉屏风散　　E. 知柏地黄丸合二至丸

1. 急性肾小球肾炎阴虚邪恋证的首选方（　　）

2. 急性肾小球肾炎气虚邪恋证的首选方（　　）

A. 小儿浮肿兼见发热恶风，咳嗽，肢痛，苔薄白，脉浮

B. 小儿浮肿兼见疮毒，舌质红，苔黄腻

C. 小儿浮肿兼见头痛眩晕，视物模糊，苔黄，脉弦

D. 小儿浮肿兼见尿少或尿闭，恶心呕吐，苔腻，脉弦

E. 小儿浮肿兼见咳嗽气急，心悸胸闷，口唇青紫，脉细

3. 急性肾小球肾炎风水相搏证的证候特征（　　）

4. 急性肾小球肾炎湿热内侵证的证候特征（　　　）

A. 湿热内侵　　　　　　　B. 风水相搏　　　　　　　C. 水凌心肺

D. 水毒内闭　　　　　　　E. 脾虚湿停

5. 全身浮肿，少尿，频咳气急，胸闷心悸，烦躁不宁，唇指青紫，辨证属（　　　）

6. 全身浮肿，尿少或无尿，色如浓茶，头晕头痛，恶心呕吐，嗜睡，辨证属（　　　）

（五）X 型题

1. 小儿肾小球肾炎湿热内侵证的主症有（　　　）

A. 稍有浮肿或不浮肿　　　B. 小便黄赤短少　　　　　C. 尿血

D. 肢体酸痛，烦躁　　　　E. 舌质红，苔黄

2. 小儿肾小球肾炎的常见变证有（　　　）

A. 心阳虚衰　　　　　　　B. 邪陷心肝　　　　　　　C. 邪毒内闭

D. 水毒内闭　　　　　　　E. 水凌心肺

（六）判断题

急性肾小球肾炎发病早期，主要强调钠盐和水的摄入，不强调卧床休息。（　　　）

二、非选择题

（一）填空题

1. 急性肾小球肾炎的主要病因为＿＿＿＿＿＿、＿＿＿＿＿＿、＿＿＿＿＿＿，导致＿＿＿、＿＿＿、＿＿＿三脏功能失调。

2. 急性肾小球肾炎的变证为＿＿＿＿＿＿、＿＿＿＿＿＿、＿＿＿＿＿＿。

（二）名词解释

急性肾小球肾炎

（三）简答题

简述小儿急性肾小球肾炎急性期常证的分证及其治法、主方。

（四）问答题

试述急性肾小球肾炎的辨证要点。

（五）复合题（病案分析题）

患儿，7 岁。1 周前曾患感冒发热，咽喉疼痛，经治疗已愈。近 2 天来发现患儿晨起眼睑浮肿，渐及颜面、下肢，小便短少，色如洗肉水样，舌质红，苔薄白，咽部轻度充血，脉浮数。血压 130/95mmHg。尿常规检查：蛋白（＋＋），镜检：红细胞（＋＋＋/P），白细胞少许。血常规：白细胞计数 13.5×10^9/L，分类：中性 85%，淋巴 15%。

试就本例患儿，做出西医诊断，中医病证诊断，病机分析，提出治法、主方，开出处方。

参考答案

一、选择题

（一）A1 型题

1. A 2. D 3. C 4. A 5. E 6. C 7. A 8. E 9. E 10. E 11. B 12. A 13. E

（二）A2 型题

1. A 2. E 3. C 4. C 5. B 6. B 7. C

（三）A3 型题

（1）B （2）A （3）B

（四）B 型题

1. E 2. B 3. A 4. B 5. C 6. D

（五）X 型题

1. ABCE 2. BDE

（六）判断题

×

二、非选择题

（一）填空题

1. 外感风邪；湿热；疮毒；肺；脾；肾

2. 邪陷心肝；水凌心肺；水毒内闭

（二）名词解释

急性肾小球肾炎简称急性肾炎，临床以急性起病，浮肿、少尿、血尿、蛋白尿及高血压为主要特征。

（三）简答题

①风水相搏证：治以疏风宣肺，利水消肿，主方为麻黄连翘赤小豆汤合五苓散加减。②湿热内侵证：治以清热利湿，凉血止血，主方为五味消毒饮合小蓟饮子加减。

（四）问答题

（1）辨虚实。急性肾炎的急性期为正盛邪实阶段，起病急，变化快，浮肿及血尿多较明显。恢复期多为正虚邪恋，临床特点为浮肿已退，尿量增加，肉眼血尿消失，但镜下血尿或蛋白尿未恢复，且多有湿热留恋，并有阴虚及气虚之不同。

（2）辨常证变证。本病的证候轻重悬殊较大。轻症一般以风水相搏证、湿热内侵证等常证的证候表现为主；重症则为全身严重浮肿，持续尿少、尿闭，并可在短期内出现邪陷心肝、水凌心肺、水毒内闭的危急证候。尿量越少，持续时间越长，浮肿越明显，出现变证的可能也越大。

（五）复合题（病案分析题）

西医诊断：急性肾小球肾炎。

中医诊断：水肿（风水相搏证）。

病机分析：患儿感受风热之邪，客于肺卫，肺失宣降，不能通调水道，下输膀胱导致风遏水阻，风水相搏，溢于肌肤而为水肿；风热之邪夹湿下行，蕴结膀胱，损伤血络，故小便短少而色赤；咽红、舌红为风热之象。

治法：疏风宣肺，利水消肿。

主方：麻黄连翘赤小豆汤合五苓散加减。

处方：麻黄 4g，连翘 10g，赤小豆 30g，桑白皮 10g，茯苓 10g，猪苓 10g，泽泻 10g，车前草 10g，白术 6g，益母草 10g，荔枝草 15g，甘草 3g。

第三节　尿　频

一、选择题

（一）A1 型题

1. 小儿尿频病因较多，其中最多见的是（　　）

　　A. 湿热　　　　　　　　　B. 风热　　　　　　　　　C. 脾虚

　　D. 肾虚　　　　　　　　　E. 肺虚

2. 尿频的病位主要在（　　）

　　A. 肝、胆　　　　　　　　B. 肾、膀胱　　　　　　　C. 脾、胃

　　D. 心、小肠　　　　　　　E. 肺、三焦

3. 尿频实证的基本治疗原则是（　　）

　　A. 温补脾肾　　　　　　　B. 清心泻火　　　　　　　C. 清热利湿

　　D. 通利小便　　　　　　　E. 清肝利胆

4. 白天尿频综合征最关键的诊断条件是（　　）

　　A. 小便频数　　　　　　　B. 点滴淋沥　　　　　　　C. 精神、饮食正常

　　D. 醒时尿频，入睡消失　　E. 反复发作

5. 尿路感染的确诊条件是（　　）

　　A. 有外阴不洁史　　　　　B. 小便频数　　　　　　　C. 发热

　　D. 腰痛　　　　　　　　　E. 中段尿细菌培养阳性，其菌落定量＞105/mL

6. 下列哪些不是尿道炎的表现（　　）

　　A. 尿频　　　　　　　　　B. 尿液混浊　　　　　　　C. 尿痛

　　D. 尿常规有脓球　　　　　E. 发热

7. 小儿白天尿频综合征的好发年龄为（　　）

A. 婴幼儿时期   B. 学龄前期   C. 新生儿期

D. 青春期   E. 任何年龄

8. 再发尿路感染的患儿选用2种抗生素联合治疗，疗程宜为（　　）

A. 7日   B. 10～14日   C. 21日

D. 3日   E. 5日

9. 尿路感染的复发大多在治疗后（　　）

A. 半个月内   B. 半年内   C. 1个月内

D. 3个月内   E. 2个月内

10. 尿频的主要病机为（　　）

A. 湿热下注   B. 脾肾两虚   C. 阴虚内热

D. 肾阳亏虚   E. 膀胱气化功能失常

11. 尿频日久，湿热损伤膀胱血络则为（　　）

A. 久淋   B. 石淋   C. 血淋

D. 水肿   E. 癃闭

12. 尿频以肾阳虚为主，证见面白无华，畏寒肢冷，下肢浮肿，脉沉细无力，可用（　　）

A. 缩泉丸   B. 参苓白术散   C. 六味地黄丸

D. 知柏地黄丸   E. 济生肾气丸

13. 尿频中医治疗首要分清（　　）

A. 虚实   B. 寒热   C. 阴阳

D. 表里   E. 上下

14. 尿频可发生的年龄为（　　）

A. 婴幼儿时期   B. 学龄前期   C. 新生儿期

D. 青春期   E. 任何年龄

15. 尿频可归属的中医学范畴为（　　）

A. 淋证   B. 石淋   C. 血淋

D. 水肿   E. 癃闭

（二）A2 型题

1. 患儿，女，6岁。近2天出现尿频，小便短黄，尿道灼热疼痛，恶心呕吐，舌红苔腻，脉数有力。治疗应首选（　　）

A. 二妙丸   B. 四妙丸   C. 五苓散

D. 六一散   E. 八正散

2. 患儿，女，7岁。近半年来反复发作尿频，淋沥不尽，神倦乏力，面色萎黄，食欲不振，手足不温，舌淡，苔薄腻，脉细弱。治疗应首选（　　）

A. 缩泉丸   B. 异功散   C. 补中益气汤

D. 六味地黄丸   E. 知柏地黄丸

3. 患儿，5 岁。尿频 6 个月，并见低热、盗汗、心烦，舌质红干，苔少，脉细数。治疗应首选（　　）

    A. 六味地黄丸　　　　　B. 济生肾气丸　　　　　C. 知柏地黄丸

    D. 缩泉丸　　　　　　　E. 导赤散

4. 患儿，女，4 岁。近 2 天出现尿频，小便短黄，尿道灼热疼痛，恶心呕吐，舌红苔腻，脉数有力。治则为（　　）

    A. 清热利湿，通利膀胱　　　B. 温补脾肾，升提固摄

    C. 滋阴补肾，清热降火　　　D. 清热利湿，活血化瘀

    E. 清肝泻火，利湿通淋

5. 患儿，女，6 岁。近半年来反复发作尿频，淋沥不尽，神倦乏力，面色萎黄，食欲不振，手足不温，舌淡，苔薄腻，脉细弱。治则为（　　）

    A. 清热利湿，通利膀胱　　　B. 温补脾肾，升提固摄

    C. 滋阴补肾，清热降火　　　D. 清热利湿，活血化瘀

    E. 清肝泻火，利湿通淋

6. 患儿，男，7 岁。尿频 6 个月，并见低热、盗汗、心烦，舌质红干，苔少，脉细数。治则为（　　）

    A. 清热利湿，通利膀胱　　　B. 温补脾肾，升提固摄

    C. 滋阴补肾，清热降火　　　D. 清热利湿，活血化瘀

    E. 清肝泻火，利湿通淋

7. 患儿，男，8 岁。近半年来反复发作尿频，淋沥不尽，面白无华，畏寒肢冷，下肢浮肿，脉沉细无力，可用（　　）

    A. 六味地黄丸　　　　　B. 济生肾气丸　　　　　C. 知柏地黄丸

    D. 缩泉丸　　　　　　　E. 导赤散

8. 患儿，5 岁。尿频 9 个月，并见低热、心烦，舌质红干，苔少，脉细数。盗汗明显，治疗除选知柏地黄丸，可加（　　）

    A. 鳖甲、龙骨、牡蛎　　　B. 青蒿、地骨皮　　　　C. 淡竹叶、萹蓄、瞿麦

    D. 鸡内金、大蓟、小蓟　　E. 龙胆、黄芩、柴胡

（三）A3 型题

1. 患儿，女，5 岁，尿频 2 天。证见小便频数短赤，尿道灼热疼痛，尿液淋沥浑浊，小腹坠胀，腰部疼痛，发热，烦躁口渴，头痛，身痛，恶心呕吐，舌质红，苔黄腻，脉数有力。

    （1）此患儿尿频的主要病因为（　　）

    A. 脾肾两虚　　　　　B. 湿热下注　　　　　C. 肝经湿热

    D. 下元虚寒　　　　　E. 脾肺气虚

    （2）此患儿治疗的首选方剂为（　　）

    A. 龙胆泻肝汤　　　　B. 五苓散　　　　　　C. 霍朴夏苓汤

D. 猪苓汤　　　　　　　　　E. 八正散

2. 患儿，女，6岁。近半年来反复发作尿频，淋沥不尽，神倦乏力，面色萎黄，食欲不振，手足不温，舌淡，苔薄腻，脉细弱。

（1）此患儿尿频的主要病因为（　　）

A. 脾肾气虚　　　　　　B. 湿热下注　　　　　　C. 肝经湿热

D. 下元虚寒　　　　　　E. 脾肺气虚

（2）此患儿治疗的首选方剂为（　　）

A. 缩泉丸　　　　　　　B. 异功散　　　　　　　C. 补中益气汤

D. 六味地黄丸　　　　　E. 知柏地黄丸

3. 患儿，男，7岁。尿频6个月，并见低热、盗汗、心烦，舌质红干，苔少，脉细数。

（1）此患儿尿频的主要病因为（　　）

A. 脾肾气虚　　　　　　B. 阴虚内热　　　　　　C. 肝经湿热

D. 下元虚寒　　　　　　E. 脾肺气虚

（2）此患儿治疗的首选方剂为（　　）

A. 六味地黄丸　　　　　B. 济生肾气丸　　　　　C. 知柏地黄丸

D. 缩泉丸　　　　　　　E. 导赤散

（四）B 型题

A. 温补脾肾　　　　　　B. 益气养阴　　　　　　C. 滋阴清热

D. 清热解毒　　　　　　E. 清热利湿

1. 尿频湿热下注证的治法是（　　）

2. 尿频阴虚内热证的治法是（　　）

3. 尿频脾肾两虚证的治法是（　　）

A. 六味地黄丸　　　　　B. 济生肾气丸　　　　　C. 知柏地黄丸

D. 缩泉丸　　　　　　　E. 八正散

4. 尿频湿热下注证的首选方为（　　）

5. 尿频阴虚内热证的首选方是（　　）

6. 尿频脾肾阳虚证的首选方是（　　）

A. 柴胡、黄芩　　　　　B. 大腹皮、山楂　　　　C. 竹茹、广藿香

D. 海金沙、鸡内金、大蓟、小蓟　　　　　　　　E. 龙胆、黄芩、柴胡

7. 尿频湿热下注证伴发热恶寒者，加（　　）

8. 尿频湿热下注证伴小便带血，尿道刺痛，排尿突然中断者，常为砂石所致，可重用金钱草，加（　　）

9. 尿频湿热下注证伴口苦纳呆，胸胁苦满者，加（　　）

（五）X 型题

1. 尿频湿热下注证的证候表现有（　　）

　　A. 病程短　　　　　　　　　B. 小便频数短赤　　　　　C. 小腹坠胀

　　D. 发热　　　　　　　　　　E. 脉细数

2. 尿频阴虚内热证的证候表现有（　　）

　　A. 病程短　　　　　　　　　B. 小便频数短赤　　　　　C. 盗汗心烦

　　D. 手足心热　　　　　　　　E. 苔少

3. 尿频脾肾两虚证的证候表现有（　　）

　　A. 病程日久　　　　　　　　B. 小便淋沥不尽，尿液不清

　　C. 神倦乏力　　　　　　　　D. 面色萎黄，食欲不振

　　E. 舌质淡，或有齿痕

4. 尿频脾肾两虚证可选用的方剂有（　　）

　　A. 缩泉丸　　　　　　　　　B. 八正散　　　　　　　　C. 参苓白术散

　　D. 济生肾气丸　　　　　　　E. 知柏地黄丸

5. 尿频的病位是（　　）

　　A. 心　　　　　　　　　　　B. 肝　　　　　　　　　　C. 肾

　　D. 脾　　　　　　　　　　　E. 膀胱

（六）判断题

1. 小儿神气怯弱，故临床上白天尿频综合征比成人发病率高。（　　）

2. 尿频可发生于儿童任何年龄，但多发于学龄前儿童，尤以婴幼儿时期发病率最高，女孩多于男孩。（　　）

3. 经过恰当治疗，尿频多预后良好，不会发展为慢性。（　　）

4. 尿频是儿科临床常见病症，临床以泌尿系感染和白天尿频综合征（神经性尿频）最为常见。（　　）

5. 白天尿频综合征患儿查尿常规、尿培养均无阳性发现。（　　）

二、非选择题

（一）填空题

1. 尿频多发生于_____期的儿童，尤以_____时期发病率最高，女孩发病率_____于男孩。

2. 尿频属于中医学_____的范畴，其中以_____为多。

3. 尿频常见_____和_____两种疾病。

4. 尿频的治疗首先要分清_____。

5. 尿频脾肾两虚证以肾阳虚为主者可选用_____。

6. 病程日久则变生多端。湿热损伤膀胱血络则为_____；煎熬尿液，结为砂石，则为_____；脾肾气虚日久，损伤阳气，阳不化气，气不化水，可致_____。

（二）名词解释

1. 白天尿频综合征

2. 尿频

3. 泌尿系感染

（三）简答题

1. 简述尿频的辨证要点。

2. 简述尿频的治疗原则。

（四）问答题

1. 试述湿热在尿频发病中的作用。

2. 试述泌尿系感染的诊断要点。

3. 试述白天尿频综合征的诊断要点。

（五）复合题（病案分析题）

患儿，女，5 岁。以"尿频 3 天"为主诉就诊。证见小便频数短赤，尿道灼热疼痛，烦热口渴，尿道口红赤，舌质红，苔黄腻，脉数有力。尿常规：红细胞（＋），白细胞（＋＋＋＋）。

试就本例患儿，做出中医病证诊断，病机分析，提出治法、主方，开出处方。

参考答案

一、选择题

（一）A1 型题

1. A 2. B 3. C 4. D 5. E 6. B 7. A 8. B 9. C 10. E 11. C 12. E 13. A 14. E 15. A

（二）A2 型题

1. E 2. A 3. C 4. A 5. B 6. C 7. B 8. A

（三）A3 型题

1.（1）B （2）E

2.（1）A （2）A

3.（1）B （2）C

（四）B 型题

1. E 2. C 3. A 4. E 5. C 6. B 7. A 8. D 9. E

（五）X 型题

1. ABCD 2. BCDE 3. ABCDE 4. ACD 5. CE

（六）判断题

1. × 2. √ 3. × 4. √ 5. √

二、非选择题

（一）填空题

1. 学龄前；婴幼儿；高

2. 淋证；热淋

3. 泌尿系感染；白天尿频综合征

4. 虚实

5. 济生肾气丸

6. 血淋；石淋；水肿

（二）名词解释

1. 一组小儿排尿异常的症状，以醒时尿频，点滴淋沥，但入眠消失，反复发作为特征，较小患儿经常尿湿裤子，一般无其他痛苦，精神、饮食均正常。

2. 尿频是儿科临床常见病症，以小便频数为特征。本病可归属中医学"淋证"范畴。

3. 泌尿系感染是指病原体在尿路中生长繁殖，并侵犯泌尿道黏膜或组织而引起的炎症。

（三）简答题

1. 尿频的辨证关键在辨虚实。病程短，起病急，小便频数短赤，尿道灼热疼痛，多为湿热下注所致，多属实证；病程长，起病缓，小便频数，淋沥不尽，尿热、尿痛之感不明显者，多属虚证。若伴神疲乏力，面白形寒，手足不温者，为脾肾两虚所致；若见低热，盗汗，颧红，五心烦热等症，则为阴虚内热证。

2. 本病治疗要分清虚实。实证宜清热利湿，虚证宜温补脾肾或滋阴清热。若见本虚标实、虚实夹杂之候，要标本兼顾，攻补兼施。

（四）问答题

1. 尿频的病因，多由于湿热之邪蕴结下焦，而致膀胱气化不利所致。湿热内蕴日久，损伤正气，可致脾肾气虚；热邪伤阴，日久可致肾阴不足，而致阴虚内热。所以，虽然尿频可因脾肾气虚或阴虚内热所致，但其根本原因乃由于湿热为患，湿热是尿频最关键的病因。

2.（1）病史：有外阴不洁或坐地嬉戏等湿热外侵病史。

（2）临床表现：起病急，以小便频数，淋涩痛，或伴发热、腰痛等为特征。小婴儿往往尿急、尿痛等症状不突出，可见排尿时哭闹，或以发热等全身症状为主。慢性患儿症状不典型，多见面色苍白，消瘦，发育缓慢等。

（3）辅助检查：尿常规检查以白细胞增多或见脓细胞，或白细胞管型为特点，可见数量不等的红细胞，尿蛋白较少或无。中段尿培养提示尿细菌培养阳性。

3.（1）病史：多发生在婴幼儿时期，常有精神紧张、生活改变等不良精神刺激。

（2）临床表现：以醒时尿频，点滴淋沥，但入眠消失，反复发作为特征，较小患儿经常尿湿裤子，一般无其他痛苦，精神、饮食均正常。

（3）辅助检查：尿常规、尿培养等无阳性发现。

（五）复合题（病案分析题）

诊断：尿频（湿热下注证）。

病机分析：湿热内蕴，下注膀胱。湿阻热郁致膀胱气化不利，开阖失司，故见小便频数短赤，尿道灼热疼痛；湿热内蕴，伤及津液则烦躁口渴；湿热下注则尿道口红赤；舌质红，苔黄腻，脉数有力为湿热内蕴之象。

治法：清热利湿，通利膀胱。

主方：八正散加减。

处方：萹蓄 15g，瞿麦 10g，六一散 15g$^{(包)}$，车前子 10g$^{(包)}$，栀子 6g，大黄 4g$^{(后下)}$，金钱草 15g，地锦草 15g。

第四节　遗　尿

一、选择题

（一）A1 型题

1. 遗尿的病位主要在（　　）

    A. 肾　　　　　　　　　B. 肝　　　　　　　　　C. 脾

    D. 三焦　　　　　　　　E. 膀胱

2. 遗尿的病机为（　　）

    A. 肺脾气虚，水道失约

    B. 心肾失交，水火不济

    C. 三焦气化失司，膀胱约束不利

    D. 肝经郁热，疏泄失司

    E. 脾肾气虚，下元不固

3. 治疗遗尿肝经湿热证的首选方是（　　）

    A. 五苓散　　　　　　　B. 龙胆泻肝汤　　　　　C. 甘露消毒丹

    D. 三仁汤　　　　　　　E. 导赤散

4. 遗尿下元虚寒证的治法是（　　）

    A. 补肾纳气，泻肝止遗　　B. 温补肾阳，固摄止遗　　C. 补肺益肾，升提膀胱

    D. 补肾益气，升提固摄　　E. 益气滋肾，固涩缩尿

5. 下列各项，有关遗尿的预防与调护，错误的是（　　）

    A. 培养良好的生活习惯，白天可以玩耍过度

    B. 坚持排尿训练，临睡前令小孩排空小便，入睡后注意患儿的遗尿时间，夜间定时唤醒孩子排尿，使其习惯醒时主动排尿

C. 积极治疗引起遗尿的原发疾病，加强锻炼，增强体质

D. 夜间尿湿后要及时更换裤褥，保持干燥及外阴部清洁

E. 鼓励患儿白天正常饮水，保证每日饮水量。避免食用含茶碱、咖啡因的食物或饮料。晚间入睡前2小时禁止饮水和食用含水分较多的食物和利尿食品

（二）A2 型题

1. 患儿，4岁。每晚尿床1次以上，小便清长，面色少华，神疲乏力，智力较同龄儿稍差，肢冷畏寒，舌质淡，苔白腻，脉沉无力。治疗应首选的方剂是（　　）

A. 菟丝子散合桑螵蛸散　　　B. 补肾地黄丸

C. 交泰丸合导赤散　　　　　D. 龙胆泻肝汤

E. 补中益气汤合缩泉丸

2. 患儿，男，7岁。时有尿频，每晚尿床1次以上，面色少华，神疲乏力，纳少便溏，动则多汗，易感冒，舌淡苔薄白，脉弱无力。其诊断是（　　）

A. 尿频，肾气不固　　　B. 遗尿，肾气不固　　　C. 遗尿，肺脾气虚

D. 尿频，肺脾气虚　　　E. 尿频，脾肾气虚

（三）A3 型题

患儿，男，6岁。睡后经常遗尿，醒后方觉。平素神软乏力，少气懒言，面色苍黄，食欲不振，大便溏薄，常自汗出，苔薄白，脉弱。

（1）其病机是（　　）

A. 下元虚寒，肾气不固　　　B. 游戏过度，精神疲劳

C. 肺脾气虚，膀胱失约　　　D. 年龄幼小，不能控制

E. 经脉未盛，气血未充

（2）其治法是（　　）

A. 补肺健脾，固摄小便　　　B. 温补肾阳，固摄止遗

C. 清心滋肾，安神固脬　　　D. 清利湿热，泻肝止遗

E. 滋阴清热，凉血化瘀

（3）治疗首选方是（　　）

A. 龙胆泻肝汤　　　　　　　B. 交泰丸合导赤散

C. 金匮肾气丸合四神丸　　　D. 菟丝子散合桑螵蛸散

E. 补中益气汤合缩泉丸

（四）B 型题

A. 清利湿热，泻肝止遗　　　B. 温补肾阳，固涩膀胱

C. 温补脾肾，升提固摄　　　D. 清热利湿，通利膀胱

E. 培元益气，安神固脬

1. 尿频湿热下注证的治法是（　　）

2. 遗尿肝经湿热证的治法是（　　）

    A. 八正散　　　　　　　　B. 缩泉丸合参苓白术散

    C. 菟丝子散合桑螵蛸散　　D. 补中益气汤合缩泉丸

    E. 交泰丸合导赤散

3. 尿频脾肾两虚证的首选方剂是（　　　）

4. 遗尿下元虚寒证的首选方剂是（　　　）

（五）X型题

1. 遗尿的常见证型有（　　　）

    A. 脾肾两虚　　　　　　B. 肝经湿热　　　　　　C. 心肾失交

    D. 肺脾气虚　　　　　　E. 下元虚寒

2. 以下哪些中成药可以治疗遗尿（　　　）

    A. 缩泉丸　　　　　　　B. 五子衍宗丸　　　　　C. 三金片

    D. 补中益气丸　　　　　E. 龙胆泻肝丸

（六）判断题

1. 遗尿多见于10岁以下的儿童，女孩是男孩的2倍，且有明显的家族倾向。（　　　）

2. 尿液的生成及排泄，与肺、脾、肾、三焦、膀胱关系密切。（　　　）

二、非选择题

（一）填空题

1. 遗尿以＿＿＿＿＿＿＿＿＿、＿＿＿＿＿＿＿＿＿为基本治则。

2. 遗尿发作频率：3～5岁，每周至少有＿＿＿＿＿＿次遗尿，症状持续＿＿＿＿＿个月；5周岁以上，每周至少有＿＿＿＿＿＿次遗尿，症状持续＿＿＿＿＿个月，或者自出生后持续尿床，没有连续＿＿＿＿＿个月以上的不尿床期。

（二）名词解释

遗尿

（三）简答题

1. 请简述遗尿的病因病机。

2. 请简述遗尿的治疗原则。

（四）问答题

论述遗尿的辨证思路。

（五）复合题（病案分析题）

张某，男，6岁。梦中尿出如白天状，平均一夜一次，白天多动少静，寐不安宁，易于激怒，记忆力差，五心烦热，形体偏瘦，舌红苔少，脉沉细数。辅助检查：尿常规、泌尿系B超未见异常。

请写出诊断、辨证分型、证候分析、治法、代表方药。

参考答案

一、选择题

(一) A1 型题

1. E 2. C 3. B 4. B 5. A

(二) A2 型题

1. A 2. C

(三) A3 型题

(1) C (2) A (3) E

(四) B 型题

1. D 2. A 3. B 4. C

(五) X 型题

1. BCDE 2. ABDE

(六) 判断题

1. × 2. √

二、非选择题

(一) 填空题

1. 温补下元；固摄膀胱

2. 5；3；2；3；6

(二) 名词解释

遗尿又称尿床、遗溺，是指5周岁以上的小儿，在睡眠状态下不自主排尿≥2次/周，持续3个月以上的一种病证。

(三) 简答题

1. 遗尿的病因主要为下元虚寒、肺脾气虚、心肾不交、肝经湿热，以致膀胱失约而成遗尿，尤以下元虚寒为多见。病机为三焦气化失司，膀胱约束不利。

2. 遗尿以温补下元、固摄膀胱为基本治则。下元虚寒者治以温肾固涩为主，肺脾气虚者治以健脾益气，水火失济者治以清心滋肾，肝经湿热者治以清利湿热。除内服药物治疗外，还可配合中药外治、心理疗法、行为教育、针灸、推拿等治疗。

(四) 问答题

本病重在辨脏腑虚实寒热，虚寒者多，实热者少。虚寒者病程长，体质弱，小便清长，量多次频，兼见面白神疲，肢冷自汗，纳少便溏，反复感冒等症。实热者病程短，体质尚壮实，小便短涩，尿黄味臊，兼见面红唇赤，烦躁夜惊，睡眠不宁等症。

（五）复合题（病案分析题）

诊断：遗尿（心肾失交证）。

证候分析：心肾失交，水火不济，心火亢于上，则寐不安宁，烦躁叫扰，多梦易惊，多动少静；肾阴亏于下，膀胱失约，则梦中遗尿；水亏阴虚，骨髓不充，脑髓失养，则记忆力差；五心烦热，形体较瘦，舌红苔少，脉沉细数为水亏火亢之征象。

治法：清心滋肾，安神固脬。

代表方药：交泰丸合导赤散加减。

处方：黄连 3g，肉桂 6g，生地黄 9g，淡竹叶 9g，通草 6g，牡丹皮 9g，远志 9g，甘草 3g。水煎服。

第五节　五迟五软

一、选择题

（一）A1 型题

1. 小儿五迟、五软是一种什么病证（　　）

　　A. 生长发育障碍　　　　　B. 精神行为障碍　　　　　C. 七情过极所伤

　　D. 饮食喂养不当　　　　　E. 感受疫疠之邪

2. 五迟、五软常影响到的脏腑中不包括（　　）

　　A. 心　　　　　　　　　　B. 肝　　　　　　　　　　C. 肺

　　D. 脾　　　　　　　　　　E. 肾

3. 语迟的观察年龄多在（　　）

　　A. 6 个月至 1 岁　　　　　B. 1～2 岁　　　　　　　　C. 2～3 岁

　　D. 3～4 岁　　　　　　　　E. 4～5 岁

4. 小儿不能站立、行走称为立迟、行迟，其观察年龄多在（　　）

　　A. 1～6 个月　　　　　　　B. 7 个月至 1 岁　　　　　C. 2～3 岁

　　D. 3～4 岁　　　　　　　　E. 4～5 岁

5. 五迟、五软"皆胎弱也，良由父母精血不足，肾气虚弱，不能荣养而然"之论述出自（　　）

　　A.《诸病源候论》　　　　　B.《小儿药证直诀》

　　C.《张氏医通》　　　　　　D.《颅囟经》

　　E.《医宗金鉴·幼科心法》

6. 五迟、五软心脾两虚型首选方剂是（　　）

　　A. 调元散　　　　　　　　B. 杞菊地黄丸　　　　　　C. 归脾汤

　　D. 加味六味地黄丸　　　　E. 补天大造丸

7. 五迟、五软心脾两虚证治法是（　　）

A. 健脾养心　　　　　　　B. 健脾温肾　　　　　　　C. 健脾和胃

D. 健脾益气　　　　　　　E. 健脾助运

8. "五软"中不包括（　　）

A. 头项软　　　　　　　　B. 口软　　　　　　　　　C. 手软

D. 足软　　　　　　　　　E. 腰软

9. 五迟、五软证见发迟、语迟、肌肉软者，辨证属（　　）

A. 肝脾不足　　　　　　　B. 心肺不足　　　　　　　C. 心脾不足

D. 心肾不足　　　　　　　E. 肺脾不足

（二）A2 型题

1. 患儿，3 岁。筋骨痿弱，不能行走，该患儿治疗应首选（　　）

A. 加味六味地黄丸　　　　B. 调元散　　　　　　　　C. 通窍活血汤合二陈汤

D. 龙胆泻肝汤　　　　　　E. 补中益气汤

2. 患儿，4 个月。冬季出生，足月顺产，单纯牛奶喂养。近半个月常烦闹，夜寐欠佳。该患儿体格检查时应重点查看有无（　　）

A. 方颅　　　　　　　　　B. 鸡胸　　　　　　　　　C. 肋串珠

D. "O" 形腿　　　　　　　E. 颅骨软化

3. 患儿，5 个月。夜寐不安，多汗，颅骨乒乓球感，头项软弱，不能抬，该患儿的诊断和治疗应是（　　）

A. 佝偻病活动期初期，维生素 D 治疗

B. 佝偻病活动期激期，维生素 D 治疗

C. 佝偻病后遗症期，不需治疗

D. 佝偻病恢复期，维生素 D 预防

E. 佝偻病恢复期，不需维生素 D 治疗

（三）A3 型题

患儿，男，2 岁。发育过程中出现头项软弱，不能抬举。坐不稳，不会扶站，口软唇弛，吸吮困难，尚未出牙，肌肉松软无力，按压失于弹性。面白，舌淡，苔薄白，脉沉无力。患儿为第一胎，难产，有宫内窒息史。

（1）中医诊断及证型是（　　）

A. 五迟五软；脾肾两亏　　　B. 五迟五软；心脾两虚

C. 解颅；肝肾亏虚　　　　　D. 五迟五软；痰瘀阻滞

E. 五迟五软；肝肾不足

（2）中医治法及选用代表方剂是（　　）

A. 健脾补肾，生肌壮骨；补中益气汤合补肾地黄丸

B. 滋养肝肾，填精补髓；六味地黄丸加减

C. 养心健脾，开窍益智；调元散合菖蒲丸加减

D. 涤痰开窍，活血通络；通窍活血汤合二陈汤

E. 滋养肝肾，填精补髓；杞菊地黄丸加减

（3）西医可能诊断是（　　）

A. 佝偻病   B. 脑积水   C. 脑瘫

D. 脑出血   E. 肌营养不良

（四）B 型题

A. 头发稀少，生齿迟缓   B. 前囟宽大，目如落日

C. 肌肉松弛，四肢痿软   D. 眼眶凹陷，皮肤干燥

E. 肢体瘦弱，腹部膨大

1. 五迟的主症可见（　　）

2. 五软的主症可见（　　）

A. 方颅，枕秃   B. 郝氏沟，肋串珠

C. 颅骨软化，乒乓头   D. "X" 形腿，"O" 形腿

E. 下肢酸痛无力

3. 3 个月龄活动性佝偻病儿童的最常见表现为（　　）

4. 学龄儿童患活动性佝偻病的最常见表现为（　　）

（五）X 型题

1. 五迟、五软的主要病机可概括为（　　）

A. 表实   B. 里虚   C. 虚寒

D. 正虚   E. 邪实

2. 与五迟、五软发病相关的脏腑有（　　）

A. 心   B. 肝   C. 肺

D. 脾   E. 肾

3. 下列哪些属五迟、五软的预防与调护方法（　　）

A. 孕妇注意养胎、护胎，加强营养，不乱服药物

B. 婴儿应合理喂养，注意防治各种急、慢性疾病

C. 重视功能锻炼，加强智力训练教育

D. 限制钠盐及水摄入，应予低盐饮食

E. 密切观察神志、呼吸、血压、呕吐等情况，防止出现变证

4. 五迟、五软症状的出现可以是（　　）

A. 各症状先后出现   B. 单独出现

C. 仅出现 1 个症状   D. 同时存在

E. 康复时出现

（六）判断题

1. 五迟、五软均为虚证，故应以补为治疗大法。（　　）

2. 患儿 2～3 岁还不能独立、独行，不会讲话，手不能握物，头项软，有助于五迟、五软的诊断。（　　）

二、非选择题

（一）填空题

1. 五迟、五软的病因多为＿＿＿＿＿＿＿＿，＿＿＿＿＿＿＿＿，导致＿＿＿＿＿＿不足，累及＿＿＿＿＿＿＿＿所致。

2. 五迟、五软包括西医学之小儿＿＿＿＿＿＿、＿＿＿＿＿＿、＿＿＿＿＿＿、＿＿＿＿＿＿和＿＿＿＿＿＿等多种病症。

（二）名词解释

1. 五迟

2. 五软

（三）简答题

1. 五迟、五软的辨证思路及治疗原则是什么？

2. 试述五迟、五软肝肾不足证与心脾两虚证的区别。

（四）问答题

简述五迟、五软的诊断要点。

（五）复合题（案例分析题）

患儿，4岁，早产儿。自幼体虚，消瘦无力，3岁才会走路，但步态不稳，反应迟钝，智力落后于同龄儿，夜卧不安，易惊，面色萎黄，纳差，舌质淡，苔薄，脉沉细无力。

试就本例患儿，做出中医病证诊断，病机分析，提出治法、主方，开出处方。

参考答案

一、选择题

（一）A1 型题

1. A　2. C　3. B　4. C　5. C　6. A　7. A　8. E　9. C

（二）A2 型题

1. A　2. E　3. B

（三）A3 型题

（1）E　（2）B　（3）C

（四）B 型题

1. A　2. C　3. C　4. E

（五）X 型题

1. DE　2. ABDE　3. ABC　4. ABCDE

（六）判断题

1. ×　2. √

二、非选择题

（一）填空题

1. 先天禀赋不足；后天调养失宜；脾肾；五脏

2. 生长发育迟缓；大脑发育不全；佝偻病；脑性瘫痪；智能低下

（二）名词解释

1. 五迟是指小儿由于先天禀赋不足、后天调护失当引起的生长发育障碍的病证，指立迟（坐迟）、行迟、齿迟、发迟、语迟。

2. 五软是指小儿由于先天禀赋不足、后天调护失当引起的生长发育障碍的病证，临床表现为头项软、口软、手软、足软、肌肉软。

（三）简答题

1. 辨证思路：本病辨证，首先辨病情的轻重，五迟、五软仅见一二症，智力基本正常为轻；病程长，五迟、五软同见，且见肢体瘫痪、手足震颤、步态不稳，甚至手不能握、足不能行，智能低下、痴呆、失语、失聪者为重。再辨脏腑，立、行、齿迟，头项、手、足软，主要是肾脾不足及肝；语、发迟，肌肉、口软，智力低下，主要是脾肾不足及心。

治疗原则：五迟、五软多属虚证，其治疗原则以扶正补虚为主。若因各种因素致痰瘀阻滞者，以涤痰开窍、活血通络为主。亦有部分患儿属虚实夹杂，当补益与涤痰活血配伍用药。

2. 五迟、五软证属肝肾不足者，症见筋骨痿弱，发育迟缓，坐起、站立、行走、生齿等明显迟于正常同龄小儿，头项痿软，天柱骨倒，头形方大，目无神采，反应迟钝，囟门宽大，易惊，夜卧不安，舌质淡，舌苔薄，脉沉细，指纹淡紫。治以滋养肝肾，填髓补髓。宜用六味地黄丸加减。

五迟、五软证属心脾两虚者，症见语言发育迟滞，精神呆滞，智力低下，头发生长迟缓，发稀萎黄，四肢痿软，肌肉松弛，口角流涎，咀嚼吮吸无力，大便秘结，舌淡胖，苔少，脉细弱，指纹色淡。治以养心健脾，开窍益智。宜用调元散加减。

（四）问答题

①可有孕期调护失宜、药物损害、产伤、窒息、早产，以及喂养不当史，或有家族史，父母为近亲结婚者。

②小儿2～3岁还不能站立行走，为立迟、行迟；出生无发或少发，随年龄增长，仍稀疏难长为发迟；12个月时尚未出牙以及此后牙齿萌出过慢为齿迟；1～2岁还不会说话为语迟。

③小儿半岁前后头项软弱下垂、不能抬举为头项软；咀嚼无力，时流清涎为口软；手臂不能握举为手软；2～3岁还不能站立、行走为足软；皮松肉弛、肌软无力为肌肉软。

④五迟、五软不一定悉具，但见一二症者可分别做出诊断。临床还应根据小儿生长

发育规律，及早发现生长发育迟缓的变化。

（五）复合题（案例分析题）

病名：五迟、五软（肝肾不足证）。

病机：肾主骨，肝主筋，脾主肌肉，患儿先天禀赋不足，致筋骨肌肉失养而见行迟，步态不稳；肾精不足，髓海失充，故见智力落后，反应迟钝；脾虚则运化无力，气血生化无源，故见纳差，面色萎黄；血虚则神无所藏，故夜寐易惊；舌淡苔薄，脉沉细无力均为肝肾不足之象。

治法：滋养肝肾，填精补髓。

主方：六味地黄丸加减。

常用药：熟地黄、牡丹皮、山茱萸、山药、泽泻、茯苓、补骨脂、紫河车、龟甲。

第六节　性早熟

一、选择题

（一）A1 型题

1. 性早熟病变部位主要在（　　）

    A. 肝、胆   B. 肾、膀胱   C. 脾、胃

    D. 心、小肠   E. 肝、肾

2. 中枢性性早熟最具意义的诊断标准为哪一项（　　）

    A. 骨龄提前   B. 生长加速   C. GnRH 激发试验阳性

    D. 性征出现   E. 阴毛出现

3. 人体正常的发育及性腺的成熟，主要与下列哪些功能有关（　　）

    A. 肾、肝二脏功能及天癸的期至   B. 天癸的期至

    C. 肾、肝二脏及冲脉、任脉的功能   D. 肾气感衰

    E. 冲脉、任脉、督脉、带脉的功能

（二）A2 型题

1. 患儿，女，7 岁。近 2 天出现阴道出血，体检两乳房增大，扣之有块。颧红潮热，盗汗，头晕，五心烦热，舌红少苔，脉细数。其治法是（　　）

    A. 疏肝解郁，清心泻火   B. 疏肝理脾，清泻相火

    C. 滋补肾阴，清泻相火   D. 滋补肝肾，清心泻火

    E. 泻肝理脾，滋补肾阴

2. 患儿，男，8 岁。生殖器增大，声音变低，有阴茎勃起。伴颧红潮热，盗汗，头晕，五心烦热，舌红少苔，脉细数。其治法是（　　）

    A. 滋阴降火   B. 清热利湿   C. 健脾化湿

    D. 疏肝解郁，清心泻火   E. 滋阴补肾，平肝潜阳

（三）B 型题

A. 八正散　　　　　　　B. 六味地黄丸　　　　　　C. 知柏地黄丸
D. 金匮肾气丸　　　　　E. 丹栀逍遥散

1. 性早熟阴虚火旺证治疗首选方是（　　　）
2. 性早熟肝郁化火证治疗首选方是（　　　）

A. 肾上腺肿瘤
B. 特发性性早熟轻症或早期
C. 特发性性早熟重症或后期
D. 原发性甲状腺功能低下伴早熟
E. 单纯性乳房早发育

3. 滋阴泻火或疏肝清利法用于治疗（　　　）
4. GnRHa 治疗适用于（　　　）
5. 随访，若有进展可积极治疗的是（　　　）

（四）X 型题

1. 性早熟阴虚火旺证的证候表现有（　　　）

A. 颧红盗汗　　　　　　B. 月经来潮或睾丸增大
C. 五心烦热　　　　　　D. 胸闷不舒或乳房胀痛
E. 舌红少苔，脉细数

2. 性早熟肝郁化火证的证候表现有（　　　）

A. 胸闷不舒或乳房胀痛　　B. 嗳气叹息　　　　　C. 心烦易怒
D. 舌红苔黄，脉弦数　　　E. 五心烦热

（五）判断题

1. 真性性早熟是由于内源性（非中枢）或外源性激素的激素作用，导致第二性征提前出现。（　　　）

2. 卵巢或睾丸肿瘤引起的性早熟属于中枢性（真性）性早熟。（　　　）

二、非选择题

（一）填空题

1. 性早熟的病变部位主要在_____、_____二脏，其发生多由_____或_____所致。

2. 性早熟的治疗多采用_____、_____等法，可取得较好的疗效。

（二）名词解释

1. 性早熟
2. 不完全性性早熟

（三）简答题

简述性早熟的辨证要点。

（四）问答题

性早熟的主要发病机理是什么？

（五）复合题（病案分析题）

1. 患儿，男，8 岁。近 6 个月来阴茎及睾丸增大，声音低沉，面部出现痤疮，时有阴茎勃起，面颧潮红，五心烦热，夜有盗汗，舌红少苔，脉细数。

试就本例患儿，做出病证诊断，病机分析，提出治法、主方，开出处方。

2. 患儿，女，7 岁，发现双侧乳房肿大 3 个月，近来有触痛乳核，平素喜荤食，喜煎炸炙煿，家长反映患儿平时多汗，尤其夜间入睡时明显，大便较干结，有时 2~3 日一行，察舌质尖红，苔薄黄，脉细。体检：一般情况好。双侧乳核 2.5cm×2.5cm，Tanner Ⅲ期，外阴发育呈幼女型，无阴毛，阴唇无水肿，外阴无色素沉着。骨龄摄片示 8 岁。

试就本例患儿，做出中医诊断及证型、中医治法及方药、西医诊断、西医治疗。

参考答案

一、选择题

（一）A1 型题

1. E　2. C　3. A

（二）A2 型题

1. C　2. A

（三）B 型题

1. C　2. E　3. B　4. C　5. E

（四）X 型题

1. ABCE　2. ABCD

（五）判断题

1. ×　2. ×

二、非选择题

（一）填空题

1. 肾；肝；肝郁化火；阴虚火旺

2. 疏肝解郁；滋阴降火

（二）名词解释

1. 性早熟是指儿童青春期特征提早出现的一类生长发育异常的内分泌疾病，目前国内国际大多数以女孩 8 岁以前，男孩 9 岁以前出现第二性征作为诊断性早熟的标准。也有以比当地人群开始青春发育的平均年龄低 2 个标准差以上作为判断标准者。

2. 这类性早熟目前认为属于真性性早熟的变异，是提早的部分中枢发动，可能与患儿下丘脑负反馈机制尚未建立，因受到致病因素刺激，FSH 和 E_2 的增高有关。

（三）简答题

性早熟辨证关键在于辨别虚实。虚者为肾阴不足，相火偏旺，症见潮热盗汗，五心烦热，舌红少苔，脉细数。实者为肝郁化火，症见心烦易怒，胸闷叹息，舌红苔黄，脉弦数。

（四）问答题

性早熟的发病主要与肾、肝二脏的功能失调有关。肾藏精，寓元阴元阳，主生长发育与生殖，具有促进机体生长发育和生殖的生理功能。肝藏血，主疏泄，为调节气机之主司。小儿肾常虚，在致病因素作用下，易出现肾之阴阳失衡，常为肾阴不足，不能制阳，相火偏亢则天癸早至，第二性征提前出现。小儿肝常有余，若因疾病或精神因素导致肝气郁结，郁而化火，肝火上炎，可导致天癸早至，出现性早熟。本病的发生多因阴阳平衡失调，阴虚火旺、相火妄动，肝郁化火，导致天癸早至。

（五）复合题（病案分析题）

1. 病证诊断：性早熟（阴虚火旺证）。

病机分析：小儿肾常虚，在致病因素作用下，易出现肾之阴阳失衡，常为肾阴不足，不能制阳，相火偏亢而天癸早至，使第二性征提前出现。肾阴不足，虚火上亢，故头晕；肾阴亏虚，虚热内生，故见颧红潮热，盗汗，五心烦热，舌红少苔，脉细数。

治法：滋阴降火。

主方：知柏地黄丸加减。

处方：熟地黄 15g，山药 10g，山茱萸 10g，茯苓 10g，泽泻 6g，牡丹皮 10g，知母 10g，黄柏 10g，龙胆草 3g。

2. 中医诊断：性早熟（阴虚火旺型）。

中医治法及方药：滋肾阴，泻相火。知柏地黄丸加减。

西医诊断：性早熟（特发性真性性早熟？假性性早熟？）。

辅助检查：LHRH 兴奋试验鉴别真性及假性性早熟；B 超检查子宫、卵巢、卵泡；MRI 头颅扫描排除颅内占位。

治疗：早期、轻症特发性性早熟可暂时不用西药治疗，若骨龄超前 2 年以上进展迅速者，中药控制疗效不佳者，可酌情使用促性腺激素释放激素类似剂（GnRHa）。

第八章　传染病 ▷▷▷▷

第一节　麻　疹

一、选择题

（一）A1 型题

1. 麻疹的主要病变脏腑是（　　）

    A. 肝胆 　　　　　　　B. 肺脾 　　　　　　　C. 脾胃

    D. 心肝 　　　　　　　E. 脾肾

2. 麻疹的病因是（　　）

    A. 胎毒 　　　　　　　B. 风寒 　　　　　　　C. 湿热

    D. 时邪 　　　　　　　E. 暑邪

3. 麻疹早期诊断的重要依据是（　　）

    A. 壮热不退 　　　　　B. 玫瑰色斑丘疹 　　　C. 口腔黏膜斑

    D. 皮肤脱屑，色素斑痕 　E. 咳嗽频繁

4. 麻疹邪犯肺卫证与邪炽肺脾证的鉴别，其重要依据是（　　）

    A. 发热升高 　　　　　B. 咳嗽加重 　　　　　C. 烦躁加剧

    D. 舌红苔黄 　　　　　E. 疹点出现

5. 麻疹的皮疹首先见于（　　）

    A. 胸腹 　　　　　　　B. 四肢 　　　　　　　C. 手、足心

    D. 头颈 　　　　　　　E. 耳后、发际

6. 麻疹的基本治疗原则是（　　）

    A. 辛温解表 　　　　　B. 清热解毒 　　　　　C. 益气透表

    D. 温肺化痰 　　　　　E. 清凉透疹

7. 治疗麻疹最常用的外治法是（　　）

    A. 敷贴法 　　　　　　B. 涂敷法 　　　　　　C. 热熨法

    D. 罨包法 　　　　　　E. 熏洗法

8. 麻疹疹前期首选的方剂是（　　）

    A. 透疹凉解汤 　　　　B. 清解透表汤 　　　　C. 普济消毒饮

    D. 清瘟败毒饮   E. 银翘散

9. 麻疹出疹期首选的方剂是（   ）

    A. 凉营清气汤   B. 清解透表汤   C. 清瘟败毒饮

    D. 沙参麦冬汤   E. 银翘散

10. 麻疹疹回期首选的方剂是（   ）

    A. 竹叶石膏汤   B. 清解透表汤   C. 普济消毒饮

    D. 沙参麦冬汤   E. 人参五味子汤

11. 麻疹邪毒闭肺证的治疗应首选（   ）

    A. 定喘汤   B. 苏葶丸   C. 泻白散

    D. 小青龙汤   E. 麻杏石甘汤

12. 发现麻疹患儿需隔离至出疹后多长时间（   ）

    A. 3 天   B. 5 天   C. 7 天

    D. 10 天   E. 14 天

（二）A2 型题

1. 患儿，3 岁 10 个月。素体虚弱易感。冬春之季，发热 2 天，咳嗽有痰，鼻塞流涕，面色潮红，怕光流泪，烦躁啼哭，耳后、面部有玫瑰色斑丘疹，口腔两颊近臼齿处出现麻疹黏膜斑。被诊断为麻疹。其最主要的诊断依据是（   ）

    A. 发热咳嗽   B. 虚弱易感   C. 冬春之季

    D. 烦躁不安   E. 麻疹黏膜斑

2. 患儿，2 岁。发热咳嗽，喷嚏流涕，两目红赤，泪水汪汪，畏光羞明，神烦哭闹，小便短赤，大便不调。口腔两颊近臼齿处可见麻疹黏膜斑，舌质偏红，舌苔薄黄，脉象浮数。治疗应首选（   ）

    A. 麻杏石甘汤   B. 小青龙汤   C. 竹叶石膏汤

    D. 银翘散   E. 葛根汤

3. 患儿，5 岁。麻疹第 5 天，壮热持续，起伏如潮，烦躁不安，目赤眵多，皮疹布发，疹点逐渐稠密，皮疹凸起，触之碍手，压之退色，大便干结，小便短少，舌质红赤，舌苔黄腻，脉数有力。其证候是（   ）

    A. 邪犯肺卫   B. 邪毒闭肺   C. 邪毒攻喉

    D. 邪炽肺脾   E. 肺胃阴伤

4. 患儿，2 岁。发热咳嗽，微恶风寒，喷嚏流涕，咽喉肿痛，两目红赤，泪水汪汪，畏光羞明，神烦哭闹，纳减口干，小便短少，大便不调，舌质偏红，舌苔薄黄，脉象浮数。其治法是（   ）

    A. 清凉解毒，透疹达邪   B. 辛凉透表，清宣肺卫

    C. 辛温解表，发散风寒   D. 清热化痰，宣肺平喘

    E. 清热解毒，辟秽达邪

5. 患儿，1 岁。高热不退，面色青灰，烦躁不安，咳嗽气促，鼻翼扇动，喉间痰

鸣，唇周发绀，皮疹稠密，疹色紫暗，大便秘结，小便短赤，舌红苔黄，脉数有力。治疗应首选（　　）

    A. 葶苈大枣泻肺汤　　　　B. 定喘汤　　　　　　　C. 二陈汤

    D. 大青龙汤　　　　　　　E. 麻杏石甘汤

  6. 患儿，2岁5个月。壮热如潮，肤有微汗，烦躁不安，目赤眵多，皮疹布发，疹点稠密，疹色暗红，大便干结，小便短赤，舌质红赤，舌苔黄腻，脉数有力。其治法是（　　）

    A. 清热解毒，利湿泻浊　　　B. 清热解毒，透疹达邪

    C. 辛温解表，宣肺化痰　　　D. 燥湿化痰，宣肺止咳

    E. 养阴润肺，止咳化痰

  7. 患儿，2岁6个月。麻疹出齐，低热不退，神烦欠安，咳嗽少痰，胃纳增加，皮疹渐回，可见皮肤糠麸样脱屑及色素斑痕，舌红少津，舌苔薄净，脉象细数。治疗应首选（　　）

    A. 玉女煎　　　　　　　　B. 桑菊饮　　　　　　　C. 桑杏汤

    D. 二陈汤　　　　　　　　E. 沙参麦冬汤

（三）A3 型题

  1. 患儿，3岁。发热3天，咳嗽流涕，目赤流泪，今日发现耳后发际处可见红色小疹点，继而头面部逐渐增多，均匀分布，摸之碍手，舌质红，苔薄黄，脉浮数。

  （1）初步诊断是（　　）

    A. 幼儿急疹　　　　　　　B. 猩红热　　　　　　　C. 风疹

    D. 麻疹　　　　　　　　　E. 水痘

  （2）患儿处于此病何证阶段（　　）

    A. 邪犯肺卫　　　　　　　B. 邪炽肺脾　　　　　　C. 肺胃阴伤

    D. 麻毒闭肺　　　　　　　E. 麻毒攻喉

  （3）其治法是（　　）

    A. 散　　　　　　　　　　B. 清　　　　　　　　　C. 和

    D. 升　　　　　　　　　　E. 透

  （4）治疗首选方是（　　）

    A. 解肌透痧汤　　　　　　B. 银翘散　　　　　　　C. 清解透表汤

    D. 透疹凉解汤　　　　　　E. 柴葛解肌汤

  2. 患儿，5岁。高热4天，持续不退，烦躁不安，咳嗽阵作，喘息、痰鸣，全身皮疹色紫暗，分布密集，大便干结，小便短少，舌红赤，苔黄厚腻，脉滑数有力。

  （1）其所属证型是（　　）

    A. 邪犯肺卫　　　　　　　B. 邪毒闭肺　　　　　　C. 气阴两伤

    D. 邪陷厥阴　　　　　　　E. 邪入肺胃

  （2）其治法是（　　）

    A. 辛凉透表，清宣肺卫　　　B. 清凉解毒，透疹达邪

    C. 清热解毒，宣肺开闭　　　D. 清营解毒，平肝息风

    E. 清热解毒，利咽消肿

（3）治疗首选方是（　　　）

    A. 清瘟败毒饮　　　　　B. 羚角钩藤汤　　　　　C. 清解透表汤

    D. 麻杏石甘汤　　　　　E. 清咽下痰汤

（四）B 型题

    A. 热、咳、涕、泪、麻疹黏膜斑

    B. 热、烦、汗出，皮疹透发

    C. 疹没脱屑，低热不退

    D. 热、烦、渴、饮，疹稠色暗，神昏抽搐

    E. 热、咳、喘、痰，疹稠色暗

1. 麻疹邪犯肺卫的证候是（　　　）

2. 麻疹邪炽肺脾的证候是（　　　）

    A. 高热骤降，涕泪横流，两目红赤

    B. 高热不退，咳嗽气促，鼻扇痰鸣

    C. 壮热起伏，烦躁不安，咳嗽阵作

    D. 高热不退，烦躁谵妄，四肢抽搐

    E. 咽喉肿痛，咳声重浊，声如犬吠

3. 麻疹邪毒闭肺证的主症是（　　　）

4. 麻疹邪毒攻喉证的主症是（　　　）

    A. 肺脾　　　　　　　　B. 心脾　　　　　　　　C. 脾胃

    D. 肺肝　　　　　　　　E. 肺卫

5. 麻疹的病变部位主要在（　　　）

6. 幼儿急疹的病变部位主要在（　　　）

    A. 6 个月～5 岁　　　　B. 3～7 岁　　　　　　C. 3～5 岁

    D. 6～18 个月　　　　　E. 2～6 岁

7. 幼儿急疹多发于（　　　）

8. 麻疹多发于（　　　）

（五）X 型题

1. 麻疹邪毒炽盛，或失治，或误治，则易并发（　　　）

    A. 邪毒闭肺　　　　　　B. 阴竭阳脱　　　　　　C. 血热妄行

    D. 邪毒攻喉　　　　　　E. 邪陷心肝

2. 麻疹疹回期的临床表现有（　　　）

　　A. 发热减退　　　　　　　　　B. 皮疹按出疹顺序开始消退

　　C. 皮肤有脱屑无色素沉着斑　 D. 皮肤无脱屑无色素沉着斑

　　E. 皮肤有脱屑有色素沉着斑

3. 麻疹的治疗原则是（　　　）

　　A. 清热泻火　　　　　　　　B. 清热解毒　　　　　　　　C. 辛凉透解

　　D. 温中健脾　　　　　　　　E. 燥湿和胃

4. 清解透表汤的药物组成有（　　　）

　　A. 西河柳、紫草根　　　　　B. 金银花、连翘　　　　　　C. 升麻、葛根

　　D. 蝉蜕、牛蒡子　　　　　　E. 桑叶、菊花

（六）判断题

1. 麻疹治疗需急用苦寒清热之品，以防止高热。（　　　）

2. 麻疹疾病过程中，护理并不重要，只要患儿能服药治疗，麻疹就可康复。（　　　）

3. 麻疹出疹期壮热不退、皮疹布发，可先从四肢开始出现，然后是躯干的胸背、腹部，最后颜面、耳后见疹。（　　　）

4. 麻疹逆证治疗以透疹、解毒、扶正为基本原则。（　　　）

5. 麻疹合并肺炎患儿需隔离至出疹后 7 天。（　　　）

二、非选择题

（一）填空题

1. 麻疹以＿＿＿＿＿＿＿＿为顺，以＿＿＿＿＿＿＿＿为逆。

2. 麻疹顺证可分为＿＿＿＿＿＿、＿＿＿＿＿＿、＿＿＿＿＿＿三期。

3. 顺证麻疹应根据不同阶段分别采取＿＿＿＿、＿＿＿＿、＿＿＿＿的治则。

4. 麻为＿＿＿＿＿＿，易于化热化火，极易＿＿＿＿＿＿。

5. 麻疹的发病原因是感受＿＿＿＿＿＿所致。邪毒从＿＿＿＿＿＿而入，主要侵犯＿＿＿＿＿＿两脏。

（二）名词解释

1. 麻疹黏膜斑

2. 麻毒攻喉证

（三）简答题

1. 麻疹为什么会出现逆证？

2. 麻疹的诊断要点是什么？

3. 简述麻疹疹前期与感冒如何鉴别？

4. 麻疹的辨证要点是什么？

5. 为什么说"麻不厌透"？

6. 麻疹的护理应注意什么？

（四）问答题

1. 麻疹如何辨别顺逆证？

2. 麻疹的邪毒闭肺证与肺炎喘嗽痰热闭肺证在治疗上有何异同？

3. 试述麻疹的治疗原则、方法和注意事项。

（五）复合题（病案分析题）

患儿，4岁。主诉：发热5天伴见皮疹半天。现病史：患儿5天前有发热，鼻塞，咳嗽，咽痛，昨日皮疹泛起，从头面起，今胸腹均可见，烦躁不安，大便干，小便赤，纳呆。查体：T39℃，口腔颊黏膜见针尖大小白色斑点，耳后、头面、胸腹可见暗红色细密皮疹，压之退色，抚之稍碍手，舌质红，苔黄，脉数。实验室检查：外周血白细胞 $6.8 \times 10^9 / L$，淋巴细胞56％。

试就本例患儿，做出中医病证诊断，病机分析，提出治法、主方，开出处方。

参考答案

一、选择题

（一）A1 型题

1. B　2. D　3. C　4. E　5. E　6. E　7. E　8. E　9. B　10. D　11. E　12. B

（二）A2 型题

1. E　2. D　3. D　4. B　5. E　6. B　7. E

（三）A3 型题

1. （1）D　　（2）B　　（3）B　　（4）C

2. （1）B　　（2）C　　（3）D

（四）B 型题

1. A　2. B　3. B　4. E　5. A　6. A　7. D　8. A

（五）X 型题

1. ADE　2. ABE　3. BC　4. ABCDE

（六）判断题

1. ×　2. ×　3. ×　4. √　5. ×

二、非选择题

（一）填空题

1. 外透；内传

2. 疹前期；出疹期；疹回期

3. 解表透疹；清热解毒；养阴清热

4. 阳毒；耗伤津液

5. 麻疹病毒时邪；口鼻；肺脾

（二）名词解释

1. 麻疹在出疹前，发热1～2天，口腔内两颊黏膜近臼齿处可见多个0.5～1mm大小白色斑点，周围有红晕，为麻疹黏膜斑。

2. 麻疹在出疹期发热、皮疹的基础上，若见咳嗽剧烈，状如犬吠，声音嘶哑，甚至呼吸困难，或有烦躁发绀，为麻毒攻喉证。

（三）简答题

1. 麻疹以外透为顺，内传为逆。若正虚不能托邪外出，或因邪盛化火内陷，均可导致麻疹透发不顺，形成逆证。

2. 在流行季节，易感儿有麻疹接触史；初起有发热，流涕，咳嗽等症状，并有眼红多泪，口腔见麻疹黏膜斑；发热3～4天后出疹，出疹有序，周身皮肤布发红色斑丘疹；经3天左右皮疹出齐后，发热渐退，疹子渐回；血常规可见白细胞计数正常或减少，淋巴细胞比例增高；麻疹早期口腔黏膜斑或鼻咽拭子涂片找到多核巨噬细胞，有助于诊断。

3. 感冒是以发热、咳嗽、流涕、喷嚏为主症，3～5天退热，全身皮肤无红疹，口腔黏膜无麻疹黏膜斑。而麻疹初热期除有类似感冒的症状外，还有眼红多泪、口腔颊黏膜近臼齿处可见麻疹黏膜斑等特殊表现。

4. 麻疹的辨证主要辨别顺证与逆证，顺证按病程辨证，有邪犯肺卫（疹前期）、邪炽肺脾（出疹期）、肺胃阴伤（疹回期）；逆证按脏腑辨证，有邪毒闭肺、邪毒攻喉、邪陷心肝。

5. 麻疹的病因为麻毒时邪，麻为阳毒，内蕴肺脾，以外透为顺，治疗总以透疹为要，宜因势利导，宣透泄热，务必使腠理开，微汗出，祛邪外出，疾病向愈。若麻毒不能顺利透发，则易内陷生变，伤及他脏，产生逆证。

6. 居室空气流通，温度、湿度适宜，避免直接吹风，受寒；注意补充水分，饮食清淡易消化，出疹期忌油腻辛辣之品；保持眼、口、鼻、皮肤的清洁卫生；对于重症患儿要密切观察病情变化，早期发现合并症。

（四）问答题

1. 麻疹顺证，身热不甚，常有微汗，神气清爽，咳嗽而不气促。3～4天后开始出疹，先见于耳后发际，渐次延及头面、颈部，而后急速蔓延至胸背腹部、四肢，最后鼻准部及手心、足心均见疹点，疹点色泽红润，分布均匀，无其他合并证候。疹点约在3天内透发完毕，嗣后依次隐没回退，热退咳减，精神转佳，胃纳渐增，渐趋康复。

逆证，出疹期疹出不畅或疹出即没，或疹色紫暗，并见壮热咳剧，痰鸣辘辘，呼吸气急，甚则鼻扇胸高，口唇青紫，为麻毒闭肺；在出疹期若见咳嗽剧增，声音嘶哑，状如犬吠，或有轻微发绀及气急，为麻毒攻喉；若疹色紫黑，形成斑块，舌质干绛起刺，是热毒窜入营分、血分。若神昏谵语，惊厥抽风，为邪陷心肝。若毒热内陷，正气不支，疹点色淡，面色青灰，四肢厥冷，脉微欲绝，为心阳虚衰，最为险候。

2. 麻疹的邪毒闭肺证与肺炎喘嗽痰热闭肺证，均是由于邪热闭郁肺气，导致肺失宣肃，痰热闭阻，见热咳痰喘。因此治疗都可采用清肺化痰、止咳平喘的治疗大法，选用麻杏石甘汤为主方治疗。但是麻疹邪毒闭肺是麻毒内陷造成的，因此清解麻毒又是麻疹邪毒闭肺证治疗的必需之法，若并发在初、中期需透疹解毒，并发在后期需养阴解毒。肺炎喘嗽的痰热闭肺证，病机为痰热闭阻，在治疗上侧重清热化痰、宣肺降气，所以二证在治疗上有共性，又有不同。

3. 麻疹的治疗以透疹为要。以"麻不厌透""麻喜清凉"为基本治疗原则。麻疹顺证以透、清、养为治疗大法，按照病程，初期邪犯肺卫，治以解表透疹为主，使麻疹时邪由表而出；出疹期麻毒炽盛，治以清热解毒为主，佐以透疹；疹回期肺胃阴伤，治以养阴清热为主。麻疹逆证的治疗，以透疹、解毒、扶正为原则，邪毒闭肺宜宣肺开闭，邪毒攻喉宜利咽消肿，邪陷心肝宜开窍息风。出现心阳虚衰，当回阳救逆，扶正固脱为先。临证尚需注意透疹不可过用辛温，以避温燥伤津；清凉不可过用苦寒，以防伤阳而透邪无力；养阴不可过用滋腻，以免滞邪碍脾。

（五）复合题（病案分析题）

诊断：麻疹（邪炽肺脾证）。

病机分析：麻毒外犯，初起肺气不宣，故有鼻塞、咳嗽、咽痛；时邪由表传里，邪毒炽盛，郁于肺脾，麻毒外透，故见皮肤暗红色皮疹；麻为阳毒，郁而化热，故可见发热、舌红苔黄、脉数等热象；热扰心神而烦躁；邪热伤津，故大便干，小便赤。

治法：清凉解毒，透疹达邪。

主方：清解透表汤加减。

处方：升麻 6g，葛根 10g，金银花 10g，连翘 10g，桑叶 10g，菊花 10g，栀子 6g，薄荷 5g^(后下)，牛蒡子 6g，西河柳 10g，蝉蜕 5g，生甘草 5g。

第一节附　幼儿急疹

一、选择题

（一）A1 型题

1. 幼儿急疹皮疹出现常在发热后几天（　　　）

  A. 1～2　　　　　　　　B. 3～4　　　　　　　　C. 5～6

  D. 7～8　　　　　　　　E. 9～10

2. 幼儿急疹病位主要在（　　　）

  A. 肺卫　　　　　　　　B. 肺脾　　　　　　　　C. 脾胃

  D. 肝肾　　　　　　　　E. 气营

3. 幼儿急疹出疹后（　　　）

  A. 高热持续　　　　　　B. 咳嗽剧烈　　　　　　C. 大便稀溏

D. 皮肤脱屑，色素斑痕　　E. 易于康复

（二）A2 型题

1. 患儿，8 个月。发热 3 天后热退肌肤出现玫瑰红色小丘疹，纳略减，精神正常，囟填，咽红，舌红苔薄黄，指纹浮紫，治疗应首选（　　）

　　A. 清解透表汤　　　　　B. 透疹凉解汤　　　　　C. 银翘散
　　D. 麻杏石甘汤　　　　　E. 小青龙汤

2. 患儿，6 个月。高热 4 天，热退后肌肤出现玫瑰红色小丘疹，口干，纳差，舌红，苔薄少津，指纹淡紫。其治法是（　　）

　　A. 清解透表　　　　　　B. 清热解毒　　　　　　C. 清热生津
　　D. 益气养阴　　　　　　E. 扶正祛邪

（三）B 型题

　　A. 6 个月～5 岁　　　　B. 3～7 岁　　　　　　C. 3～5 岁
　　D. 6～18 个月　　　　　E. 2～6 岁

1. 幼儿急疹多发于（　　）

2. 麻疹多发于（　　）

（四）判断题

1. 幼儿急疹病情轻浅，不会出现逆证。（　　）

2. 幼儿急疹一般不引起流行，患儿病后可获得持久的免疫力。（　　）

二、非选择题

（一）填空题

幼儿急疹以_____为治疗原则。

（二）名词解释

奶麻

（三）简答题

简述幼儿急疹的临床表现。

（四）问答题

试述幼儿急疹的治疗方法。

参考答案

一、选择题

（一）A1 型题

1. B　2. B　3. E

(二) A2 型题

1. B   2. C

(三) B 型题

1. D   2. A

(四) 判断题

1. ×   2. √

二、非选择题

(一) 填空题

疏风清热解毒

(二) 名词解释

西医学中的幼儿急疹，以突然高热，持续 3～4 天后，热退疹出为特征，好发年龄为 6～18 个月婴幼儿，多处于哺乳期，中医学称之为"奶麻"。

(三) 简答题

起病急骤，急起高热，持续 3～4 天，热退疹出，皮疹为细小玫瑰红色疹点，躯干部多，头面、四肢较少，1 天内出齐，1～2 天内消退，不留色素沉着与脱屑。

(四) 问答题

幼儿急疹的治疗，以清热解毒为主。邪郁肌表者，治以疏风清热，宣透邪毒；热盛动风佐以清热止惊；热退疹出后，治以清热生津。

第二节　风　疹

一、选择题

(一) A1 型题

1. 风疹发病的主要病因是（　　）

　　A. 风温时邪　　　　　　B. 风疹病毒时邪　　　　C. 风热邪毒

　　D. 湿热邪毒　　　　　　E. 麻疹时邪

2. 风疹的主要病变部位（　　）

　　A. 肺卫　　　　　　　　B. 肺胃　　　　　　　　C. 肺心

　　D. 肺脾　　　　　　　　E. 肺肾

3. 风疹好发季节（　　）

　　A. 冬春　　　　　　　　B. 春夏　　　　　　　　C. 春秋

　　D. 夏秋　　　　　　　　E. 秋冬

4. 风疹的皮疹特点是（　　）

　　A. 淡红色细小斑丘疹　　B. 暗红色斑丘疹

C. 玫瑰色斑丘疹　　　　　D. 色鲜红如丹

E. 红疹伴水疱

5. 风疹发热与出疹的关系是（　　　）

A. 发热 3～4 天，皮疹出现，热度更高

B. 发热 3～4 天出疹，热退疹出

C. 发热 1 天出疹，疹形细小色淡红

D. 发热 1～2 天，玫瑰色斑丘疹

E. 发热数小时～1 天出疹，疹点细小鲜红

6. 下列除哪项外，都是风疹的诊断要点（　　　）

A. 本病流行期间，患儿有风疹接触史

B. 初期类似感冒，皮肤出现淡红色斑丘疹，继则皮疹布满全身，发热渐退，皮疹消退后，可有皮肤脱屑，无色素沉着

C. 一般全身症状较轻，但常伴耳后及枕部臀核肿大、左胁下痞块（脾脏）轻度肿大

D. 皮疹规律有序布发，从耳后发际开始，渐及头面、躯干、四肢、手足心

E. 血常规白细胞计数减少，分类淋巴细胞相对增多

7. 风疹的辨证要点，主要在于辨别（　　　）

A. 阴阳　　　　　　　B. 湿热　　　　　　　C. 轻重

D. 寒热　　　　　　　E. 虚实

8. 风疹的治疗原则是（　　　）

A. 疏风清解　　　　　B. 清热燥湿　　　　　C. 清热凉血

D. 养阴润肺　　　　　E. 补中益气

9. 风疹邪犯肺卫证与邪入气营证的鉴别诊断，以下各项中最重要的是（　　　）

A. 耳后、枕部臀核肿大疼痛

B. 左胁下痞块轻度肿大

C. 皮肤瘙痒不舒

D. 疹色鲜红或紫暗，疹点稠密，可融合成片

E. 皮疹起于头面躯干，遍及四肢

10. 风疹邪犯肺卫证治疗首选方是（　　　）

A. 解肌透痧汤　　　　　B. 宣毒发表汤　　　　　C. 清热凉血汤

D. 透疹凉解汤　　　　　E. 银翘散

11. 风疹患儿应隔离至出疹后多少天（　　　）

A. 3　　　　　　　　B. 5　　　　　　　　C. 7

D. 10　　　　　　　　E. 15

（二）A2 型题

1. 患儿，2 岁。发热 1 天，全身出现斑丘疹，被诊断为风疹。其诊断依据中属特征

性表现的是（　　）

    A. 有出疹性疾病接触史   B. 初期类似感冒

    C. 耳后、枕部瘰核肿大   D. 全身出现皮疹

    E. 血白细胞计数减少，分类淋巴细胞相对增多

2. 患儿，3岁。壮热口渴，烦躁哭闹，疹色鲜红，部分紫暗，疹点稠密，皮疹融合成片，小便短赤，大便秘结，舌红苔黄，脉数有力。其病机是（　　）

    A. 邪犯肺卫   B. 邪炽气营   C. 邪热入血

    D. 血热夹瘀   E. 血热妄行

3. 患儿，2岁。发热咳嗽，喷嚏流涕，全身皮疹分布均匀，疹点稀疏细小，疹色淡红，肌肤瘙痒，耳后及枕部瘰核肿大触痛，舌质偏红，苔薄黄，脉浮数。其治法是（　　）

    A. 宣肺平喘   B. 辛温解表   C. 清热化痰

    D. 疏风解热透邪   E. 解表清里

4. 患儿，2岁4个月。发热恶风，喷嚏流涕，轻微咳嗽，皮疹分布均匀，疹点稀疏细小，疹色淡红，耳后及枕部瘰核肿大触痛，舌质偏红，苔薄黄，脉浮数，治疗应首选（　　）

    A. 银翘散   B. 桑菊饮   C. 桑杏汤

    D. 香苏散   E. 麻杏石甘汤

（三）A3 型题

1. 患儿，3岁。发热2天，恶风，咳嗽流涕，喷嚏，昨晚自头面向躯干出现淡红色细小斑丘疹，分布稀疏但均匀，疹间皮肤正常，有痒感，舌质偏红，苔薄白，脉浮数。血常规示白细胞计数降低，淋巴细胞相对增高。

（1）该患者最可能的诊断是（　　）

    A. 幼儿急疹   B. 风疹   C. 麻疹

    D. 药疹   E. 猩红热

（2）患者所属证型是（　　）

    A. 邪郁肺胃   B. 肺胃阴伤   C. 气营两燔

    D. 邪犯肺卫   E. 邪透肌肤

（3）其治法是（　　）

    A. 疏风解热透邪   B. 清热凉血解毒

    C. 清气凉营解毒   D. 宣肺清热透疹

    E. 清热养阴生津

2. 患儿，5岁。症见高热1天后，全身出现疹点鲜红，融合成片，瘙痒较重，耳后、枕部瘰核肿大，压痛明显，烦躁哭闹，大便秘结，小便短黄，舌质红赤，舌苔黄糙，脉象洪数，指纹紫滞。

（1）患者所属证型是（　　）

    A. 邪郁肺胃   B. 邪炽气营   C. 肺胃阴伤

D. 邪犯肺卫　　　　　　E. 邪透肌肤

（2）其治法是（　　）

A. 疏风解表清热　　　　B. 清热凉血解毒

C. 清热养阴生津　　　　D. 宣肺清热透疹

E. 清气凉营解毒

（3）治疗首选方是（　　）

A. 清解透表汤　　　　B. 凉营清气汤　　　　C. 透疹凉解汤

D. 解肌透痧汤　　　　E. 宣毒发表汤

（四）B 型题

A. 发热恶风，喷嚏流涕，疹点细小，分布均匀

B. 发热恶风，鼻塞流涕，咳嗽有痰，泪水汪汪

C. 高热口渴，烦躁哭闹，疹点稠密，疹色紫暗

D. 腋下及腹股沟瘰核肿大触痛

E. 两目红赤，口鼻出血，舌红苔黄

1. 风疹邪犯肺卫证可见（　　）

2. 风疹邪炽气营证可见（　　）

A. 14～21 天　　　　B. 3 周　　　　C. 2 周

D. 6～18 天　　　　E. 3 个月

3. 孕妇在妊娠多长时间内患风疹可以导致小儿先天性风疹综合征（　　）

（五）X 型题

1. 风疹的特征是（　　）

A. 轻度发热，伴有咳嗽　　B. 皮肤出现淡红色斑丘疹

C. 目赤畏光　　　　　　　D. 舌系带溃疡

E. 耳后及枕部瘰核肿大

2. 风疹护理，正确的是（　　）

A. 不宜外出　　　　B. 避免复感　　　　C. 多饮开水

D. 饮食宜清淡　　　　E. 勿搔抓皮肤

（六）判断题

风疹初起发热，皮肤出现淡红色斑丘疹，皮疹消退可见糠麸样脱屑，有色素斑痕。

（　　）

二、非选择题

（一）填空题

1. 风疹以轻度发热，咳嗽，全身皮肤出现_____，_____为特征。

2. 风疹年龄以_____至_____岁小儿多见，_____季节好发。

（二）名词解释

风疹

（三）简答题

试述风疹的分证论治。

（四）问答题

风疹的诊断要点有哪些?

（五）复合题（病案分析题）

患儿，男，4岁。主诉：发热1天，伴皮疹半天。现病史：患儿昨日起发热，继而出现皮疹，伴咳嗽，咽痛。查体：面部及躯干部可见散在淡红色细小斑丘疹，分布均匀，压之退色，耳后、枕部瘰核肿大，压痛（＋），咽部充血，舌质偏红，苔薄黄，脉浮数。

请写出：诊断（病证名称）、病机分析、治法、方药（药物要写明剂量并注明服几剂）。

参考答案

一、选择题

（一）A1型题

1. B 2. A 3. A 4. A 5. C 6. D 7. C 8. A 9. D 10. E 11. B

（二）A2型题

1. C 2. B 3. D 4. A

（三）A3型题

1.（1）B　　（2）D　　（3）A

2.（1）B　　（2）E　　（3）C

（四）B型题

1. A 2. C 3. E

（五）X型题

1. ABE 2. ABCDE

（六）判断题

×

二、非选择题

（一）填空题

1. 淡红色细小斑丘疹；耳后及枕部瘰核肿大

2. 1；5；冬春

（二）名词解释

风疹是感受风疹病毒时邪引起的急性出疹性时行疾病。以轻度发热，咳嗽，全身出现淡红色细小斑丘疹，耳后及枕部臖核肿大为其特征。

（三）简答题

风疹分为邪犯肺卫证和邪炽气营证。邪犯肺卫证，治以疏风解热透邪，选用银翘散加减。邪炽气营证，治以清气凉营解毒，选用透疹凉解汤加减。

（四）问答题

（1）在流行期间，患儿有风疹接触史。

（2）初期类似感冒，皮肤出现淡红色斑丘疹，继则皮疹布满全身，发热渐退，皮疹消退后，可有皮肤脱屑，但无色素沉着。

（3）全身症状较轻，但常伴耳后及枕部臖核肿大、左胁下痞块（脾脏）轻度肿大。

（4）血象检查：白细胞计数减少，淋巴细胞相对增多。取患儿鼻咽部分泌物，可分离出风疹病毒。出疹5～14天，可检测出特异性IgM抗体。

（五）复合题（病案分析题）

诊断：风疹（邪犯肺卫证）。

病机分析：风疹时邪自口鼻而入，侵犯肺卫，肺卫失宣——发热，咳嗽；正邪交争，正气祛邪外泄，外泄肌肤——皮疹透发；邪毒阻滞少阳经络——耳后及枕部臖核肿大触痛。风热犯表之征——舌质偏红，苔薄黄，脉浮数。

治法：疏风解热透邪。

主方：银翘散加减。

处方：金银花10g，连翘10g，紫花地丁10g，牛蒡子10g，薄荷5g^{（后下）}，蝉蜕6g，牡丹皮6g，板蓝根10g，生甘草3g。

3剂，水煎服（煎煮约15分钟）。

第三节 猩红热

一、选择题

（一）A1 型题

1. 病后常易并发心悸，继发水肿、痹证的是（　　）

    A. 麻疹　　　　　　　　B. 风疹　　　　　　　　C. 幼儿急疹

    D. 猩红热　　　　　　　E. 水痘

2. 猩红热病机涉及的主要脏腑是（　　）

    A. 心肺　　　　　　　　B. 脾胃　　　　　　　　C. 心肝

    D. 脾肾　　　　　　　　E. 肺胃

3. 猩红热的发热与出疹情况是（　　）

A. 发热 3～4 天，热退疹出

B. 发热 3～4 天，皮疹出现，热度增高

C. 发热 1～2 天，出现皮疹斑疹、丘疹、水疱及薄痂

D. 发热 1～2 天出疹，疹形细小有痒感，咳嗽频繁

E. 发热半天至 1 天出疹，疹点细小鲜红，颜面无疹

4. 猩红热病变部位主要在肺胃，可累及何脏（　　　）

A. 心肝 　　　　　　B. 肝脾肾 　　　　　　C. 心肝肾

D. 肝脾 　　　　　　E. 心脾肾

5. 小儿证见发热骤起，头痛畏寒，灼热无汗，咽部红肿疼痛，皮肤潮红可见隐约细小疹点，状如锦纹，舌苔薄黄，舌质红，脉浮数有力。治疗首选方剂是（　　　）

A. 凉营清气汤 　　　B. 银翘散 　　　　　　C. 透疹凉解汤

D. 清胃解毒汤 　　　E. 沙参麦冬汤

6. 出疹性时行疾病的皮疹出现时间是在 1 天内的组合为（　　　）

A. 猩红热、麻疹 　　B. 猩红热、水痘 　　　C. 幼儿急疹、水痘

D. 风疹、猩红热 　　E. 风疹、麻疹

（二）A2 型题

1. 患儿，4 岁。丹痧布齐，低热不退，唇赤口干，伴有干咳，食欲不振，舌红少津，舌苔剥脱，脉象细数。其证候是（　　　）

A. 毒炽阴伤 　　　　B. 邪侵肺卫 　　　　　C. 邪炽气营

D. 肺胃阴伤 　　　　E. 邪陷心肝

2. 患儿，9 岁。发热，咽喉红肿疼痛，伴有糜烂白腐，皮疹密布，色红，压之退色，舌质红起刺，舌面光红，脉浮数有力。其诊断是（　　　）

A. 猩红热 　　　　　B. 麻疹 　　　　　　　C. 风疹

D. 幼儿急疹 　　　　E. 紫癜

（三）A3 型题

1. 患儿，7 岁。诊断为猩红热。现身热渐退，咽喉糜烂，疼痛减轻，皮疹渐消，唇干口燥，食欲不振，舌红少津，脉细。

（1）此时的治疗应以何种治法为宜（　　　）

A. 辛凉宣透，清热利咽 　　B. 清气凉营，泻火解毒

C. 清热解毒，透疹达邪 　　D. 养阴生津，清热润喉

E. 清热解毒，利咽消肿

（2）治疗首选的方剂是（　　　）

A. 养阴清肺汤 　　　B. 益胃汤 　　　　　　C. 沙参麦冬汤

D. 竹叶石膏汤 　　　E. 增液承气汤

2. 患儿，3 岁。发热骤起，头痛畏寒，肌肤无汗，咽喉红肿疼痛，影响吞咽，皮肤潮红，痧疹隐隐，舌质偏红，舌苔薄黄，脉浮有力。

（1）其诊断是（ 　 ）

    A. 麻疹　　　　　　　　　B. 幼儿急疹　　　　　　　C. 风疹

    D. 猩红热　　　　　　　　E. 水痘

（2）其治法是（ 　 ）

    A. 辛凉宣透，清热利咽　　B. 清热解毒，化痰利咽

    C. 化痰开窍，清喉利咽　　D. 燥湿化痰，清喉利咽

    E. 润肺化痰，清喉利咽

（3）其首选方剂是（ 　 ）

    A. 凉营清气汤　　　　　　B. 银翘散　　　　　　　　C. 透疹凉解汤

    D. 清胃解毒汤　　　　　　E. 沙参麦冬汤

3. 患儿，8 岁。高热不退，咽喉肿痛，伴有糜烂白腐，全身密布皮疹，色红如丹，压之退色。舌苔黄燥，舌质起红，状如草莓，脉数有力。

（1）其诊断是（ 　 ）

    A. 麻疹　　　　　　　　　B. 紫癜　　　　　　　　　C. 风疹

    D. 猩红热　　　　　　　　E. 手足口病

（2）其证候是（ 　 ）

    A. 毒炽阴伤　　　　　　　B. 邪侵肺卫　　　　　　　C. 毒炽气营

    D. 肺胃阴伤　　　　　　　E. 邪陷心肝

（3）其首选方剂是（ 　 ）

    A. 凉营清气汤　　　　　　B. 银翘散　　　　　　　　C. 透疹凉解汤

    D. 清胃解毒汤　　　　　　E. 沙参麦冬汤

（四）B 型题

    A. 发热骤起，头痛畏寒，咽喉红肿疼痛，皮肤潮红，痧疹隐隐

    B. 发热渐升，咽红口干，鼻塞流涕，咳嗽频作，皮肤散在丘疹

    C. 恶寒发热，头痛项强，呕吐频繁，时有抽搐，皮肤大块瘀斑

    D. 壮热不解，烦躁口渴，咽喉肿痛，伴有糜烂白腐，皮疹密布，色红如丹

    E. 皮疹始于耳后、发际，继而头面、颈部、胸腹、四肢，最后手足心、鼻准部见疹

1. 猩红热毒炽气营证可见（ 　 ）

2. 猩红热邪侵肺卫证可见（ 　 ）

    A. 心肺　　　　　　　　　B. 心肝　　　　　　　　　C. 脾肾

    D. 肺脾　　　　　　　　　E. 肺胃

3. 猩红热病机主要涉及的脏腑是（ 　 ）

4. 麻疹病机主要涉及的脏腑是（ 　 ）

5. 水痘病机主要涉及的脏腑是（ 　 ）

    A. 银翘散   B. 清解透表汤   C. 透疹凉解汤

    D. 清胃解毒汤   E. 沙参麦冬汤

6. 猩红热之邪侵肺卫证可用（　　）

7. 风疹之邪侵肺卫证可用（　　）

8. 麻疹之邪炽肺脾证可用（　　）

（五）X 型题

1. 猩红热可在病程中或病后并发（　　）

    A. 泄泻   B. 哮喘   C. 水肿

    D. 痹证   E. 心悸

2. 猩红热又可称之为（　　）

    A. 丹痧   B. 隐疹   C. 疫痧

    D. 风痧   E. 烂喉痧

3. 下列是猩红热特殊体征的是（　　）

    A. 草莓舌   B. 麻疹黏膜斑   C. 臀核肿大

    D. 环口苍白圈   E. 线状疹

4. 关于猩红热的临床表现，正确的是（　　）

    A. 猩红热的皮疹为红色斑丘疹

    B. 皮疹从躯干部出现迅速蔓延全身

    C. 猩红热先出现发热，第 2 天出皮疹

    D. 舌苔的变化亦是诊断猩红热的重要依据

    E. 疹间皮肤正常

（六）判断题

1. 发热一天内即可出疹的疾病包括麻疹、风疹和猩红热。（　　）

2. 麻疹、幼儿急疹、风疹和猩红热的出疹顺序都是由头面部开始出疹，渐及全身。
（　　）

二、非选择题

（一）填空题

1. 猩红热的病因多为感受_____，病程中或病后可并发_____、_____、
_____。

2. 猩红热的治疗原则为_____。病初邪在肺卫，治以_____。邪毒
深入，病在气营治以_____。病之后期，疹后阴伤，治以_____。

3. 猩红热皮疹最早见于_____、_____、_____、_____，然后迅速由
上而下波及全身。

（二）名词解释

1. 环口苍白圈

2. 烂喉痧

（三）简答题

1. 猩红热出疹期有何特殊体征？

2. 猩红热出疹期的典型临床表现有哪些？

3. 猩红热并发症有哪些？其发病机理是如何？

4. 猩红热在恢复期可有哪些临床表现？

（四）问答题

1. 猩红热与麻疹、风疹如何鉴别？

2. 临床中应对猩红热做出怎样的预防调护？

（五）复合题（病案分析题）

患儿，4 岁，因"高热 2 天，皮疹 1 天"来就诊。家长诉患儿 2 天前突起高热，哭闹较多，口干欲饮，咽喉红肿疼痛，不能吞咽，昨日起皮肤出现皮疹，色红如丹，迅速遍布全身，压之退色。查体：体温 38.5℃，心率 88 次/分，咽喉红肿，伴有白色腐膜，舌质红，光面起刺，如草莓状，苔黄燥，脉浮数有力。

要求对该病案进行分析，写出病证、治法、处方，并简要分析病因病机。

参考答案

一、选择题

（一）**A1** 型题

1. D　2. E　3. E　4. C　5. B　6. D

（二）**A2** 型题

1. D　2. A

（三）**A3** 型题

1.（1）D　（2）C

2.（1）D　（2）A　（3）B

3.（1）D　（2）C　（3）A

（四）**B** 型题

1. D　2. A　3. E　4. D　5. D　6. A　7. A　8. B

（五）**X** 型题

1. CDE　2. ACE　3. ADE　4. ACD

（六）判断题

1. ×　2. ×

二、非选择题

（一）填空题

1. A族乙型溶血性链球菌时邪；心悸；水肿；痹证

2. 清热解毒利咽；辛凉宣透、清热利咽；清气凉营、泻火解毒；养阴生津、清热润喉

3. 耳后；颈部；上胸部；腋下

（二）名词解释

1. 猩红热患儿在出疹期可出现面部潮红，无皮疹分布，但口唇周围苍白，形成的这一圈就叫作环口苍白圈。

2. 猩红热是感受A族乙型溶血性链球菌时邪引起的急性出疹性时行疾病，临床以发热，咽喉肿痛或伴腐烂，全身布发猩红色皮疹，疹后脱屑蜕皮为特征。又因咽喉肿痛腐烂，皮疹颜色猩红，赤若涂丹，疹点细小如沙，故又称烂喉痧。

（三）简答题

1. ①草莓舌：舌光红无苔，生芒刺，状如草莓。②贫血性皮肤划痕：猩红热皮疹密集，疹间皮肤红晕，偶可见正常皮肤，用手指按压皮疹，皮疹色退，暂呈苍白，10余秒后恢复原状。③帕氏线：猩红热患者皮肤皱褶处，如腋窝、肘窝、腹股沟等处，皮疹密集成线状排列，可夹有出血点，形成明显的横纹线。④环口苍白圈：猩红热患儿在出疹期可出现面部潮红，无皮疹分布，但口唇周围苍白，形成的这一圈就叫作环口苍白圈。

2. 出疹期内，多在发热24小时内出疹，皮疹最早见于耳后、颈部、上胸部、腋下，然后迅速由上而下波及全身。皮疹特点是全身皮肤弥漫性发红，其上有红色细小丘疹，呈鸡皮样，抚摸时似砂纸感，压之退色。皮疹密集，疹间皮肤红晕，偶可见正常皮肤，用手指按压皮疹，皮疹色退，暂呈苍白，10余秒后恢复原状，称"贫血性皮肤划痕"。皮肤皱褶处如腋窝、肘窝、腹股沟等处，皮疹密集成线状排列，可夹有出血点，形成明显的横纹线，称为"帕氏线"。起病4～5天时，白苔脱落，舌面光滑鲜红，舌乳头红肿突起，称"红草莓舌"。面部潮红，无皮疹分布，口唇周围苍白，形成"环口苍白圈"。颈及颌下淋巴结肿大压痛。

3. 在猩红热的发展过程中，可见心悸、痹证、水肿等病证，主要是由于热毒炽盛，波及他脏。若伤于心络，耗损气阴，心失所养，则见心悸；余邪热毒流注筋骨关节可发生痹证；邪热弥漫三焦，水液输化通调失职，外溢肌肤，可发生水肿。

4. 在恢复期，皮疹于3～5天后颜色转暗，逐渐消退，体温逐渐下降，一般情况好转。皮疹消退后1周，开始按出疹先后蜕皮，先从面部糠屑样蜕皮，渐及躯干，最后四肢，重症可见大片状蜕皮，以指趾间最明显。约2周蜕尽，蜕皮后无色素沉着。

（四）问答题

1. 三种病都是全身性出疹性疾病，而且都具有传染性。麻疹和猩红热都好发于儿

童，风疹和麻疹是由病毒引起的，猩红热是由细菌引起的。此三种病的临床表现各有特点，可以从以下几方面进行鉴别。①潜伏期：风疹为 14～21 天，麻疹为 9～11 天，猩红热为 2～5 天。②前驱期：风疹可有轻微的发热、头痛、咽痛、倦怠等。麻疹伴有高热、畏光、中度到重度的呼吸道症状，可见到麻疹黏膜斑。猩红热表现为突然高热及咽痛。③出疹与发热的关系：风疹平均发热半天到 1 天出疹。麻疹发热 3～4 天出疹。猩红热发热数小时到 1 天出疹。④皮疹分布：均为全身性，仅风疹较为稀疏，而且三病的出疹顺序也相似，均为面部、躯干、四肢依次出疹。⑤皮疹形态：风疹为淡红色斑疹及斑丘疹，稀疏分布，胸部可少许融合。麻疹为紫红色到棕红色的斑疹和斑丘疹，胸部分散，在面部则明显融合。猩红热为弥漫性细小密集的猩红色斑丘疹，压之退色，皮肤褶皱处如肘窝、腋窝、腹股沟等处，皮疹密集形成深红色线条，即帕氏线；此外还可见到面部环口苍白圈及杨梅舌等。⑥发疹后脱屑：风疹可有轻度脱屑，偶成糠状，无色素沉着。麻疹常见糠状脱屑，留有棕色色素斑。猩红热脱屑较为严重，成手套状，无色素沉着。

2. ①控制传染源。发现猩红热患者应及时隔离，隔离至临床症状消失，咽拭子培养链球菌阴性时解除隔离。对密切接触的易感人员应隔离 7～12 天。②切断传播途径。对患者的分泌物和污染物及时消毒处理，接触患者应戴口罩。流行期间勿带小儿去公共场所。③保护易感儿童。对密切接触患者的易感儿童，可早期预防。④急性期卧床休息，注意居室空气流通，防止继发感染。⑤供给充分的营养和水分，饮食宜以清淡易消化的流质或半流质为主。⑥注意皮肤与口腔的清洁卫生，可用淡盐水漱口或含漱。皮肤瘙痒者不可抓挠，蜕皮时不可撕扯。

（五）复合题（病案分析题）

病证：猩红热（毒炽气营证）。

病因病机：猩红热时邪毒热炽盛，燔灼气分则壮热烦躁口渴；毒热上攻咽喉则咽喉肿痛糜烂；毒热内迫营血，则疹红如丹甚至色紫有瘀点；舌质红起刺、状如草莓均为毒炽气营之象。本证是猩红热的主要阶段，由邪侵肺卫证很快转化而成。

治法：清气凉营，泻火解毒。

处方：凉营清气汤加减。

药物：水牛角 15g$^{(先煎)}$，赤芍 10g，牡丹皮 10g，生石膏 15g$^{(先煎)}$，黄连 2g，黄芩 8g，连翘 10g，栀子 8g，生地黄 10g，石斛 10g，芦根 10g，玄参 8g。

第四节 水 痘

一、选择题

（一）A1 型题

1. 水痘的好发年龄是（   ）

    A. 6 个月～1 岁   B. 1～3 岁   C. 3～6 岁

    D. 6～9 岁   E. 9 岁以上

2. 水痘的主要病位是（　　　）

    A. 肺肾   B. 肺脾   C. 脾肾

    D. 脾胃   E. 肺胃

（二）A2 型题

患儿，7 岁。发热轻微，鼻塞流涕，喷嚏，咳嗽，起病 1 天后出皮疹，疹色红润，疱浆清亮，根盘红晕，皮疹瘙痒，分布稀疏，此起彼伏，以躯干为多，舌苔薄白，脉浮数。其治法是（　　　）

    A. 疏风清热，利湿解毒   B. 清热解表，宣肺化痰

    C. 清热解表，和胃化湿   D. 清热解毒，利尿化湿

    E. 清热解毒，燥湿止痒

（三）A3 型题

患儿，男，5 岁，发热 2 天，最高 39℃，伴烦躁不安，口渴欲饮，面红目赤，大便干结，小便短黄，皮疹疹色紫暗，疱浆混浊，根盘红晕明显，分布密集，甚可见出血性皮疹、紫癜，皮疹呈离心性分布，舌红绛，苔糙，脉数有力。

（1）患者所属证型是（　　　）

    A. 邪郁肺卫   B. 毒炽气营   C. 邪入肺胃

    D. 阴津耗伤   E. 邪毒闭肺

（2）治法为（　　　）

    A. 疏风清热，利湿解毒   B. 清热解表，宣肺化痰

    C. 清气凉营，解毒化湿   D. 清热解毒，利尿化湿

    E. 清热解毒，燥湿止痒

（3）选用何方治疗（　　　）

    A. 加减泻白散合青黛散   B. 二陈平胃散合三子养亲汤

    C. 桑杏汤   D. 桑菊饮   E. 清胃解毒汤

（四）B 型题

    A. 6～9 岁多见   B. 儿童多见

    C. 好发婴幼儿   D. 成人多见，儿童时有发生

1. 脓疱疮发病年龄（　　　）

2. 丘疹样荨麻疹发病年龄（　　　）

3. 带状疱疹发病年龄（　　　）

4. 水痘发病年龄（　　　）

（五）X 型题

1. 关于水痘出疹，下列正确的选项是（　　　）

    A. 在发热同时或发热 1～2 日后出疹

B. 皮疹分布以四肢为多，躯干部少

C. 在同一部位的皮肤上丘疹、疱疹、结痂同时见到

D. 出疹顺序先后不一

E. 疱疹内含清亮液体

2. 水痘邪炽气营证的临床表现有（　　　）

A. 壮热不退，烦躁不安，口渴欲饮

B. 面红目赤，大便干结，小便短黄

C. 皮疹疹色紫暗，疱浆混浊，根盘红晕明显，分布密集

D. 甚可见出血性皮疹、紫癜，皮疹呈离心性分布

E. 舌红或绛，苔黄糙而干，脉数有力，或指纹紫滞

（六）判断题

1. 水痘患儿应隔离至疱疹结痂为止。（　　　）

2. 水痘患儿常在发病前 2～3 周有水痘接触病史。（　　　）

二、非选择题

（一）填空题

1. 水痘是由_____引起的一种以_____为主的急性呼吸道传染病。

2. 水痘邪伤肺卫证的主方是_____，水痘邪炽气营证的主方是_____。

（二）名词解释

水痘

（三）简答题

1. 请简述水痘的病因病机。

2. 请简述水痘皮疹的表现。

（四）复合题（病案分析题）

患儿，男，5 岁，2 天前出现轻微鼻塞、流涕，低热，现壮热不退，烦躁不安，口渴欲饮，面红目赤，皮疹稠密，疹色紫暗，疱浆混浊，可见出血性皮疹、紫癜，大便干结，小便短赤，舌质红绛，苔黄糙而干，脉数有力。

要求对该病案进行分析，写出病证、治法、方药。

参考答案

一、选择题

（一）A1 型题

1. D　2. B

（二）A2 型题

A

（三）A3 型题

（1）B　（2）C　（3）E

（四）B 型题

1. B　2. C　3. D　4. A

（五）X 型题

1. ACDE　2. ABCDE

（六）判断题

1. √　2. √

二、非选择题

（一）填空题

1. 水痘时邪（水痘-带状疱疹病毒）；皮肤出疹

2. 银翘散；清胃解毒汤

（二）名词解释

水痘是由于水痘时邪（水痘-带状疱疹病毒）引起的一种以皮肤出疹为主的急性呼吸道传染病，临床以发热，皮肤黏膜分批出现红色斑丘疹、疱疹、结痂，且同时存在为主要特征。

（三）简答题

1. 水痘为感受水痘时邪，主要病机为时邪蕴郁肺脾，湿热蕴蒸，透于肌表。病位在肺脾。水痘时邪经呼吸道口鼻入侵，致肺气失宣，故病初有发热、流涕、咳嗽等肺卫表证；若邪毒进一步蕴结肺脾，脾失运化，水湿内停，与邪毒搏结，湿热蕴蒸，透于肌表，则疱疹布露，发为水痘，此时多为轻症，时邪仅犯肺脾两经。因正盛邪轻，故水痘稀疏，疹色红润，疱浆清亮，之后湿毒随疹透清解，疱疹结痂向愈；若患儿体弱，感邪重，邪毒炽盛，内犯气营，则见壮热，烦躁，口渴，面红目赤，水痘密集，疹色暗紫，疱浆混浊等邪炽气营证。

2. 全身皮疹常在 1～2 天内出现，始见于头皮、面部，逐渐发展为躯干、四肢，最后遍及全身，为红色斑丘疹，很快变成疱疹，疱疹呈椭圆形，大小不一，内含水液，疱浆清亮，周围红晕，常伴有瘙痒，继而结痂，痂盖脱离后不留疤痕。皮疹以躯干部较多，四肢较少，分批出现，此起彼落，在同一时期，斑丘疹、疱疹、干痂并见。病情严重者，出现壮热烦躁、神志模糊、咳嗽气喘、鼻扇痰鸣、口唇发绀，或昏迷、抽搐等症。全身水痘稠密，甚累及口咽、阴部出现溃疡性损害，或皮疹出之不畅，疹色暗紫，疱浆浑浊，周围红晕显露，肤痒难忍。

（四）复合题（病案分析题）

病名：水痘（邪炽气营证）。

病机：患儿感受水痘时邪较重，正盛邪实，邪毒炽盛，内传气营。气分热盛，致壮热，烦躁，口渴，面红目赤；毒传营分，与内湿相搏外透肌表，则致水痘密集，疹色暗紫，疱浆浑浊。本证为水痘重症。

治法：清气凉营，解毒化湿。

方剂：清胃解毒汤加减。

药物：升麻 10g，黄连 2g，牡丹皮 10g，生地黄 10g，黄芩 10g，生石膏 15g^(先煎)，赤芍 10g，紫草 10g。

第五节 手足口病

一、选择题

（一）A1 型题

1. 手足口病的病位是（ ）

    A. 肺、脾   B. 肺、肝   C. 心、肺

    D. 肺、大肠   E. 脾、肾

2. 手足口病的基本治则是（ ）

    A. 清热凉血解毒   B. 疏风宣肺化痰

    C. 宣肺清热止咳   D. 清气凉营解毒

    E. 清热祛湿解毒

（二）A2 型题

患儿，1 岁，突然发热，体温 37.8℃，伴咳嗽，流涕，纳差；1 天后口腔硬腭、颊部黏膜出现疱疹，2 天后出现米粒大小皮疹，以手、足、臀部为主，部分为疱疹，质地较硬，内有浑浊液体，周围绕有红晕。其诊断是（ ）

    A. 水痘   B. 风疹   C. 幼儿急疹

    D. 手足口病   E. 猩红热

（三）X 型题

1. 关于手足口病的常用预防措施，正确的是（ ）

    A. 发现疑似患者，应及时进行隔离

    B. 搞好个人卫生，养成饭前便后洗手的习惯

    C. 被其污染的日常用品、食具等应及时消毒处理

    D. 处理好感染患儿的粪便及其他排泄物，可用 3‰漂白粉澄清液浸泡

    E. 对密切接触者应隔离观察 6～8 天

2. 下列关于手足口病的叙述中，正确的是（ ）

    A. 病前 1～2 周有手足口病接触史

    B. 多伴有呼吸道症状

C. 皮疹以口腔、四肢为主，口腔疱疹破溃后形成溃疡

D. 疹退后无瘢痕及色素沉着

E. 周围血白细胞计数及中性粒细胞增高

（四）判断题

1. 手足口病在中医学中属于"时疫"和"温病"的范畴。（　　　）

2. 手足口病患儿以手掌、足跖、口腔、臀部疱疹，或伴发热为特征。（　　　）

3. 手足口病潜伏期一般 3～7 天，没有明显前驱症状。（　　　）

二、非选择题

（一）填空题

1. 手足口病的病位在_____、_____。

2. 手足口病的治疗原则是_____。

3. 手足口病是由感受_____引起的急性发疹性传染病，以手掌、足跖、口腔及臀等部位_____，或伴发热为特征。

4. 手足口病病机为_____；_____。

（二）名词解释

手足口病

（三）简答题

1. 手足口病的疱疹表现是什么？

2. 重症手足口病的早期识别有什么表现？

（四）复合题（病案分析题）

患儿，3 岁 6 个月，1 天前开始发热，体温 37.5～38.5℃，伴咳嗽、流涕，纳差，恶心、呕吐，今晨流涎，不肯进食，口腔黏膜出现疱疹，偶见溃疡，手足见散在米粒大小丘疹，间有疱疹，疹色红润，质地较硬，疱疹液尚清亮，舌质红，苔薄黄腻，脉浮数。血白细胞计数 $8.2×10^9/L$，淋巴细胞 54%，中性粒细胞 37%。

要求对该病案进行分析，写出病证、治法、方药。

参考答案

一、选择题

（一）A1 型题

1. A　2. E

（二）A2 型题

D

（三）X 型题

1. ABCD　2. ABCD

（四）判断题

1. √　2. √　3. √

二、非选择题

（一）填空题

1. 肺；脾

2. 清热祛湿解毒

3. 手足口病时邪；斑丘疹、疱疹

4. 时邪蕴郁肺脾；外透肌表

（二）名词解释

手足口病是由感受手足口病时邪（柯萨奇病毒 A 组、B 组及新肠道病毒 71 型）引起的急性发疹性传染病，临床以手掌、足跖、口腔及臀等部位斑丘疹、疱疹，或伴发热为特征。

（三）简答题

1. 发热伴手掌、足跖、口腔、臀部疱疹。发热同时口腔黏膜出现疱疹，继而手足、臀部出现斑丘疹、疱疹。口腔疱疹以硬腭、颊部、齿龈、舌部为多，破溃后形成小溃疡，幼儿常因口痛烦躁哭闹、流涎拒食等。口腔疱疹后 1～2 天皮肤出现斑丘疹，很快变为疱疹，疱疹为圆形或椭圆形，如米粒至豌豆大小不等，壁厚较硬，不易破溃，疱浆少而浑浊，周围有红晕。疱疹手足部多见，部分患儿腿、臀等部位也可见疱疹，呈离心性分布，躯干及颜面部极少。疱疹一般 7～10 天消退，疹退后无瘢痕及色素沉着。

2. 重症病例可见高热不退、头痛烦躁、嗜睡易惊、肢体抖动，甚至喘憋发绀、昏迷抽搐、汗出肢冷、脉微欲绝等症。

（四）复合题（病案分析题）

病名：手足口病。

证型：风热外侵证。

病机：患儿因时热邪毒从口鼻入侵，致肺气失宣，故见发热咳嗽、流涕、呕吐，邪毒从肌表透发则见口腔、手足掌心疱疹。本证正盛邪轻，时邪仅犯肺脾两经。

方剂：甘露消毒丹加减。

药物：黄芩、薄荷、连翘、藿香、石菖蒲、金银花、板蓝根、射干、浙贝母、滑石、蔻仁、荷叶。

第六节 流行性腮腺炎

一、选择题

（一）A1 型题

1. 流行性腮腺炎病变主要经脉是（　　）

　　A. 心经　　　　　　　　B. 肝经　　　　　　　　C. 肺经

　　D. 脾经　　　　　　　　E. 胆经

2. 流行性腮腺炎的治疗原则是（　　）

　　A. 清热解毒，凉血活血　　B. 清热解毒，消肿散结

　　C. 清热解毒，活血散结　　D. 清热解毒，化痰散结

　　E. 清热解毒，行气活血

3. 治疗流行性腮腺炎毒窜睾腹，首选治疗方剂是（　　）

　　A. 五味消毒饮　　　　　　B. 黄连解毒汤　　　　　　C. 橘核丸

　　D. 龙胆泻肝汤　　　　　　E. 银翘散

（二）A2 型题

患儿，6 岁。证见轻微发热恶寒，左侧耳下腮部漫肿疼痛，咀嚼不便，咽红，舌质红，舌苔薄白，脉浮数。治疗应首选的方剂是（　　）

　　A. 普济消毒饮　　　　　　B. 五味消毒饮　　　　　　C. 荆防败毒散

　　D. 柴胡葛根汤　　　　　　E. 桑菊饮

（三）A3 型题

患儿，5 岁。高热，双侧腮部肿大 2 天，以耳垂为中心，疼痛，坚硬拒按，舌红苔黄，脉滑数。有流行性腮腺炎接触史。查血象：白细胞及中性粒细胞均在正常值范围内。

（1）该患儿发病病机是（　　）

　　A. 邪犯少阳　　　　　　　B. 热毒蕴结　　　　　　　C. 邪陷心肝

　　D. 气血凝滞　　　　　　　E. 余邪留恋

（2）该患儿应至少隔离（　　）

　　A. 3 天　　　　　　　　　B. 1 周　　　　　　　　　C. 体温恢复正常

　　D. 腮肿完全消退后 1 周　　E. 腮肿完全消退后 3 天

（四）B 型题

　　A. 柴胡葛根汤　　　　　　B. 黄连解毒汤　　　　　　C. 五味消毒饮

　　D. 清瘟败毒饮　　　　　　E. 普济消毒饮

1. 治疗痄腮温毒外袭证，应首选的方剂是（　　）

2. 治疗痄腮邪陷心肝证，应首选的方剂是（　　）

A. 脑膜脑炎 B. 睾丸炎 C. 胰腺炎

D. 心肌炎 E. 关节炎

3. 痄腮患者出现发热、头痛、呕吐、嗜睡或谵语等症时，应考虑的并发症是（ ）

4. 痄腮患者出现发热、头痛、睾丸肿胀、变硬、疼痛等症时，应考虑的并发症是
（ ）

（五）X 型题

1. 治疗流行性腮腺炎的常用方剂有（ ）

A. 五味消毒饮 B. 柴胡葛根汤 C. 龙胆泻肝汤

D. 清瘟败毒饮 E. 普济消毒饮

2. 流行性腮腺炎的发病特点有（ ）

A. 多见于冬春季节

B. 多见于 3 岁以上儿童，尤以学龄儿童高发

C. 发热

D. 耳下腮部漫肿疼痛

E. 可并发少腹疼痛，睾丸肿痛

（六）判断题

1. 流行性腮腺炎一年四季均可发生，夏、秋两季较易流行。（ ）

2. 流行性腮腺炎初病时可有发热，5～7 天后，以耳垂为中心红肿。（ ）

二、非选择题

（一）填空题

1. 流行性腮腺炎的临床特征是_____，_____。

2. 流行性腮腺炎的变证有_____，_____。

（二）名词解释

1. 蛤蟆瘟

2. 毒窜睾腹

（三）简答题

流行性腮腺炎的治疗原则是什么？怎样应用？

（四）问答题

如何理解普济消毒饮既可用于热毒蕴结型又可用于温毒外袭型流行性腮腺炎？

（五）复合题（病案分析题）

赵某，男，4 岁，发热 2 天，右侧耳下肿痛半天，微恶寒，轻咳，患儿 2 天前突觉
发热，微恶寒，咽干不适，体温持续于 37.8～38.3℃之间，今发现右侧耳下肿痛，张
口及咀嚼时疼痛，自服退热药未获好转而来诊，症见右耳垂下肿胀，压痛，边缘不清，
右侧口腔臼齿上方黏膜可见红肿充血点，咽充血（＋），扁桃体肿大Ⅰ°，心肺（－），舌

红，苔薄微黄，脉浮数。

写出诊断，辨证分型，证候分析，治法，代表方药。

参考答案

一、选择题

（一）A1 型题

1. E 2. B 3. D

（二）A2 型题

D

（三）A3 型题

（1）B （2）E

（四）B 型题

1. A 2. D 3. A 4. B

（五）X 型题

1. BCDE 2. ABCDE

（六）判断题

1. × 2. ×

二、非选择题

（一）填空题

1. 发热；耳下腮部漫肿疼痛

2. 邪陷心肝；毒窜睾腹

（二）名词解释

1. 蛤蟆瘟是民间俗称，以腮腺肿大，肿胀如蛙腹为特征，《温病条辨》曰："温毒，咽痛喉肿，耳前耳后肿，颊肿，正面赤，俗名蛤蟆瘟。"

2. 流行性腮腺炎的并发症，足少阳经与足厥阴经互为表里，邪毒窜走厥阴，引起睾丸肿胀、疼痛或少腹疼痛。

（三）简答题

治疗原则为清热解毒，消肿散结。病初温毒外袭，需配合疏风解表；毒陷厥阴，佐以息风开窍；毒窜睾腹者，佐以清肝泻火，活血止痛。应结合外治疗法。

（四）问答题

普济消毒饮的应用，《温病条辨·上焦篇》说："俗名大头温，蛤蟆温者，普济消毒饮去柴胡、升麻主之。初起一、二日，再去黄连，三、四日加之佳。"因病在上部，故除去柴胡、升麻等升提药。初起病一、二日之间，除去黄芩、黄连之苦寒药，免引邪入里，三、四天后，热邪盛，再加黄芩、黄连以清热，由此可见，普济消毒饮在临床应用上，既可用于热毒蕴结型，也可用于温毒外袭型流行性腮腺炎。

（五）复合题（病案分析题）

诊断：流行性腮腺炎。

辨证分型：温毒外袭。

证候分析：风温邪毒从口鼻而入，病邪在表，故发热微恶寒；邪郁少阳经脉，与气血相搏，凝滞耳下腮部，故腮部肿胀疼痛；经脉受阻关节不利，故咀嚼不便；腮腺管口充血为流行性腮腺炎之象；脉浮数，舌红，苔薄微黄为温毒外袭之象。

治法：疏风清热，消肿散结。

处方：柴胡葛根汤加减。

药物：柴胡、天花粉、葛根、黄芩、桔梗、连翘、牛蒡子、石膏、甘草、升麻。

第七节 病毒性脑炎

一、选择题

（一）A1 型题

1. 病毒性脑炎的病变脏腑为（ ）

    A. 肺脑心   B. 心肝脑   C. 肺脾肝

    D. 心脾肝肾   E. 肺胃脾肝

2. 病毒性脑炎邪入营血证的发热特点为（ ）

    A. 发热微恶寒   B. 但热不寒   C. 高热持续不退

    D. 不规则发热   E. 热势起伏，朝轻暮重

3. 病毒性脑炎与中毒性菌痢的鉴别要点在于（ ）

    A. 发病季节   B. 发病急缓   C. 发热程度

    D. 神志状态   E. 化验检查

4. 病毒性脑炎邪犯卫气偏卫分证，治疗应首选（ ）

    A. 清瘟败毒饮   B. 新加香薷饮   C. 银翘散合白虎汤

    D. 犀角地黄汤   E. 凉膈散

5. 下列哪种病毒导致的脑炎最为严重（ ）

    A. 肠道病毒   B. 单纯疱疹病毒   C. 虫媒病毒

    D. 腺病毒   E. 腮腺炎病毒

6. 下列哪项不是病毒性脑炎的常见证型（ ）

    A. 邪炽气营   B. 内闭外脱   C. 邪犯卫气

    D. 营卫不和   E. 邪入营血

7. 下列哪项不是病毒性脑炎的治疗原则（ ）

A. 清热   B. 安神   C. 豁痰

D. 开窍   E. 息风

8. 小儿病毒性脑炎，邪热伤阴、余热未尽者，应选用（   ）

A. 增液汤   B. 沙参麦冬汤   C. 养阴清肺汤

D. 六味地黄汤   E. 青蒿鳖甲汤

9. 小儿病毒性脑炎病后，肢体震颤抖动，不能行走，其治法应为（   ）

A. 搜风通络   B. 益气养血   C. 益肾壮阳

D. 活血化瘀   E. 息风止痉

10. 小儿病毒性脑炎痰蒙清窍，意识不清，痴呆、失语、失聪等，治疗选方为（   ）

A. 涤痰汤   B. 玉枢丹   C. 温胆汤

D. 苏合香丸   E. 礞石滚痰丸

11. 小儿病毒性脑炎痰蒙清窍，属痰火内扰者，治疗首选（   ）

A. 涤痰汤   B. 苏合香丸   C. 龙胆泻肝汤

D. 牛黄清心丸   E. 黄连温胆汤

12. 小儿病毒性脑炎发病几个月后症状不解者称为后遗症（   ）

A. 4 个月   B. 6 个月   C. 8 个月

D. 10 个月   E. 12 个月

（二）A2 型题

1. 患儿，3 岁。发热 24 小时后突然神志不清，颈项强直，四肢抽搐，喉中痰声辘辘。大便秘结，小便短赤，舌质红绛，苔黄燥，脉洪数，体温 40.2℃。治疗应首选（   ）

A. 新加香薷饮   B. 犀角地黄汤   C. 清瘟败毒饮

D. 涤痰汤   E. 止痉散

2. 患儿，4 岁。发热 4 小时，头痛，恶心呕吐，嗜睡。查体：急性热病容，体温 40.5℃，项部强直，舌质红，苔薄白，脉浮数。本病例属于哪种证型（   ）

A. 邪犯卫气   B. 邪炽气营   C. 邪入营血

D. 痰蒙清窍   E. 内风扰动

3. 患儿，5 岁。高热 2 周后热退，但出现意识不清，失语，喉中痰鸣。查体：舌质红绛，舌苔黄，脉滑。其治法是（   ）

A. 搜风通络   B. 涤痰安神   C. 豁痰开窍

D. 清气凉营   E. 镇惊开窍

4. 患儿，7 岁。持续发热 8 天，现热势起伏，朝轻暮重，昏迷，两目上视，时有抽搐，四肢厥冷，二便失禁，舌质紫绛少津，脉沉细数。治疗应首选（   ）

A. 清瘟败毒饮   B. 白虎汤   C. 青蒿鳖甲汤合清络饮

D. 龙胆泻肝汤   E. 犀角地黄汤合增液汤

（三）B 型题

A. 舌质红绛，舌苔黄腻　　B. 舌质偏红，舌苔薄白或黄

C. 舌质紫绛少津，舌苔剥脱　D. 舌质红绛，舌苔光剥

E. 舌质胖嫩，舌淡苔白

1. 病毒性脑炎邪入营血证，舌象为（　　　）

2. 病毒性脑炎内风扰动证，舌象为（　　　）

A. 发热起伏，朝轻暮重　　B. 低热不退，或不规则发热

C. 突然发热，微恶风寒　　　D. 壮热不退

E. 低热不退，夜热早凉

3. 病毒性脑炎邪入营血证的发热特点是（　　　）

4. 病毒性脑炎余热未尽证的发热特点是（　　　）

（四）X 型题

1. 病毒性脑炎发热、神昏、抽搐三症同时并见的证型有（　　　）

A. 邪犯卫气　　　　　　B. 邪炽气营　　　　　　C. 邪入营血

D. 内风扰动　　　　　　E. 余热未尽

2. 下列哪些是病毒性脑炎恢复期内风扰动证的表现（　　　）

A. 肢体震颤　　　　　　B. 不自主动作　　　　　C. 强直瘫痪

D. 意识不清　　　　　　E. 舌质红绛

3. 小儿病毒性脑炎病理特点可概括为（　　　）

A. 痰　　　　　　　　　B. 瘀　　　　　　　　　C. 风

D. 实　　　　　　　　　E. 热

4. 小儿病毒性脑炎邪恋正虚证有（　　　）

A. 余热未尽　　　　　　B. 毒窜睾腹　　　　　　C. 内风扰动

D. 痰蒙清窍　　　　　　E. 邪阻经络

（五）判断题

1. 病毒性脑炎后期出现神志不清，或痴呆、失语，可用安宫牛黄丸清心开窍。（　　　）

2. 病毒性脑炎后期出现舌蹇失语，吞咽困难是由痰阻舌根、夹内风阻于经络而致。

（　　　）

二、非选择题

（一）填空题

1. 病毒性脑炎是以_____、_____、_____为主症的一种急性传染病。

2. 病毒性脑炎以_____、_____、_____、_____为基本治则。

3. 小儿病毒性脑炎的治疗，在表宜_____，在里宜_____或_____，入营入血则宜_____。

4. 小儿病毒性脑炎由外感_____，从_____而入，按规律传变_____。

（二）简答题

小儿病毒性脑炎抽风有虚实的不同，试述其病理机制。

（三）问答题

试分析热、痰、风在病毒性脑炎病机中的意义。

（四）复合题（病案分析题）

患儿，6 岁。于昨天（8 月 26 日）突然发热恶风、头痛，体温高达 40℃，伴全身乏力，恶心呕吐，在家服用对乙酰氨基酚不效，今日来院就诊。刻诊：壮热面赤，头痛以前额为甚，口渴烦躁，恶心呕吐，胸闷不舒，小便短赤，大便燥结。检查：体温 40.2℃，热性病容，神志尚清，颈项强直，心肺正常，腹软，无压痛。舌质红，苔黄腻，脉滑数。布鲁津斯基征（±），克氏征（±）。脑脊液检查：压力不高，常规检查（－），培养（－）。血常规检查：白细胞 11.8×10^9/L，中性 85%，淋巴 15%。

试就本例患儿，做出西医诊断，中医病证诊断，病机分析，提出治法、主方，开出处方。

参考答案

一、选择题

（一）A1 型题

1. B　2. E　3. E　4. C　5. B　6. D　7. B　8. E　9. E　10. A　11. D　12. B

（二）A2 型题

1. C　2. A　3. C　4. E

（三）B 型题

1. C　2. D　3. A　4. E

（四）X 型题

1. BC　2. ABCE　3. ACE　4. ACD

（五）判断题

1. ×　2. √

二、非选择题

（一）填空题

1. 高热；昏迷；抽搐

2. 清热；豁痰；开窍；息风

3. 透表解热；清气泻火；通腑泻火；清营凉血

4. 脑炎时邪；口鼻；温病卫气营血

（二）简答题

急性期，外感温热邪毒，邪毒伤人，化热化火，伤津劫液，火热动风，发为抽搐，是为实证；病至后期，正虚邪恋，津液耗伤，阴虚风动，血不养筋，而见抽风不止，此为抽风之虚证。

（三）问答题

病毒性脑炎病变机理自始至终不离热、痰、风的演变。本病急性期以高热、昏迷、抽风为主症，是热、痰、风的典型证候。热证，在本病初为卫表郁热，继而内犯为里热，循气、营、血分传变；痰证，因热炼津液而生，无形之痰蒙蔽心神、有形之痰蕴于肺咽；风证，外风初郁于表，继则因邪热化火动风、邪陷心肝生风。急性期热、痰、风三者非分别为病，而是相合肆虐，如《幼科铁镜·阐明发惊之由兼详治惊之法》所说："惊生于心，痰生于脾，风生于肝，热出于肺，此一定之理也。热盛生风，风盛生痰，痰盛生惊，此贼邪逆克必至之势。"急性期过后，邪势虽减，而气阴耗伤，证候转为以虚为主或虚实夹杂，但仍不离热证、痰证、风证之候。恢复期、后遗症期之热证，由于热伤阴液而内生虚热，或卫阳亏损、营阴失藏，营卫不和而生热；痰证由于急性期痰蕴未消，热未清者痰火内扰，热已消者痰浊内蒙；风证或因风窜络脉气血痹阻，或因热伤气阴血燥风动。

（四）复合题（病案分析题）

西医诊断：病毒性脑炎。

中医诊断：温病（邪犯卫气证）。

病机分析：患儿起病急骤，高热、头痛、呕吐、项强、烦躁不宁，符合病毒性脑炎的表现，初起有发热、恶风等证，为时行邪毒首犯卫分。随后出现了壮热、烦躁、口渴、脉滑数等证，因邪毒很快进入气分。头痛、项强，是邪毒上扰清空，清窍被蒙，经络不利。胸闷、呕恶、苔黄腻，为夏季暑热季节暑热夹湿阻滞气机。腹胀便秘，小便短赤，是暑邪伤津，腑热燥结。

治法：辛凉透表，清热解毒。

主方：银翘散合白虎汤。

处方：生石膏 30g$^{（先煎）}$，知母 15g，金银花 20g，黄芩 15g，藿香 10g，佩兰 6g，葛根 10g，生大黄 6g$^{（后下）}$，全瓜蒌 15g，甘草 4g。

第八节 百日咳

一、选择题

（一）A1 型题

1. 下列哪项不是百日咳的别名（　　　）

　　A. 顿呛　　　　　　　　B. 疫咳　　　　　　　　C. 百晬嗽

D. 顿嗽   E. 天哮呛

2. 百日咳的病程较长，可持续（　　　）

A. 1周   B. 2周   C. 1个月

D. 2个月左右   E. 3个月左右

3. 下列关于百日咳的说法中不正确的是（　　　）

A. 年龄越小病情大多越重

B. 治不及时，病程可持续2～3个月

C. 不具有传染性

D. 一年四季均可发生

E. 近年来发病率增加

4. 百日咳的痉咳病机是（　　　）

A. 痰火胶结，气道阻塞，肺气上逆

B. 外邪引动伏痰，一触即发

C. 时行疠气侵肺，肺失宣肃

D. 感受风邪，肺气失宣

E. 感受风邪，肺气郁闭

5. 下列哪项不是百日咳的特点（　　　）

A. 阵发性痉挛性咳嗽   B. 咳毕有回吼声

C. 咳嗽日轻夜重   D. 经治表证已解，咳嗽渐少

E. 病前有百日咳接触史

6. 顿咳的咳嗽性质是（　　　）

A. 阵发性痉挛性咳嗽，咳毕有回吼声，日轻夜重

B. 咳嗽、发热、流涕，经治表证解后咳嗽渐止

C. 突发阵发性痉咳，有异物吸入史

D. 咳嗽剧烈，发热、气急、鼻扇

E. 咳嗽无定时，日轻夜重，喉间哮吼痰鸣

（二）A2 型题

1. 患儿，4岁。近2周来咳嗽日渐加重，呈阵发性痉咳，咳剧伴鸡鸣样吸气声，必待痰涎吐出后，咳嗽暂缓。一日可发十几次至数十次不等，日轻夜重。舌质红，苔薄黄，脉数。血常规：白细胞计数 $30 \times 10^9/L$，中性 30%，淋巴 70%。未曾接种过百白破疫苗。其证候是（　　　）

A. 邪犯肺卫   B. 痰火阻肺   C. 肺脾气虚

D. 痰热闭肺   E. 肺阴亏虚

2. 患儿，3岁。痉咳1月余，经治痉咳次数减少，咳嗽声低，痰少而稀，手足欠温，神疲乏力，自汗，食少胀满，大便溏薄，舌质淡，苔薄白，脉细弱。其选方是（　　　）

A. 生脉散   B. 沙参麦冬汤   C. 独参汤

　　D. 人参五味子汤合沙参麦冬汤　　　　　　　　　E. 四逆汤加人参方

　　3. 患儿，1岁。阵发性痉咳半个月，伴吸气性鸡鸣样吼声，吐出痰涎及食物而止，入夜尤甚，痰液黏稠，伴呕吐，目睛红赤，舌质红，苔黄腻，指纹紫滞。其治法是（　　　　）

　　A. 疏风祛邪，宣肺止咳　　　B. 燥湿涤痰，益气健脾　　　C. 化痰降逆，泻肺清热

　　D. 解痉镇咳，降逆下气　　　E. 润肺止咳，健脾开胃

（三）B 型题

　　A. 1～2 周　　　　　　　B. 2～3 周　　　　　　　C. 3～4 周

　　D. 4～7 周　　　　　　　E. 7～10 周

1. 百日咳起病后一般经多长时间才进入痉咳期（　　　　）

2. 已确诊为百日咳的患儿应隔离（　　　　）

　　A. 外感时邪，引动伏痰　　　B. 感受风邪，肺气失宣　　　C. 外感时邪，肺气上逆

　　D. 禀赋不足，胎毒内蕴　　　E. 肺脾气虚，痰浊阻肺

3. 百日咳的主要病因病机是（　　　　）

4. 百日咳恢复期咳而无力的病机是（　　　　）

（四）X 型题

1. 百日咳发生肺炎喘嗽变证的原因是（　　　　）

　　A. 体禀不足　　　　　　　B. 肺气娇弱　　　　　　　C. 痰浊不化

　　D. 痰热蕴阻　　　　　　　E. 肺阴亏虚

2. 下列哪些病原体可引起百日咳综合征（　　　　）

　　A. 副百日咳杆菌　　　　　B. 百日咳杆菌　　　　　　C. 链球菌

　　D. 腺病毒　　　　　　　　E. 呼吸道合胞病毒

3. 新生儿、小婴儿患百日咳的特点是（　　　　）

　　A. 一旦患病，病情较重

　　B. 痉咳期症状不典型

　　C. 痉咳期常表现为窒息、抽搐

　　D. 易于出现尿少尿血

　　E. 容易出现并发症

二、非选择题

(一) 填空题

1. 百日咳为感受_____引起的肺系传染病，主要见于_____、_____季。

2. 百日咳根据其临床表现，可分为_____、_____、_____三期。

3. 百日咳的治法重在_____、_____。

(二) 名词解释

百日咳综合征

（三）简答题

简述百日咳的诊断要点。

（四）复合题（病案分析题）

患儿，2 岁。着凉后发热、流涕、咳嗽，家长予服感冒药治疗。3 天后热退，但咳嗽日重，渐发展为阵发性痉挛性咳嗽，咳嗽未发出鸡鸣样回声，并出现眼睑浮肿，眼结合膜下出血，舌质红，苔薄黄，脉数。血白细胞计数 $25 \times 10^9/L$，淋巴细胞 65%，中性粒细胞 35%。

试就本例患儿，做出西医诊断，中医证候诊断，病机分析，提出治法、主方，开出处方。

参考答案

一、选择题

（一）A1 型题

1. C 2. E 3. C 4. A 5. D 6. A

（二）A2 型题

1. B 2. D 3. C

（三）B 型题

1. A 2. C 3. C 4. E

（四）X 型题

1. ABD 2. ADE 3. ABCE

二、非选择题

（一）填空题

1. 百日咳杆菌；冬；春

2. 初咳期；痉咳期；恢复期

3. 泻肺清热；化痰降逆

（二）名词解释

由副百日咳杆菌、肺炎支原体、腺病毒、呼吸道合胞病毒、副流感病毒等引起的类似百日咳的痉挛性咳嗽，称为百日咳综合征。

（三）简答题

（1）病史：未接种过百日咳疫苗，有百日咳接触史。

（2）临床表现：有阵发性痉挛性咳嗽，咳嗽末有鸡鸣样吸气性回声，日轻夜重；面目浮肿，目睛出血，舌系带溃疡。

（3）辅助检查：初咳期末及痉咳期白细胞计数升高，可达 $(20 \sim 40) \times 10^9/L$，淋巴细胞升高，可达 60%～80%；咽拭子细菌培养早期有百日咳杆菌生长；鼻咽拭子涂片直接或间接免疫荧光抗原抗体检测呈阳性。

（四）复合题（病案分析题）

西医诊断：百日咳（痉咳期）。

中医证候诊断：百日咳（痰火阻肺证）。

病机分析：本病例发病初期感冒症状逐渐减轻而咳嗽反增，阵发性痉咳，咳嗽未发出鸡鸣样回声，眼睑浮肿，眼结合膜下出血，白细胞计数及淋巴细胞比例升高，符合百日咳痉咳期表现。患儿年幼，肺常不足，易感时邪，邪从口鼻而入，侵袭肺卫，肺卫失宣，肺气上逆，故初期以发热、流涕、咳嗽等卫表症状为主。继而疫邪化火，炼液成痰，痰火胶结，阻塞气道，肺失宣肃，气逆上冲，咳嗽加重，而见痉咳阵作。气逆化火伤络则见眼结膜下出血。肺为水之上源，肺失宣降，水液滞留，故见眼睑浮肿。结合舌脉，诸症同参，辨为痰火阻肺。

治法：化痰降逆，泻肺清热。

主方：桑白皮汤合葶苈大枣泻肺汤加减。

处方：桑白皮 8g，黄芩 6g，浙贝母 8g，葶苈子 8g，苏子 6g，胆南星 5g，前胡 8g，杏仁 8g，百部 8g，黄连 1g，栀子 6g，龙胆草 1g，芦根 10g。

第九章　寄生虫病 ▷▷▷

第一节　蛔虫病

一、选择题

（一）A1 型题

1. 蛔虫病的发生，与下列哪项关系最密切（　　）

    A. 饮食不洁　　　　　　　B. 饮食不节　　　　　　C. 过食生冷

    D. 过食肥甘　　　　　　　E. 素体脾虚

2. 蛔虫病以腹痛为主要症状，其疼痛部位主要在（　　）

    A. 胃脘部　　　　　　　　B. 脐周部　　　　　　　C. 左下腹

    D. 右下腹　　　　　　　　E. 痛无定处

3. 蛔虫病的治疗，以何为主，辅以调理脾胃（　　）

    A. 驱蛔杀虫　　　　　　　B. 安蛔定痛　　　　　　C. 通腑驱蛔

    D. 通腑散结　　　　　　　E. 暖中安蛔

（二）A2 型题

患儿，4 岁，不思饮食 3 个月，伴脐周疼痛，时作时止，面黄少华，可见白斑，形体消瘦，舌红，苔厚腻，脉细。其治法是（　　）

    A. 驱蛔杀虫　　　　　　　B. 消积理脾　　　　　　C. 杀虫消积，调理脾胃

    D. 运脾化湿，理气止痛　　E. 补脾益气，消食导滞

（三）A3 型题

患儿，8 岁。突然腹部绞痛，弯腰曲背，辗转不安，恶心、呕吐蛔虫，四肢厥冷，汗出，突发突止，痛止后如常人。舌苔黄腻，脉滑数。

（1）该患者最可能的诊断是（　　）

    A. 蛔厥证　　　　　　　　B. 肠蛔虫证　　　　　　C. 虫瘕证

    D. 肠痈　　　　　　　　　E. 胃脘痛

（2）该病的治法为（　　）

    A. 驱蛔杀虫，调理脾胃　　B. 安蛔定痛，继之驱虫　　C. 通腑散结，驱虫下蛔

    D. 杀虫驱蛔，调理脾胃　　E. 驱蛔散虫，调胃定痛

（四）B 型题

A. 安蛔定痛 　　　　B. 驱蛔杀虫 　　　　C. 调理脾胃

D. 散结下虫 　　　　E. 通腑排蛔

1. 蛔厥证治疗当（　　　）

2. 肠蛔虫病治疗当（　　　）

（五）X 型题

1. 出现蛔厥证，不必急于驱蛔，当先缓解急症，宜先予（　　　）

A. 酸 　　　　B. 辛 　　　　C. 温

D. 苦 　　　　E. 寒

2. 蛔虫病，脾胃失约，内生湿热，熏蒸于上，可见（　　　）

A. 目睛黄染 　　　　B. 鼻痒挖鼻 　　　　C. 面部白斑

D. 夜寐龂齿 　　　　E. 白睛蓝斑

（六）判断题

驱虫药性能猛烈，故宜饭后服。（　　　）

二、非选择题

（一）填空题

1. 蛔虫病的发病年龄以＿＿＿岁小儿多见，＿＿＿＿＿地区感染率高于＿＿＿＿＿地区。

2. 蛔虫病可能出现并发症，其中以＿＿＿＿＿＿＿＿、＿＿＿＿＿＿＿＿多见。

（二）名词解释

蛔虫病

（三）简答题

蛔虫寄生于人体，主要产生哪些病理变化？

（四）问答题

试分析蛔厥证为何选用乌梅丸？

（五）复合题（病案分析题）

患儿，4 岁。腹痛 3 个月，疼痛以脐周为主，能自行缓解，喜咬手指，喜食烧烤食物，大便 2 日 1 行，面部白斑，口腔黏膜见粟状白点，舌红。大便粪检：发现蛔虫卵。试就本例患儿，做出中医病证诊断，病机分析，提出治法、主方，开出处方。

参考答案

一、选择题

（一）A1 型题

1. A　2. B　3. A

（二）A2 型题

C

（三）A3 型题

（1）A　（2）B

（四）B 型题

1. A　2. B

（五）X 型题

1. ABD　2. BCDE

（六）判断题

×

二、非选择题

（一）填空题

1. 3～10；农村；城市

2. 蛔厥证；虫瘕证

（二）名词解释

蛔虫病是感染蛔虫卵引起的常见肠道寄生虫病。临床表现以反复发作的脐周疼痛、时作时止，饮食异常，面色苍黄，大便下虫，或粪便镜检有蛔虫卵为主要特征。

（三）简答题

蛔虫寄生于人体主要病理变化有虫踞肠腑、虫窜入膈、虫聚成瘕。

（四）问答题

蛔虫好动，尤喜钻孔，当受到刺激时，上窜入膈，钻入胆道，造成气机逆乱，形成蛔厥证，以寒热错杂多见，治疗当先安蛔止痛，再择机驱虫。乌梅丸中乌梅味酸制蛔，安其扰动，使蛔静而疼痛止；然蛔动多因脏寒，故配以细辛、椒目味辛可驱蛔，性温可温脏祛寒，桂枝、附子加强温脏祛寒之力；人参、当归补养气血；黄连、黄柏味苦可下蛔，性寒能清热，且能缓和方中诸药过于温热，以防伤阴之弊。柯韵伯曰"蛔得酸则安，得辛则伏，得苦则下"，本方酸、辛、苦味俱备，重在安蛔止痛，服之虫静下行，疼痛自止，厥逆可消。

（五）复合题（病案分析题）

诊断：蛔虫病（肠蛔虫证）。

病机分析：患儿 4 岁，脐周疼痛，粪检发现蛔虫卵，此乃蛔虫病。腹痛因蛔虫频频扰动，使肠腑不宁，气机不利，不通则痛，虫静则疼痛自行缓解；面部白斑，口腔黏膜上见粟状白点是虫踞肠腑，使脾胃失和，内生湿热，熏蒸于上所致；大便 2 日未行是腑气不通；舌红乃虫积日久，化热之象。

治法：驱蛔杀虫，调理脾胃。

主方：使君子散。

处方：使君子 10g，芜荑 3g，苦楝皮 10g，槟榔 10g，青皮 6g，大黄 3g^(后下)，胡黄连 2g，甘草 6g。

第二节　蛲虫病

一、选择题

（一）A1 型题

1. 蛲虫病治疗原则是（　　）

　　A. 杀虫　　　　　　　　B. 驱虫　　　　　　　　C. 调理脾胃

　　D. 消食导滞　　　　　　E. 以上都不正确

2. 蛲虫俗称为（　　）

　　A. 线虫　　　　　　　　B. 白虫　　　　　　　　C. 寸白虫

　　D. 伏虫　　　　　　　　E. 胃虫

3. 蛲虫病的主要特征是（　　）

　　A. 阵发性腹痛　　　　　B. 夜寐磨牙　　　　　　C. 夜间肛门奇痒

　　D. 腹部有移动包块　　　E. 食欲异常

（二）A2 型题

患儿，3 岁，饮食异常，精神烦躁，睡眠不安，肛门、会阴部瘙痒，诊断为（　　）

　　A. 钩虫病　　　　　　　B. 蛔虫病　　　　　　　C. 蛲虫病

　　D. 姜片虫病　　　　　　E. 绦虫病

（三）A3 型题

患儿，8 岁，肛门瘙痒，夜间尤甚，睡眠不宁，烦躁不安，遗尿，形体消瘦，食欲不振，面色苍黄，大便稀溏，舌淡，苔白，脉无力。

（1）该患儿最可能的诊断为（　　）

　　A. 蛔厥证　　　　　　　B. 肠蛔虫证　　　　　　C. 虫瘕证

　　D. 蛲虫病虫扰魄门　　　E. 蛲虫病脾虚虫扰

（2）该病的治法为（　　）

　　A. 驱蛔杀虫，调理脾胃　　　B. 安蛔定痛，继之驱虫

　　C. 通腑散结，驱虫下蛔　　　D. 杀虫止痒，结合外治

　　E. 杀虫止痒，调理脾胃

（四）B 型题

　　A. 杀虫止痒，调理脾胃　　B. 杀虫止痒，结合外治

　　C. 清热利湿，杀虫止痒　　D. 杀虫止痒，补益气血

　　E. 通腑散结，杀虫止痒

1. 蛲虫病脾虚虫扰的治法为（　　）

2. 蛲虫病虫扰魄门的治法为（   ）

（五）X 型题

蛲虫病的临床表现有（   ）

   A. 肛门会阴瘙痒　　　　　B. 睡眠磨牙　　　　　　　　C. 形体消瘦

   D. 尿频遗尿　　　　　　　E. 面部白斑

（六）判断题

蛲虫病的治疗以驱虫为主，注重外治。（   ）

二、非选择题

（一）填空题

1. 蛲虫病是小儿常见肠道寄生虫病，以_____并见到_____为特征。

2. 蛲虫病治疗以_____为主，常_____与_____相结合。

（二）名词解释

蛲虫病

（三）简答题

试述蛲虫病的病机。

（四）问答题

为何蛲虫病的治疗注重外治？

（五）复合题（病案分析题）

患儿 6 岁，肛门瘙痒，夜间尤甚，睡眠不宁，烦躁不安，肛周可见 8～13mm 长白色线状成虫，舌苔薄黄，脉有力。

试就本例患儿，做出中医病证诊断，病机分析，提出治法、主方，开出处方。

参考答案

一、选择题

（一）A1 型题

1. B　2. A　3. C

（二）A2 型题

C

（三）A3 型题

（1）E　　（2）E

（四）B 型题

1. A　2. B

（五）**X 型题**

ABCD

（六）**判断题**

√

二、非选择题

（一）填空题

1. 夜间肛门及会阴附近奇痒；蛲虫

2. 驱虫；内服；外治

（二）名词解释

蛲虫病是由蛲虫寄生人体引起的常见肠道寄生虫病，临床以饮食异常、夜寐不宁、夜间肛门周围及会阴部瘙痒或见到蛲虫为特征。

（三）简答题

蛲虫病病机为虫寄肠腑，脾胃受损，运化失常，湿热内生，下注魄门，上扰心神。

（四）问答题

本病治疗以驱虫为主，常内服、外治相结合。蛲虫常居于直肠和肛门，故外治法很重要，外治多采用直肠给药和涂药法。对病久脾胃虚弱者，在驱虫、杀虫时，应注意调理脾胃。本病要重视预防，防治结合，才能达到根治的目的。

（五）复合题（病案分析题）

诊断：蛲虫病（虫扰魄门证）。

病机分析：患儿 6 岁，肛门瘙痒，夜间尤甚，睡眠不宁，烦躁不安，肛周可见 8～13mm 长白色线状成虫，此乃蛲虫病。蛲虫病病初无明显全身症状，蛲虫寄生于肛周致肛门瘙痒，因瘙痒难忍患儿搔抓常令肛周皮肤破溃、糜烂；因体实且病程不长，虚象不显，故脉象有力。

治法：杀虫止痒，结合外治。

主方：驱虫粉（验方）。

使君子粉、大黄粉。使君子粉、大黄粉以 8：1 比例混合。

每次剂量 0.3g×（年龄＋1），1 日 3 次，饭前 1 小时吞服，每日总量不超过 12g，疗程为 7 天。此后每周服药 1～2 次，持续 2～3 周，可防止再感染。

第十章　其他病证 ▷▷▷▷

第一节　发　热

一、选择题

（一）A1 型题

1. 发热多长时间称为长期发热（　　）
    A. 超过一周　　　　　　　B. 超过两周　　　　　　　C. 超过三周
    D. 两周以内　　　　　　　E. 超过一个月

2. 《素问·热论》"热遗"产生的原因是（　　）
    A. 热甚而强食　　　　　　B. 单感寒邪　　　　　　　C. 两感于寒
    D. 劳倦过度　　　　　　　E. 以上均是

3. 长期发热伴多系统损害者，应考虑（　　）
    A. 败血症　　　　　　　　B. 伤寒　　　　　　　　　C. 结缔组织病
    D. 中枢神经系统感染　　　E. 疟疾

4. 小儿高热之胃肠积热证应选用（　　）
    A. 大承气汤加味　　　　　B. 银翘散加减　　　　　　C. 小柴胡汤加减
    D. 白虎汤加减　　　　　　E. 桑菊饮加减

（二）A2 型题

1. 患儿高热 39.4℃，恶风，头痛，咳嗽，口渴，咽红，乳蛾肿大，舌红苔薄黄，指纹浮紫，此属何型发热（　　）
    A. 胃肠积热　　　　　　　B. 温热炽盛　　　　　　　C. 外感风热
    D. 邪郁少阳　　　　　　　E. 以上均不是

2. 患儿，1岁。发热两天，体温 39℃。鼻塞，稍有咳嗽，微汗，口干而渴，咽部红肿，舌红，苔薄黄，指纹浮紫至风关。治疗选方为（　　）
    A. 桑菊饮　　　　　　　　B. 新加香薷饮　　　　　　C. 银翘散
    D. 荆防败毒散　　　　　　E. 葱豉汤

3. 患儿，5岁。壮热，大汗出，烦渴，神志昏迷，大便秘结，舌红，苔黄燥，脉数有力。治疗应首选（　　）

A. 白虎汤　　　　　　　B. 清营汤　　　　　　　C. 银翘散

D. 普济消毒饮　　　　　E. 清瘟败毒饮

（三）A3 型题

某患儿发热，寒热往来，胸胁苦满，不思饮食，口苦，咽干，舌边红，苔薄白，脉弦数。

（1）该患者的证候属于（　　　）

A. 邪郁少阳　　　　　　B. 温热炽盛　　　　　　C. 外感风热

D. 阴虚发热　　　　　　E. 胃肠积热

（2）其治法是（　　　）

A. 清气凉营　　　　　　B. 通腑泄热　　　　　　C. 疏解少阳

D. 辛凉解表　　　　　　E. 滋阴清热

（四）B 型题

A. 38℃以上　　　　　　B. 39℃以上　　　　　　C. 39.1℃以上

D. 40℃以上　　　　　　E. 41℃以上

1. 小儿高热的腋温是（　　　）

2. 小儿超高热的腋温是（　　　）

（五）X 型题

1. 小儿发热的证候类型有（　　　）

A. 外感风热　　　　　　B. 温热炽盛　　　　　　C. 邪郁少阳

D. 阴虚发热　　　　　　E. 胃肠积热

2. 小儿长期高热常见于（　　　）

A. 败血症　　　　　　　B. 沙门氏菌属感染　　　　C. 结核

D. 风湿热　　　　　　　E. 幼年类风湿

3. 高热又称为（　　　）

A. 大热　　　　　　　　B. 超高热　　　　　　　C. 潮热

D. 身灼热　　　　　　　E. 壮热

（六）判断题

1. 发热的病机是邪毒入侵，正邪相争。（　　　）

2. 发热的病因分为内因与外因。（　　　）

3. 小儿发热的证型不包括阴虚发热。（　　　）

二、非选择题

（一）填空题

1. 小儿高热的病因包括_____、_____、_____。

2. 热性病过程中，病邪入里化热，出现发热而无恶寒的症状称为_____。一般多在下午 3～5 时（即申时）出现的发热，称为_____，常见于_____，故亦称__

_____。恶寒时不发热、发热时不恶寒，恶寒与发热交替出现，定时或不定时发作的情况称为_____。

3. 小儿急性高热多见于_____，如急性传染病早期，各系统急性感染性疾病；也可见于_____，如暑热症、新生儿脱水热、颅内损伤、惊厥及癫痫大发作等。

4. 小儿高热分外感与内伤两大类，外感高热为_____；内伤高热则多_____。

（二）名词解释

1. 但热不寒

2. 日晡潮热

3. 寒热往来

4. 壮热

5. 低热

6. 潮热

（三）简答题

请简述小儿发热的证型及对应的治法与方剂。

（四）问答题

小儿不同年龄引起发热的病种有何区别？

参考答案

一、选择题

（一）A1 型题

1. B　2. A　3. C　4. A

（二）A2 型题

1. C　2. C　3. E

（三）A3 型题

（1）A　　（2）C

（四）B 型题

1. B　2. E

（五）X 型题

1. ABCE　2. ABCDE　3. ADE

（六）判断题

1. ×　2. √　3. √

二、非选择题

（一）填空题

1. 外感高热；里热炽盛；邪郁少阳

2. 但热不寒；日晡潮热；阳明腑实证；阳明潮热；寒热往来

3. 感染性疾病、非感染疾病

4. 邪毒入侵，正邪相争；正气虚损，阴阳失调

（二）名词解释

1. 热性病过程中，病邪入里化热，出现发热而无恶寒的症状称为但热不寒。

2. 一般多在下午 3～5 时（即申时）出现的发热，称为日晡潮热，常见于阳明腑实证，故亦称阳明潮热。

3. 恶寒时不发热、发热时不恶寒，恶寒与发热交替出现，定时或不定时发作的情况称为寒热往来。

4. 壮热是指身体发热，热势壮盛，扪之烙手，或伴恶热烦渴的一种症状，属高热范畴。

5. 低热是指身体自觉发热，但热势不高，一般体温在 37.5℃至 38℃之间。

6. 潮热是指发热盛衰起伏有定时，犹如潮讯一般。

（三）简答题

小儿发热分为外感风热型、温热炽盛型、胃肠积热型、邪郁少阳型。外感风热型发热治法为辛凉解表，方用银翘散加减；温热炽盛型发热治法为清气凉营，方用清瘟败毒饮加减；胃肠积热型发热治法为通腑泄热，方用大承气汤加味；邪郁少阳型发热治法为疏解少阳，方用小柴胡汤加减。

（四）问答题

新生儿期、婴幼儿期以感染性发热为主，常见上呼吸道感染、肺炎、败血症、肠道感染等疾病；儿童期以慢性感染性疾病较多见，其次为结缔组织病及各种传染病。

第二节　夏季热

一、选择题

（一）A1 型题

1. 夏季热的好发年龄是（　　　）

　　A. 6 个月以内　　　　　　　B. 1 岁以内　　　　　　　C. 3 岁以下

　　D. 3 岁以上　　　　　　　　E. 5 岁以上

2. 夏季热后期主要病变部位在（　　　）

　　A. 肺胃　　　　　　　　　　B. 肺肾　　　　　　　　　C. 肝肾

　　　　D. 脾肾　　　　　　　　　　E. 脾胃

3. 夏季热的主要临床证候是（　　）

　　　　A. 发热、口渴、便秘、尿少

　　　　B. 长期发热、口渴多饮、多尿、无汗

　　　　C. 大热、大汗、大渴、脉洪大

　　　　D. 发热、口渴多饮、多尿、多汗

　　　　E. 发热、多食多饮、多尿、消瘦

4. 夏季热上盛下虚证，在治疗的方剂温下清上汤中，清上的主药是（　　）

　　　　A. 生石膏　　　　　　　B. 黄芩　　　　　　　C. 天花粉

　　　　D. 石斛　　　　　　　　E. 黄连

5. 夏季热是以发热为主要特征的婴幼儿暑季特有的疾病，其发热一日 24 小时之中何时体温最高（　　）

　　　　A. 凌晨　　　　　　　　B. 上午　　　　　　　C. 全天

　　　　D. 傍晚　　　　　　　　E. 午后

6. 夏季热暑伤肺胃证治疗首选方剂是（　　）

　　　　A. 竹叶石膏汤　　　　　B. 七味白术散　　　　C. 白虎加人参汤

　　　　D. 生脉散　　　　　　　E. 王氏清暑益气汤

7. 夏季热上盛下虚证治疗首选方剂是（　　）

　　　　A. 六味地黄丸　　　　　B. 人参白虎汤　　　　C. 温下清上汤

　　　　D.《金匮》肾气丸　　　　E. 白虎汤合生脉散

8. 夏季热上盛下虚证，其下虚的实质为（　　）

　　　　A. 脾胃亏虚　　　　　　B. 脾阳不振　　　　　C. 胃热炽盛

　　　　D. 肝郁脾虚　　　　　　E. 脾肾阳虚

9. 夏季热的外因是冒受（　　）

　　　　A. 疫疠之邪　　　　　　B. 暑邪　　　　　　　C. 暑湿之邪

　　　　D. 暑气　　　　　　　　E. 暑湿之气

10. 与夏季热发病关系最密切的条件是（　　）

　　　　A. 气候因素　　　　　　B. 乳食积滞　　　　　C. 内蕴湿热

　　　　D. 痰食内蕴　　　　　　E. 感受外邪

11. 夏季热，病之初所伤脏腑是（　　）

　　　　A. 肺胃　　　　　　　　B. 肺脾　　　　　　　C. 肺肾

　　　　D. 脾肾　　　　　　　　E. 脾胃

12. 夏季热，引起发热、口渴、多饮的机理是（　　）

　　　　A. 湿热阻滞中焦，困阻脾土，脾津不能敷布于口

　　　　B. 暑热内迫，肺乏津液

　　　　C. 暑热伤元气、阴津

D. 暑气蕴于肺胃，灼伤肺胃之津，津液耗伤

E. 暑热伤阴，津亏内热炽盛

13. 夏季热"暑伤肺胃"证，若出现身热不扬，大便不调，舌苔薄腻等，是由于（　　）

A. 脾胃亏虚   B. 脾阳不振   C. 脾肾阳虚

D. 热留阴分   E. 暑湿伤脾

14. 夏季热"暑伤肺胃"证，若出现身热不扬，大便不调，舌苔薄腻等症，可用（　　）

A. 王氏清暑益气汤   B. 白虎加人参汤   C. 理中汤

D. 竹叶石膏汤   E. 七味白术散

15. 夏季热"上盛下虚"证，其"下虚"发生的原因是（　　）

A. 病情迁延或素体脾肾虚弱，真阳受损，命门火衰

B. 暑必伤气，气虚下陷

C. 暑热熏蒸肺经，肺阴受伤

D. 暑气伤及脾胃，脾阳受损

E. 暑热伤及肾阴，阴虚内热

16. 下列除哪项外，均为上盛下虚证夏季热的临床见症（　　）

A. 发热日久不退，朝盛暮衰   B. 精神萎靡或虚烦不安

C. 面色苍白，下肢清冷   D. 小便清长、频数无度

E. 冷汗淋漓，大便秘结

17. 疰夏病变部位主要在（　　）

A. 足阳明胃经   B. 足太阴脾经   C. 手太阴肺经

D. 手少阴心经   E. 足少阴肾经

18. 下列夏季热预防措施中，最有效的一项是（　　）

A. 注意营养   B. 加强锻炼   C. 多饮水

D. 注意保暖   E. 易地避暑

（二）A2 型题

1. 患儿，3 岁。2000 年 8 月 12 日就诊。发热 1 月余，体温 38～39℃，时高时低，朝盛暮衰。患儿面色苍白，消瘦，口干喜饮，肌肤干热，手足欠温，食少，小便色清量多，大便不调，舌质淡，苔薄黄，脉细无力。实验室检查无特殊。其证候是（　　）

A. 脾虚夹湿   B. 上盛下虚   C. 暑伤肺胃

D. 湿热内蕴   E. 肾阳不足

2. 一夏季热患儿，证见发热时高时低，朝盛暮衰，面色苍白，消瘦，口干喜饮，肌肤干热，手足凉，小便色清量多，大便不调，舌质淡，苔薄黄，其脉象特点为（　　）

A. 数而有力   B. 虚而无力   C. 细数而无力

D. 迟缓而无力   E. 滑数而有力

（三）A3 型题

患儿，3 岁。2000 年 8 月 12 日就诊。发热 1 月余，体温 38～39℃，时高时低，朝盛暮衰。患儿面色苍白，消瘦，口干喜饮，肌肤干热，手足欠温，小便色清量多，大便稀溏，舌质淡，苔薄黄，脉细无力。实验室检查无特殊。

（1）患儿诊断为（　　　）

　A. 虚劳　　　　　　　　B. 内闭外脱　　　　　　C. 小儿暑温

　D. 疰夏　　　　　　　　E. 夏季热

（2）患儿身热不退、朝盛暮衰，虚烦不宁，口渴多饮。其病机考虑为（　　　）

　A. 暑热内盛，肺胃火炽　　B. 暑气熏蒸，肺胃热盛

　C. 暑湿内蕴，困郁脾胃　　D. 热淫于上，心火偏亢

　E. 脾肾阳衰，心肾不交

（四）B 型题

　A. 黄连　　　　　　　　B. 生石膏　　　　　　　C. 知母

　D. 附子　　　　　　　　E. 肉桂

1. 徐小圃先生研制的温下清上汤是治疗夏季热"上盛下虚"证的主方，其清上的主药是（　　　）

2. 徐小圃先生研制的温下清上汤是治疗夏季热"上盛下虚"证的主方，其温下的主药是（　　　）

（五）X 型题

1. 下列有关夏季热的叙述正确的是（　　　）

　A. 其发病具有"春夏剧、秋冬瘥"的特点

　B. 其因系冒受暑气所致

　C. 临床以壮热、无汗、少尿、多饮为主症

　D. 其传变按卫气营血规律

　E. 气温愈高，其发病尤多

2. 小儿夏季热发热持续不退，可见（　　　）

　A. 一般状况良好，不显病容　B. 食欲下降　　　　　C. 倦怠乏力

　D. 烦躁不安　　　　　　　　E. 面色少华

3. 下列关于夏季热发病季节、多发地区的叙述正确的是（　　　）

　A. 多发中南地区　　　　　　B. 多发西南地区　　　　C. 多发华北地区

　D. 多发于盛暑炎热季节　　　E. 多发于立秋以后

4. 夏季热的临床特征有（　　　）

　A. 夏天发生的特有的疾病　　B. 长期发热、口渴多饮

　C. 多尿、多汗　　　　　　　D. 秋凉后，症状能自行缓解

　E. 多发生在 1 岁以下婴幼儿

5. 夏季热的预防与护理正确的有（　　　）

  A. 居室保持空气流通，清洁凉爽

  B. 积极防治各种疾病，重视病后调理

  C. 多食生冷食物

  D. 饮食清淡，富有营养

  E. 用温水洗浴，有助发汗降温

6. 有关夏季热论述正确的是（　　　）

  A. 炎热夏季发病

  B. 发热与气温有密切关系，天气愈热，发热愈重

  C. 长期发热，鼻塞流涕、恶寒头痛

  D. 长期发热，重者可化火入营入血，产生抽搐昏迷

  E. 发病季节多集中在 6、7、8 三个月

7. 正常六气所致的儿科特有疾病是（　　　）

  A. 胎嗽　　　　　　　　　B. 夏季热　　　　　　　　C. 疰夏

  D. 奶麻　　　　　　　　　E. 暑湿

8. 夏季热的主要病因有（　　　）

  A. 肺胃气虚　　　　　　　B. 冒受暑气　　　　　　　C. 感受暑邪

  D. 内蕴湿热　　　　　　　E. 体质虚弱

9. 夏季热上盛下虚证，若肾阴肾阳俱亏者，可选用下列哪些方剂进行治疗（　　　）

  A. 白虎加人参汤　　　　　B. 竹叶石膏汤　　　　　　C. 温下清上汤

  D. 王氏清暑益气汤　　　　E.《金匮》肾气丸

（六）判断题

1. 夏季热是以夏季长期发热，口渴多饮，少尿汗闭为特征的婴幼儿特有疾病。（　　　）

2. 夏季热常因发热而引起惊厥。（　　　）

3. 夏季热虽有高热，但汗出不多，仅在起病时头部稍有汗出，甚或无汗。其汗闭的机理是暑伤肺卫，腠理不开，又肺津为暑热所伤，津气两亏，水源不足，水液无以输布。（　　　）

二、非选择题

（一）填空题

1. 发热是夏季热的主要临床特征之一，就一日之中其发热之热势来说，＿＿＿＿＿＿＿＿最高。

2. 夏季热，若出现暮热晨凉、手足心热、舌质红绛、无苔或少苔等热留阴分者，可选用＿＿＿＿＿＿＿＿进行治疗。

3. 夏季热是婴幼儿时期一种与季节有关的内伤病证，其发病除与气候有关外，发病关键取决于＿＿＿＿＿＿＿＿。

4. 夏季热"上盛下虚"证的实质是＿＿＿＿＿＿＿＿。

5. 小儿夏季热，其发热期病程一般在＿＿＿＿＿＿个月。

（二）名词解释

1. 夏季热

2. 疰夏

（三）简答题

1. 简述夏季热的发病特点。

2. 发热是夏季热的主要症状之一，简述其发热有何特点。

3. 简述夏季热出现汗少、汗闭、多尿的机理。

4. 简述夏季热的预防与调护。

（四）问答题

1. 夏季热、疰夏、湿温临床上如何鉴别？

2. 试述夏季热的治疗原则。

（五）复合题（病案分析题）

患儿，3岁，男孩。2000年8月15日就诊。发热已1月余，体温38～39℃，时高时低，朝盛暮衰。患儿面色苍白，形体不丰，口干喜饮，肌肤干热，手足欠温，小便色清频多，大便稀溏，舌质淡，苔薄黄，脉细无力。实验室检查无特殊。

请分析该患儿病机，并做出初步诊断。

参考答案

一、选择题

（一）A1 型题

1. C　2. D　3. B　4. E　5. E　6. E　7. C　8. E　9. D　10. A　11. A　12. D　13. E　14. E　15. A　16. E　17. B　18. E

（二）A2 型题

1. B　2. C

（三）A3 型题

（1）E　　（2）D

（四）B 型题

1. A　2. D

（五）X 型题

1. BE　2. BCDE　3. ABD　4. ABD　5. ABDE　6. ABE　7. BC　8. BE　9. AE

（六）判断题

1. ×　2. ×　3. √

二、非选择题

（一）填空题

1. 午后
2. 青蒿鳖甲汤
3. 体质因素
4. 热淫于上，阳虚于下
5. 1～3

（二）名词解释

1. 夏季热因婴幼儿阴气未充、阳气未盛，夏季不耐暑热侵袭所致，临床以夏季长期发热、皮肤灼热、无汗或少汗、口渴、多尿，秋凉后症状多能自行消退等为特征。

2. 疰夏是发于夏令的一种与季节有关的内伤杂病。临床以全身倦怠，怠惰嗜卧，食欲不振，大便不调，或伴发热等为主要特征。

（三）简答题

1. 夏季热临床以夏季长期发热、皮肤灼热、无汗或少汗、口渴、多尿，秋凉后症状多能自行消退等为特征。因其病发于夏季，故名夏季热。多见于 3 岁以内的婴幼儿，6 个月以内或 5 岁以上少见。发病集中在 6、7、8 三个月，我国南方如华东、中南、西南等气候炎热地区多见。气温愈高，发病愈多，病情愈重，秋凉以后，症状多自行缓解。

2. 发热是夏季热的主要症状之一，多数患儿表现为暑天渐起病，原来体温正常，随着气温升高体温随之上升，可在 38～40℃之间，一天之中随气温变化而变化，一般凌晨较低，午后升高。天气越热，体温越高；气温下降，体温亦随之降低。发热期可达 1～3 个月。随着入秋气候凉爽，体温自然下降至正常。

3. 夏季热系婴幼儿时期发生的与季节有关的内伤病证。发病原因主要与小儿体质有关，暑气熏蒸是发病的重要条件。病位主要在肺胃，可涉及脾肾。病机关键为患儿正气虚弱，不耐暑气熏蒸，气阴耗伤而致。暑性炎热，易耗气伤津。若小儿不耐暑气，肌肤受灼，肺胃受侵，津液耗伤，则发热、口渴多饮；暑伤肺卫，腠理不开，又肺津为暑热所伤，津气两亏，水源不足，水液无以输布，则少汗或汗闭；暑伤脾气，中阳不振，气不化水，水液下趋膀胱而多尿。且汗尿均属阴津，同源而异物，汗少、汗闭则尿多，尿多则津伤，津伤必饮水自救，因而形成少汗或汗闭、多尿、口渴多饮。

4. ①改善居住条件，注意通风，保持凉爽。有条件者使用室内空调或易地避暑。②加强体格锻炼。防治各种疾病，特别是麻疹、泄泻、呕吐、肺炎喘嗽、疳证等，病后要注意调理，恢复其健康体质。③采用空调降低病室温度，保持在 26～28℃ 为宜。④饮食宜清淡，注意营养物质的补充，少喝白开水，可用西瓜汁、金银花露等代茶。⑤高热时可适当用物理降温。常洗温水浴，可帮助发汗降温。注意皮肤清洁，防止合并症出现。

（四）问答题

1. 疰夏因暑湿侵袭，困阻脾胃所致，临床以夏季纳差、倦怠、嗜卧、低热等为特征的一种与时令季节有关的内伤病证。其与夏季热的发病内因与体质密切相关，其发病亦与气候有密切关系，两者有类似之处。

湿温因湿热时行邪毒，蕴结中焦，阻滞气机，湿热熏蒸弥漫所致，临床以身热不扬、脘痞、腹胀、神情淡漠、舌苔腻、脉缓、玫瑰疹或白痦等为特征的瘟疫病。主要发生于夏秋季节，发热持续不退，与夏季热相类似，但口渴不甚明显、尿不多，亦有卫气营血浅深层次之分，这是与夏季热的主要区别之处。

表 夏季热、疰夏、湿温的鉴别

鉴别点	夏季热	疰夏	湿温
发病季节	暑天炎热季节	长夏季节	夏秋季节
病因	体质虚弱为本，暑气是条件	脾胃薄弱为本，暑湿是条件	湿热时行邪毒
病位	初起在肺胃，后期在脾肾	在足太阴脾经	病位在脾胃，循卫气营血传变
主症	发热持续、多饮多尿、汗闭	倦怠、食欲不振、大便不调	发热持续，身热不扬，口渴不显、尿不多，脘痞、腹胀、神情淡漠，舌苔腻，脉缓，玫瑰疹或白痦

2. 夏季热治疗以清暑泄热、益气生津为主；病久及肾，宜温下清上。清暑泄热重在清肺胃、泄内热，宜用辛凉清暑之品，不可过用苦寒，以免化燥伤阴；益气生津应当养肺胃，助中气，需选甘润之品，不可多用滋腻，以防碍滞；也不可峻补气阳，以免助热。上盛下虚者病位在心肺肾，肾阳不足，真阴亏损，心火上炎，肺热炽盛，治应温肾阳、清心火、清肺热，温下清上，并佐以潜阳；温下也不可峻补。药物治疗的同时可佐以食疗，并注意避暑降温，有助康复。

（五）复合题（病案分析题）

病机：为脾肾阳虚，上盛下虚。暑性炎热，易耗气伤津。疾病日久或小儿素体脾肾虚弱，暑气熏蒸，气阴耗伤，日久及阳，真阳受损，命门火衰，形成热淫于上、阳虚于下的"上盛下虚"证。

初步诊断：夏季热（上盛下虚证）。

第三节　传染性单核细胞增多症

一、选择题

（一）A1 型题

1. 传染性单核细胞增多症是因感染（　　　）

    A. EB 病毒   B. EV-71 病毒   C. 巨细胞病毒

    D. 单纯疱疹病毒   E. 金黄色葡萄球菌

2. 传染性单核细胞增多症的治则是（　　）

    A. 辛凉宣透、清肺利咽　　　　B. 清热解毒、化痰祛瘀

    C. 祛暑解表、清热化湿　　　　D. 凉血清心、开窍醒神

    E. 清气凉营、解毒利咽

（二）A2 型题

患儿，5 岁。诊断为传染性单核细胞增多症。症见发热，咳嗽，少汗，咽红肿痛，口微干，舌边尖红，苔薄白，脉浮数。治疗应首选的方剂是（　　）

    A. 桑菊饮　　　　　　　　B. 银翘散　　　　　　　　C. 新加香薷饮

    D. 藿朴夏苓汤　　　　　　E. 清瘟败毒饮

（三）A3 型题

郭某，男，5 岁。患儿因持续发热 10 天，于 2020 年 5 月 18 日由门诊以"发热原因待查"收入院。缘于 10 天前受"风"后出现发热，体温 37～39.5℃，发热以下午及夜间为重，少汗，时恶寒，伴咽痛，双侧颈部淋巴结肿大，肝脏、脾脏可触及肿大，偶有轻咳，无吐，无头痛头晕。在外院曾用头孢他啶等药治疗（具体用药不详），未见好转。查血常规提示白细胞计数升高，分类以单核和淋巴细胞增多为主，异形淋巴细胞＞10%。

（1）该患者最可能的诊断是（　　）

    A. 川崎病　　　　　　　　B. 传染性单核细胞增多症

    C. 急性淋巴结炎　　　　　D. 巨噬细胞活化综合征

    E. 急性淋巴细胞白血病

（2）为进一步明确诊断，该患者还需完善何种检查（　　）

    A. 血清铁蛋白　　　　　　B. 降钙素原　　　　　　　C. 肝胆胰脾彩超

    D. EB 病毒抗体测定　　　　E. 结核菌素试验

（四）B 型题

    A. 银翘散　　　　　　　　B. 清瘟败毒饮　　　　　　C. 青蒿鳖甲汤

    D. 竹叶石膏汤　　　　　　E. 白虎汤

1. 传染性单核细胞增多症邪郁肺胃证首选方为（　　）

2. 传染性单核细胞增多症气营两燔证首选方为（　　）

（五）X 型题

传染性单核细胞增多症的临床表现是（　　）

    A. 不规则发热　　　　　　B. 淋巴结肿大　　　　　　C. 咽峡炎

    D. 肝脾肿大　　　　　　　E. 皮疹

（六）判断题

1. 传染性单核细胞增多症病因为外感湿热病邪，热、毒、痰、瘀等因素可贯穿始终。（　　）

2. 传染性单核细胞增多症的发病年龄多见于年长儿和青少年。（　　）

二、非选择题

（一）填空题

传染性单核细胞增多症正虚邪恋证治法是＿＿＿＿＿＿＿＿，＿＿＿＿＿＿＿＿。

（二）名词解释

传染性单核细胞增多症

（三）简答题

简述传染性单核细胞增多症的治疗原则。

（四）问答题

论述传染性单核细胞增多症的病因病机。

（五）复合题（病案分析题）

患儿，4岁。发热4天，高热烦渴，乳蛾肿大溃烂，颈、腋、腹股沟处浅表淋巴结肿大，肝脾肿大，舌质红，苔黄腻，脉滑数。查血常规提示白细胞计数升高，分类以单核和淋巴细胞增多为主，异形淋巴细胞＞10％。

要求对该病案进行分析，写出病证、病机分析、治法、方药。

参考答案

一、选择题

（一）A1 型题

1. A   2. B

（二）A2 型题

B

（三）A3 型题

（1）B   （2）D

（四）B 型题

1. A   2. B

（五）X 型题

ABCDE

（六）判断题

1. ×   2. √

二、非选择题

（一）填空题

益气生津；清解余热

（二）名词解释

传染性单核细胞增多症简称"传单"，是由 EB 病毒引起的急性感染性疾病，临床表现多样化，以发热、咽峡炎、淋巴结、肝脾肿大、周围血象异型淋巴细胞和单核细胞增多为主要特征。

（三）简答题

本病以清热解毒，化痰祛瘀为基本治则。在卫宜疏风解表；在气则清气泄热，化痰散结；毒入营血宜清营凉血；后期气阴耗伤则需益气养阴，兼清余邪；若兼湿邪夹杂，则应化湿利湿，通络达邪。

（四）问答题

本病病因为外感温热病邪。疾病多循卫气营血传变，初在肺卫，结于咽喉，继而传入气营，亦内传脏腑，流注经络，伤及营血。热、毒、痰、瘀等因素可贯穿始终，热毒内传，灼津为痰，熬血成瘀，痰瘀互结，耗气伤阴为本病的基本病理。

温热病邪从口鼻而入，首犯肺胃，卫表失和，肺失宣肃则恶寒发热头痛；上攻咽喉则咽红肿痛；胃失和降则恶心呕吐。热毒炽盛，由表入里，传入气营，则壮热烦渴；热毒炼液为痰，凝血为瘀，痰火瘀结，上攻咽喉则咽喉肿痛溃烂，流注经络则淋巴结肿大，充斥脏腑则腹中积聚痞块（肝脾肿大）。热毒内窜营血，迫血妄行，可见皮疹发斑，或衄血尿血等症状。由于热毒内陷心肝，可发为抽搐昏迷；痰热内闭于肺，发为咳嗽痰喘；痰火流窜脑络，可致目眼歪斜、失语瘫痪；若夹湿邪瘀滞肝胆，则发为黄疸。本病病程较长，病至后期气耗阴伤，同时热毒痰瘀之邪不易速清，常瘀滞流连，症状消失缓慢。

（五）复合题（病案分析题）

病证：传染性单核细胞增多症（气营两燔证）。

病机分析：表邪不解，入于肺胃，热毒内炽，故壮热烦渴；邪毒化热，上攻咽喉，则咽喉红肿疼痛，乳蛾肿大溃烂；痰热瘀血互结，则多处浅表淋巴结肿大、肝脾肿大。舌质红，苔黄腻，脉滑数为气营两燔之象。

治法：清气凉营，解毒利咽。

方剂：清瘟败毒饮。

药物：生石膏、知母、甘草、黄连、黄芩、栀子、水牛角、生地黄、赤芍、牡丹皮、连翘、玄参、桔梗。

第四节　皮肤黏膜淋巴结综合征

一、选择题

（一）A1 型题

1. 皮肤黏膜淋巴结综合征好发于（　　　）

A. 新生儿　　　　　　　B. 婴幼儿　　　　　　　C. 幼童期

D. 学龄期　　　　　　　E. 青春期

2. 皮肤黏膜淋巴结综合征病程多为（　　）

A. 2~3 周　　　　　　　B. 3~4 周　　　　　　　C. 4~5 周

D. 6~8 周　　　　　　　E. 8~12 周

3. 皮肤黏膜淋巴结综合征最早出现的症状是（　　）

A. 发热　　　　　　　　B. 口唇潮红　　　　　　C. 草莓舌

D. 皮疹　　　　　　　　E. 脱皮

4. 下列各项，不是皮肤黏膜淋巴结综合征临床特点的是（　　）

A. 不明原因的发热　　　B. 多型红斑　　　　　　C. 手足疱疹

D. 草莓舌　　　　　　　E. 颈淋巴结肿大

5. 皮肤黏膜淋巴结综合征的病因主要为感受（　　）

A. 寒邪　　　　　　　　B. 燥邪　　　　　　　　C. 温邪

D. 湿邪　　　　　　　　E. 风邪

6. 皮肤黏膜淋巴结综合征的病变脏腑主要在（　　）

A. 心肺　　　　　　　　B. 心肝　　　　　　　　C. 肺肾

D. 脾肾　　　　　　　　E. 肺胃

7. 中医学将皮肤黏膜淋巴结综合征归于哪类疾病范畴（　　）

A. 伤寒　　　　　　　　B. 肺系　　　　　　　　C. 脾系

D. 温病　　　　　　　　E. 肝系

8. 皮肤黏膜淋巴结综合征的辨证纲领是（　　）

A. 八纲　　　　　　　　B. 卫气营血　　　　　　C. 阴阳

D. 气血　　　　　　　　E. 六经

9. 皮肤黏膜淋巴结综合征的治疗，自初期至后期，始终应注意（　　）

A. 凉血　　　　　　　　B. 止血　　　　　　　　C. 清热

D. 活血化瘀　　　　　　E. 温阳

10. 皮肤黏膜淋巴结综合征极期的证候常见为（　　）

A. 卫气同病　　　　　　B. 直入营血　　　　　　C. 气营两燔

D. 病在肺卫　　　　　　E. 耗血伤血

11. 皮肤黏膜淋巴结综合征的恢复期，常见（　　）

A. 耗血伤血　　　　　　B. 阴阳失调　　　　　　C. 气血两亏

D. 气阴两伤　　　　　　E. 寒热错杂

12. 皮肤黏膜淋巴结综合征气阴两伤证应首选的方剂是（　　）

A. 杞菊地黄丸加减　　　B. 六味地黄丸加减

C. 生脉饮加减　　　　　D. 人参五味子汤加减

E. 沙参麦冬汤加减

13. 西医治疗皮肤黏膜淋巴结综合征，常用阿司匹林，一般应用至发病后（   ）

    A. 1～2 周　　　　　　　B. 2～3 周　　　　　　　C. 3～4 周

    D. 4～5 周　　　　　　　E. 6～8 周

14. 静脉滴注丙种球蛋白治疗川崎病常应用于本病病程（   ）

    A. 初期　　　　　　　　B. 中期　　　　　　　　C. 恢复期

    D. 病后　　　　　　　　E. 中晚期

（二）A2 型题

1. 患儿，3 岁。持续高热 2 周，口唇潮红，草莓舌，发热 4 天后出现皮疹，周围血象白细胞计数及中性粒细胞增高，淋巴细胞减少，血小板增多，心电图示 ST 段、T 波异常，使用多种抗生素治疗无效。其诊断是（   ）

    A. 传染性单核细胞增多症　　B. 病毒性心肌炎

    C. 皮肤黏膜淋巴结综合征　　D. 上呼吸道感染　　　　E. 猩红热

2. 患儿，男，3 岁。发热不退 7 天，全身斑疹鲜红密集已有 3 天，结膜充血明显，颈部瘰核肿痛，咽痛唇裂，手足硬肿，舌红绛，草莓舌，指纹紫滞，其诊断是（   ）

    A. 上呼吸道症状　　　　　　B. 急性淋巴结炎

    C. 传染性单核细胞增多症　　D. 皮肤黏膜淋巴结综合征　　E. 猩红热

3. 患儿，18 个月。发热 8 天，体温在 39.3～39.8℃之间，躯干多形性红色斑丘疹，双侧球结膜充血，手足硬性水肿，颈部淋巴结肿大，用多种抗生素治疗无效。其诊断应首先考虑（   ）

    A. 急性结膜炎　　　　　　B. 手足口病　　　　　　C. 幼年类风湿病

    D. 皮肤黏膜淋巴结综合征　　E. 传染性单核细胞增多症

4. 患儿，24 个月。发热急骤，持续高热，微恶风，目赤咽红，手掌足底潮红，躯干皮疹显现，脉浮数。其证候是（   ）

    A. 气营两燔　　　　　　　B. 卫气同病　　　　　　C. 热入营血

    D. 外感风寒　　　　　　　E. 感受暑热

5. 患儿，20 个月。壮热不退，昼轻夜重，唇干赤裂，肌肤斑疹，舌质红绛，状如草莓。其治法是（   ）

    A. 益气养阴　　　　　　　B. 清解余热　　　　　　C. 辛凉透表

    D. 清气凉营　　　　　　　E. 清解暑热

6. 患儿，22 个月。发热急骤，微恶风，口赤咽红，躯干皮疹，偶咳，脉浮数。治疗首选方是（   ）

    A. 沙参麦冬汤　　　　　　B. 生脉饮　　　　　　　C. 银翘散

    D. 三黄汤　　　　　　　　E. 麻杏石甘汤

7. 患儿，19 个月。壮热不退，已有一周，颈部瘰核肿痛，手足硬肿，目赤咽红，肌肤斑疹，舌红绛，脉数有力。治疗首选方是（   ）

    A. 麻杏石甘汤　　　　　　B. 清瘟败毒饮　　　　　C. 大承气汤

D. 桑菊饮　　　　　　　　　　E. 银翘散

8. 患儿，2岁。发热 7 天，壮热，体温 40℃，昼轻夜重，唇干赤裂，烦躁不宁，肌肤斑疹。其病机是（　　　）

A. 邪在肺胃　　　　　　B. 卫气同病　　　　　　C. 邪在少阴

D. 气营两燔　　　　　　E. 邪在太阳

9. 患儿，女，4岁，川崎病经治疗热已退，斑疹消退中，指趾末端甲床皮肤移行处膜样脱皮，舌红苔少或无苔，脉细弱，其治法是（　　　）

A. 辛凉透表，清热解毒　　　B. 清气凉营，解毒化瘀

C. 益气养阴，清解余热　　　D. 清热解毒，通腑泄热

E. 辛凉解表，养血活血

10. 患儿，3岁。壮热 10 天，唇赤干裂，肌肤斑疹，大便秘结，数日不行，舌红绛，脉数有力。此时在清热解毒同时，可加用大黄，以（　　　）

A. 通下大便　　　　　　B. 活血化瘀　　　　　　C. 急下存阴

D. 排毒泻浊　　　　　　E. 软坚散结

11. 患儿，2岁。发热 20 余天，现身热渐退，咽干唇裂，口渴喜饮，大便硬结，舌质红，苔少，脉细。此时通便宜加用（　　　）

A. 大黄　　　　　　　　B. 芒硝　　　　　　　　C. 瓜蒌仁

D. 番泻叶　　　　　　　E. 决明子

12. 患儿，2岁。高热 7 天，体温在 39.3～40.2℃之间，球结膜充血，手足硬性水肿，躯干部出现皮疹，经抗生素治疗无效，拟诊断为"川崎病"。使用丙种球蛋白静脉滴注，其剂量为（　　　）

A. 100～400mg/kg　　　B. 400～800mg/kg　　　C. 0.5～1g/kg

D. 1～2g/kg　　　　　　E. 2～4g/kg

（三）B 型题

A. 和解表里，透热转气　　　B. 清热解毒，辛凉透表

C. 清营凉血，润燥生津　　　D. 益气养阴，清解余热

E. 清气凉营，解毒化瘀

1. 皮肤黏膜淋巴结综合征初期，邪在卫气的治法为（　　　）

2. 皮肤黏膜淋巴结综合征极期，治法为（　　　）

A. 生脉饮口服液　　　　B. 双黄连口服液　　　　C. 玉屏风颗粒

D. 小儿化毒散　　　　　E. 丹参滴丸

3. 皮肤黏膜淋巴结综合征身热已退，倦怠乏力，动辄汗出，口渴欲饮，舌红少苔，指纹淡。宜选的中成药为（　　　）

4. 皮肤黏膜淋巴结综合征壮热不退，身热夜甚，烦躁口渴，肌肤斑疹红紫，手足硬肿。宜用的中成药为（　　　）

（四）X 型题

1. 皮肤黏膜淋巴结综合征的诊断，除长期发热外，尚有（　　　）
   A. 球结膜充血　　　　　　　B. 草莓舌　　　　　　　　　C. 手足硬肿
   D. 皮疹　　　　　　　　　　E. 黄疸

2. 皮肤黏膜淋巴结综合征的血液学检查，除外周血常规呈白细胞和中性粒细胞增多外，尚有（　　　）
   A. 轻度贫血　　　　　　　　B. 血小板增多　　　　　　　C. 血沉增快
   D. 抗链球菌"O"阳性　　　E. 抗核抗体阳性

3. 皮肤黏膜淋巴结综合征需注意与下列哪些疾病相鉴别（　　　）
   A. 甲亢　　　　　　　　　　B. 猩红热　　　　　　　　　C. 幼年类风湿病
   D. 风湿性心脏病　　　　　　E. 渗出性多形性红斑

4. 皮肤黏膜淋巴结综合征气阴两伤证，临床可见（　　　）
   A. 弛张热　　　　　　　　　B. 倦怠乏力　　　　　　　　C. 动辄汗出
   D. 咽干唇裂　　　　　　　　E. 口渴喜饮

5. 皮肤黏膜淋巴结综合征西药治疗可用（　　　）
   A. 抗病毒药　　　　　　　　B. 抗过敏药　　　　　　　　C. 丙种球蛋白
   D. 阿司匹林　　　　　　　　E. 糖皮质激素

（五）判断题

1. 皮肤黏膜淋巴结综合征病因是由于病毒感染所致。（　　　）

2. 皮肤黏膜淋巴结综合征的西医治疗主张尽早静脉注射丙种球蛋白，剂量为 1～2g/kg，推荐剂量为 2g/kg，无效亦可再重复给一次。（　　　）

3. 皮肤黏膜淋巴结综合征的病理改变为全身血管炎，故不可使用糖皮质激素，以免导致血栓形成。（　　　）

二、非选择题

（一）填空题

1. 皮肤黏膜淋巴结综合征又称＿＿＿＿＿＿＿＿，是一种以＿＿＿＿＿＿＿＿＿＿为主要病理的急性发热出疹性疾病。

2. 皮肤黏膜淋巴结综合征好发于＿＿＿＿＿＿＿＿＿，死亡原因多为＿＿＿＿＿＿＿＿、＿＿＿＿＿＿＿＿、＿＿＿＿＿＿＿＿。

3. 皮肤黏膜淋巴结综合征的中医病因为感受＿＿＿＿＿＿＿＿＿，从口鼻而入，犯于＿＿＿＿＿＿＿＿，蕴于＿＿＿＿＿＿＿＿，入营扰血所致。病变脏腑以＿＿＿＿＿＿＿＿为主，常可累及他脏。

4. 皮肤黏膜淋巴结综合征的中医辨证应按＿＿＿＿＿＿＿＿＿＿辨证，中医治则以＿＿＿＿＿＿＿＿，＿＿＿＿＿＿＿＿＿＿为主。

（二）名词解释

川崎病

（三）简答题

1. 简述皮肤黏膜淋巴结综合征常见的临床表现特点。

2. 简述皮肤黏膜淋巴结综合征的中医治疗原则。

3. 简述皮肤黏膜淋巴结综合征的西医治疗要点。

4. 简述皮肤黏膜淋巴结综合征与猩红热的鉴别要点。

（四）问答题

1. 试从卫气营血传变规律，简述皮肤黏膜淋巴结综合征的病机。

2. 试就清瘟败毒饮的药物组成，从治疗皮肤黏膜淋巴结综合征气营两燔证的角度分析其方义，并说明常用加减方法。

（五）复合题（病案分析题）

患儿，4 岁，主诉：发热 10 天伴肌肤斑疹。现病史：患儿 10 日前无明显诱因而发热，体温最高达 39.5℃，曾有颈部淋巴结肿大，发热第 4 天起身体躯干部出现淡红色斑丘疹，自服退热剂无明显效果。近 2 日高热不退，昼轻夜重，神烦不宁，关节疼痛，口唇干燥，大便干结。查体：咽红目赤，躯干部斑丘疹，手足硬肿，舌红绛如草莓，苔薄黄，脉数有力。血常规检查：白细胞计数 15.2×10^9/L，中性粒细胞 82%；血红蛋白 100g/L；血小板计数 420×10^9/L。血沉 68mm/h。C 反应蛋白增高。心电图示 ST 段改变。

试就本例患儿，做出西医疾病、中医证候诊断，病机分析，提出治法、主方，开出处方。

参考答案

一、选择题

（一）A1 型题

1. B 2. D 3. A 4. C 5. C 6. E 7. D 8. B 9. D 10. C 11. D 12. E 13. E 14. A

（二）A2 型题

1. C 2. D 3. D 4. B 5. D 6. C 7. B 8. D 9. C 10. C 11. C 12. D

（三）B 型题

1. B 2. E 3. A 4. D

（四）X 型题

1. ABCD 2. ABC 3. BE 4. BCDE 5. CDE

（五）判断题

1. ×　2. √　3. ×

二、非选择题

（一）填空题

1. 川崎病；全身血管炎性病变

2. 婴幼儿；心肌炎；动脉瘤破裂；心肌梗死

3. 温热邪毒；肺卫；肌腠；肺胃

4. 卫气营血；清热解毒；活血化瘀

（二）名词解释

川崎病即皮肤黏膜淋巴结综合征，是一种以全身血管炎性病变为主要病理改变的急性发热性出疹性疾病，临床以发热、皮疹、球结膜充血、草莓舌、颈淋巴结肿大、手足硬肿为特征，属于中医学温病范畴。

（三）简答题

1. （1）发热：最早出现，高热（体温常达 39℃ 以上），持续 7～14 天或更久，抗生素治疗无效。

（2）双侧球结膜充血，口唇充血皲裂，口腔黏膜弥漫充血，草莓舌，急性期手足硬性水肿和掌跖红斑。

（3）一过性颈淋巴结急性非化脓性肿大。

（4）发热 1～4 天后躯干部出现猩红热样皮疹或多形性红斑样皮疹。

2. 皮肤黏膜淋巴结综合征的中医治则以清热解毒，活血化瘀为主。初起疏风清热解毒，宜辛凉透达；热毒炽盛治以清气凉营解毒，苦寒清透；后期气耗阴伤，则予益气养阴为主，甘寒柔润。本病易于形成瘀血，自初期至后期始终应注意活血化瘀法的应用。温毒之邪多从火化，最易伤阴，在治疗中又要分阶段滋养胃津，顾护心阴，不可辛散太过。

3. （1）静脉注射丙种球蛋白：剂量为 1～2g/kg，推荐剂量为 2g/kg。宜于发病早期（10 日以内）应用。部分患儿对 IVIG 无反应，可重复使用 1～2 次。

（2）阿司匹林：每日 30～50mg/（kg·d），分 2～3 次服，热退后 3 天逐渐减量，2 周左右减至 3～5mg/（kg·d），维持 6～8 周。如有冠状动脉病变时，应延长用药时间，直至冠状动脉恢复正常。

（3）糖皮质激素：IVIG 治疗无效的患儿可考虑使用糖皮质激素，但为防止血栓形成，不宜单独使用，可与阿司匹林和双嘧达莫联合应用。剂量为泼尼松每日 2mg/kg，晨顿服，用药 2～4 周。

（4）其他治疗：包括抗血小板聚集，对症治疗，补充液体，控制心力衰竭，溶栓治疗，以及冠状动脉搭桥术等。

4. 皮肤黏膜淋巴结综合征发热时间长，可有草莓舌、猩红热样皮疹，同时伴有眼结膜充血、口唇潮红、一过性颈淋巴结急性非化脓性肿大及指趾末端片状脱皮，可以引起冠状动脉病变，病原学检查阴性，抗生素治疗无效。猩红热多于发热当天或次日出疹，呈粟粒样均匀丘疹，疹间皮肤潮红，有环口苍白圈、帕氏线、贫血性划痕等特殊体征，无明显指趾肿胀，口唇皲裂不明显，咽拭子细菌培养可分离出 A 族乙型溶血性链球菌，青霉素治疗有效。

（四）问答题

1. 皮肤黏膜淋巴结综合征的中医病因为感受温热邪毒，邪毒从口鼻而入，犯于肺卫，蕴于肌腠，入营扰血所致。病变脏腑以肺胃为主，常累及心肝肾诸脏。温热邪毒，初犯肺卫，蕴于肌腠，酿生发热。入里化火，内犯肺胃，阳热亢盛，炽于气分，熏蒸营血，动血耗血，但见壮热不退，皮肤斑疹，口腔黏膜及眼结膜充血等症；热毒痰邪凝滞经络，瘰核肿大疼痛；热盛伤津，致口干，舌红，草莓舌。热炽营血，血液凝滞，运行不畅，造成血瘀诸症。病之后期，热去而气阴耗伤，疲乏少力，指趾皮肤脱皮。

2. 清瘟败毒饮组成：生石膏、知母、水牛角、黄连、黄芩、栀子、桔梗、赤芍、牡丹皮、玄参、生地黄、连翘、甘草、竹叶。方中水牛角、赤芍、牡丹皮，清泄营分之毒，凉血散瘀；生石膏、知母大清气分之热；黄芩、栀子泻火；玄参、生地黄清热养阴。大便秘结加用生大黄泻下救阴；热重伤阴酌加麦冬、鲜石斛、鲜竹叶甘寒清热，护阴生津；腹痛泄泻加木香、苍术、焦山楂清肠燥湿；颈部瘰核增多明显加用夏枯草、蒲公英清热软坚化瘀。

（五）复合题（病案分析题）

西医诊断：皮肤黏膜淋巴结综合征。

中医证候诊断：气营两燔证。

病机分析：该证候是本病的极期表现，温热邪毒，郁而不解，与气血相搏，气营两燔。患儿壮热不退，咽红目赤，口唇干燥，大便干结，脉数为热在气分表现；发热昼轻夜重，神烦不宁，肌肤斑丘疹，舌红绛如草莓为热入营血表现。

治法：清气凉营，解毒化瘀。

主方：清瘟败毒饮加减。

处方：生石膏 30g$^{(先煎)}$，知母 10g，水牛角 20g$^{(先煎)}$，赤芍 10g，牡丹皮 6g，生地黄 10g，黄连 2g，黄芩 10g，栀子 10g，玄参 10g，生大黄 5g$^{(后下)}$，石斛 10g，竹叶 10g，甘草 3g。

日一剂，水煎温服，每服 70mL，每天两次。

第五节　免疫性血小板减少症

一、选择题

（一）A1 型题

1. 下列各项，属于免疫性血小板减少症的特征是（　　　）

    A. 皮肤黏膜出现瘀点瘀斑、压之不退色、血小板减少

    B. 瘀点瘀斑多见于下肢伸侧及臀部、关节周围

    C. 可出现肉眼血尿或镜下血尿、蛋白尿

    D. 多呈对称性，分批出现

    E. 束臂实验阴性

2. 小儿免疫性血小板减少症的发病年龄多在（　　　）

    A. 1～3 岁　　　　　　　B. 2～5 岁　　　　　　　C. 3～14 岁

    D. 4～15 岁　　　　　　 E. 5～16 岁

3. 小儿免疫性血小板减少症主要涉及的病变脏腑是（　　　）

    A. 肺、脾、肾　　　　　B. 心、肝、脾、肾　　　C. 肝、脾、肾

    D. 心、肝、脾　　　　　E. 肺、肝、肾

4. 下列哪项是小儿免疫性血小板减少症的发病内因（　　　）

    A. 正气亏虚　　　　　　B. 外感风热时邪　　　　C. 感受邪毒

    D. 情志失调　　　　　　E. 饮食不节

5. 免疫性血小板减少症早期最常见的证型为（　　　）

    A. 风热伤络　　　　　　B. 湿热痹阻　　　　　　C. 热伤胃络

    D. 阴虚火旺　　　　　　E. 气不摄血

6. 免疫性血小板减少症血热妄行证的治法是（　　　）

    A. 疏风散邪，清热凉血　　B. 滋阴降火，凉血止血

    C. 清热解毒，益气摄血　　D. 清气凉营，活血消斑

    E. 清热解毒，凉血止血

7. 治疗免疫性血小板减少症气不摄血证型的首选方剂是（　　　）

    A. 黄土汤　　　　　　　B. 八珍汤　　　　　　　C. 归脾汤

    D. 参苓白术散　　　　　E. 当归补血汤

8. 下列哪项不是免疫性血小板减少症血热妄行证的辨证要点（　　　）

    A. 皮肤瘀点瘀斑红润鲜明　B. 发热、口干欲饮　　　C. 便干尿赤

    D. 面色苍白　　　　　　E. 舌红苔黄燥

9. 以下不属于免疫性血小板减少症阴虚火旺证型的是（　　　）

    A. 手足心热　　　　　　B. 舌红少苔，脉细数

C. 低热颧红，盗汗　　　　　D. 面色苍白或萎黄

E. 皮肤瘀点瘀斑时发时止

10. 小儿免疫性血小板减少症脾肾阳虚证的治法（　　）

A. 疏风清热，凉血止血　　　B. 清热解毒，凉血止血

C. 滋阴降火，凉血止血　　　D. 益气健脾，摄血养血

E. 温补脾肾，养血生髓

11. 以下哪项中成药可用于小儿免疫性血小板减少症阴虚火旺证（　　）

A. 升血小板胶囊　　　　　B. 知柏地黄丸　　　　　C. 归脾丸

D. 血康口服液　　　　　　E. 右归丸

12. 以下哪项中成药可用于小儿免疫性血小板减少症气不摄血证（　　）

A. 升血小板胶囊　　　　　B. 知柏地黄丸　　　　　C. 归脾丸

D. 血康口服液　　　　　　E. 右归丸

（二）A2 型题

1. 患儿，4 岁。反复下肢瘀点瘀斑 1 年余。皮肤瘀点瘀斑反复出现，色淡，或伴有衄血，头晕心悸，面色苍白或萎黄，神疲乏力，自汗，气短懒言，纳少，唇淡，舌淡胖有齿痕，脉细弱。其证候是（　　）

A. 气不摄血　　　　　　B. 脾肾阳虚　　　　　　C. 阴虚火旺

D. 血热妄行　　　　　　E. 风热伤络

2. 患儿，5 岁。有外感病史，起病急，出血重，皮肤瘀点瘀斑，红润鲜明，密集成片，伴有鼻衄、齿衄，颜面红赤，心烦不宁，口干欲饮，便干尿赤，舌红绛，苔黄干燥，脉滑数。应首选的方剂是（　　）

A. 归脾汤　　　　　　　B. 犀角地黄汤　　　　　C. 知柏地黄丸

D. 右归丸　　　　　　　E. 银翘散

3. 患儿，9 岁。紫癜时发时止，低热，盗汗，心烦少寐，小便黄赤，大便干燥，舌光红，苔少，脉细数。其治则为（　　）

A. 疏风清热，凉血止血　　B. 清热解毒，凉血止血

C. 滋阴降火，凉血止血　　D. 益气健脾，摄血养血

E. 温补脾肾，养血生髓

4. 患儿，4 岁。病程迁延，紫癜反复出现，瘀点瘀斑颜色淡紫，面色少华，神疲气短，食欲不振，头晕心悸，舌质淡，苔薄，脉细无力。治疗首选方剂（　　）

A. 小建中汤　　　　　　B. 大建中汤　　　　　　C. 八珍汤

D. 归脾汤　　　　　　　E. 四物汤

5. 患儿，7 岁。病程迁延 2 年，反复皮肤散在瘀斑，色暗，以下肢多发，头晕气短，心悸乏力，畏寒肢冷，手足不温，面目虚浮或㿠白，纳少便溏，苔薄白，脉沉细。其证候是（　　）

A. 阴虚火旺　　　　　　B. 脾肾阳虚　　　　　　C. 风热伤络

D. 血热妄行　　　　　　　　E. 气不摄血

6. 患儿，7岁。起病较急，突然出现瘀点、瘀斑，下肢居多，颜色鲜红，大小不一，伴瘙痒，有发热、流涕，舌红，苔薄黄，脉浮数有力。治疗首选方（　　）

　　A. 右归丸　　　　　　　　B. 犀角地黄汤　　　　　　C. 大补阴丸

　　D. 归脾汤　　　　　　　　E. 银翘散

（三）A3 型题

患儿，男，6岁。皮肤瘀点瘀斑反复出现，色淡，未予特殊治疗，病程延绵，偶有衄血，头晕心悸，面色㿠黄，神疲乏力，不喜言语，自汗，气短懒言，纳少，唇淡，舌淡胖边有齿痕，脉细弱。辅助检查：血小板计数 25×10^9/L。

（1）该患者最确切的诊断是（　　）

　　A. 斑疹　　　　　　　　　B. 免疫性血小板减少症　　C. 湿疹

　　D. 结节性红斑　　　　　　E. 瘀斑

（2）该患者所属证型是（　　）

　　A. 风热伤络　　　　　　　B. 血热妄行　　　　　　　C. 阴虚火旺

　　D. 气不摄血　　　　　　　E. 脾肾阳虚

（3）该患者应采用何种治法（　　）

　　A. 疏风清热，凉血止血　　B. 清热解毒，凉血止血

　　C. 滋阴降火，凉血止血　　D. 益气健脾，摄血养血

　　E. 温补脾肾，养血生髓

（4）该患者应选用何方治疗（　　）

　　A. 右归丸　　　　　　　　B. 归脾汤　　　　　　　　C. 知柏地黄丸

　　D. 犀角地黄汤　　　　　　E. 银翘散

（四）B 型题

　　A. 银翘散　　　　　　　　B. 归脾汤　　　　　　　　C. 知柏地黄丸

　　D. 犀角地黄汤　　　　　　E. 右归丸

1. 治疗免疫性血小板减少症风热伤络证应首选的方剂是（　　）

2. 治疗免疫性血小板减少症脾肾阳虚证应选用的方剂是（　　）

　　A. 头面部　　　　　　　　B. 四肢　　　　　　　　　C. 躯干

　　D. 四肢及头面部　　　　　E. 下肢伸侧及臀部

3. 过敏性紫癜皮疹的常见部位是（　　）

4. 血小板减少性紫癜皮疹的常见部位是（　　）

　　A. 疏风清热，凉血止血　　B. 清热解毒，凉血止血

　　C. 滋阴降火，凉血止血　　D. 益气健脾，摄血养血

　　E. 温补脾肾，养血生髓

5. 免疫性血小板减少症脾肾阳虚证的治法（　　　）

6. 免疫性血小板减少症血热妄行证的治法（　　　）

　　A. 急性起病，皮肤瘀点瘀斑，色鲜红，初有发热、微恶风寒、咳嗽、咽红肿痛，舌红，苔薄黄，脉浮数

　　B. 起病急，出血较重，皮肤瘀点瘀斑，红润鲜明，常密集成片，面红赤，口干欲饮，便干尿赤，舌红绛，苔黄干燥，脉洪数或滑数

　　C. 皮肤黏膜散在瘀点瘀斑，时发时止，低热颧红，手足心热，盗汗，心烦，口干咽燥，舌红少苔，脉细数

　　D. 皮肤黏膜瘀斑瘀点反复出现，色青紫而暗淡，头晕心悸，面色苍白，神疲乏力，自汗，气短懒言，舌淡胖有齿痕，脉细弱

　　E. 皮肤散在瘀斑，色暗，精神倦怠，畏寒肢冷，手足不温，面目虚浮，腰膝酸软，纳少便溏，舌淡胖边有齿痕，苔薄白，脉沉细

7. 脾肾阳虚证的临床表现为（　　　）

8. 风热伤络证的临床表现为（　　　）

（五）X 型题

1. 下列哪些是关于免疫性血小板减少症的正确表述（　　　）

　　A. 小儿常见的出血性疾病之一

　　B. 皮肤可见瘀斑、瘀点，压之退色

　　C. 瘀斑、瘀点多见于躯干部

　　D. 常伴有鼻衄、齿衄，甚则呕血、尿血、便血

　　E. 多见于 2～5 岁小儿

2. 小儿免疫性血小板减少症的预防与调护应注意（　　　）

　　A. 防病毒感染（如感冒），以减少发病，避免使好转的病情再度加重

　　B. 忌用对血小板有抑制作用的药物，如阿司匹林等

　　C. 急性期出血较严重的小儿应尽量卧床休息，避免外伤

　　D. 密切观察病情变化，注意出血的量、色与部位。若出现头痛眩晕者，乃颅内出血之先兆，应及时检查处理

　　E. 饮食以容易消化的食物为主，忌食干、硬、刺激性食物

3. 小儿免疫性血小板减少症主要涉及的病变脏腑是（　　　）

　　A. 心　　　　　　　　　B. 肝　　　　　　　　　C. 脾

　　D. 肾　　　　　　　　　E. 肺

4. 免疫性血小板减少症中医虚损的证型为（　　　）

　　A. 气不摄血　　　　　　B. 阴虚火旺　　　　　　C. 脾肾阳虚

　　D. 血热妄行　　　　　　E. 风热伤络

5. 免疫性血小板减少症其诊断要点有哪些（　　　）

A. 皮肤、黏膜广泛出血，多为散在性针状的皮内或皮下出血点，形成瘀点或瘀斑，肝、脾、淋巴结一般不增大

B. 至少 2 次血常规检查显示血小板计数减少<100×10⁹/L，血细胞形态无异常

C. 骨髓检查：巨核细胞增多或正常，有成熟障碍

D. 血小板膜抗原特异性自身抗体：单克隆抗体特异性俘获血小板抗原试验阳性

E. 须排除其他继发性血小板减少症

6. 以下哪些中成药可以治疗免疫性血小板减少症（　　）

A. 升血小板胶囊 　　　　B. 知柏地黄丸 　　　　C. 归脾丸

D. 血康口服液 　　　　E. 右归丸

（六）判断题

1. 免疫性血小板减少症临床以皮肤、黏膜出现瘀点瘀斑、压之退色、血小板减少，出血时间延长和血块收缩不良，骨髓中巨核细胞的发育受到抑制为特征。（　　）

2. 小儿紫癜多为本虚标实之证，病位主要在心、肝、肺、肾四脏，其主要病机在于热、虚、瘀。（　　）

3. 免疫性血小板减少症表现为皮肤黏膜瘀点瘀斑，肝、脾、淋巴结一般不增大。（　　）

4. 过敏性紫癜早期出现最常见的证候是血热妄行证。（　　）

二、非选择题

（一）填空题

1. 免疫性血小板减少症，与中医古籍中所记载的＿＿＿＿＿、＿＿＿＿＿、＿＿＿＿＿、＿＿＿＿＿、＿＿＿＿＿等病证有相似之处。

2. 小儿免疫性血小板减少症多为本虚标实之证，病位主要在＿＿＿＿、＿＿＿＿、＿＿＿＿、＿＿＿＿四脏，其主要病机在于＿＿＿＿、＿＿＿＿、＿＿＿＿。

3. 免疫性血小板减少症治疗以＿＿＿＿为要。急当＿＿＿＿、＿＿＿＿，并需同时采用西医治法以急治其标而抢救。

4. 免疫性血小板减少症据病程长短可分为以下类型：＿＿＿＿＿、＿＿＿＿＿、＿＿＿＿＿。

（二）名词解释

免疫性血小板减少症

（三）简答题

1. 小儿免疫性血小板减少症的中医虚实分为哪些证型？

2. 简述小儿免疫性血小板减少症脾肾阳虚证的证候、治法及主方。

（四）问答题

1. 免疫性血小板减少症的临床诊断要点有哪些？

2. 如何鉴别免疫性血小板减少症与过敏性紫癜？

（五）复合题（病案分析题）

刘某，女，4岁。全身皮下紫斑3天，压之不退色，牙龈偶有出血。患儿1周前曾有咳嗽，咽痛。发病以来，患儿皮肤瘀点瘀斑，色鲜红，流涕，偶有咳嗽，无痰，咽痛，牙龈偶有出血，舌红，苔薄黄，脉浮数，大便稍干，小便黄。查体：T36.8℃，PLT15×10⁹/L，心肺（−）。

请写出诊断、辨证分型、证候分析、治法、代表方药。

参考答案

一、选择题

（一）A1型题

1.A　2.B　3.B　4.A　5.A　6.E　7.C　8.D　9.D　10.E　11.B　12.C

（二）A2型题

1.A　2.B　3.C　4.D　5.B　6.E

（三）A3型题

（1）B　（2）D　（3）D　（4）B

（四）B型题

1.A　2.E　3.E　4.D　5.E　6.B　7.E　8.A

（五）X型题

1.ADE　2.ABCDE　3.ABCD　4.ABC　5.ABCDE　6.ABCDE

（六）判断题

1.×　2.×　3.√　4.×

二、非选择题

（一）填空题

1.紫癜；血证；虚劳；肌衄；葡萄疫

2.心；肝；脾；肾；热；虚；瘀

3.止血；回阳固脱；益气救逆

4.新诊断；持续性；慢性

（二）名词解释

免疫性血小板减少症，既往亦称为特发性血小板减少性紫癜，是小儿常见的获得性自身免疫性、出血性疾病，临床以皮肤、黏膜出现瘀点瘀斑、压之不退色、血小板减少、出血时间延长和血块收缩不良，骨髓中巨核细胞的发育受到抑制为特征。

（三）简答题

1. 实证：风热伤络、血热妄行。虚证：阴虚火旺、气不摄血、脾肾阳虚。

2. 证候：久病迁延，反复出血，皮肤散在瘀斑，色暗，以下肢多发，或伴有鼻衄、齿衄，精神倦怠，头晕气短，心悸乏力，畏寒肢冷，手足不温，面目虚浮或㿠白，腰膝酸软，夜尿频繁，纳少便溏，舌淡胖边有齿痕，苔薄白，脉沉细。治法：温补脾肾，养血生髓。主方：右归丸加减。

（四）问答题

1. ①皮肤、黏膜广泛出血，多为散在性针状的皮内或皮下出血点，形成瘀点或瘀斑，除瘀点、瘀斑、出血点外，余无明显体征，肝、脾、淋巴结一般不增大。②至少 2 次血常规检查显示血小板计数减少 $<100\times10^9$/L，血细胞形态无异常。③骨髓检查：巨核细胞增多或正常，有成熟障碍。④血小板膜抗原特异性自身抗体：单克隆抗体特异性俘获血小板抗原试验，可有助于鉴别免疫性与非免疫性血小板减少症。⑤须排除其他继发性血小板减少症。

2. 免疫性血小板减少症：临床以皮肤、黏膜出现瘀点瘀斑、压之不退色、血小板减少，出血时间延长和血块收缩不良，骨髓中巨核细胞的发育受到抑制为特征。

过敏性紫癜：发病前可有上呼吸道感染或服用、食入某些致敏食物、药物等诱因。紫癜多见于四肢，尤以下肢伸侧面多见，呈对称分布；形态多为高出皮肤的鲜红色至深红色丘疹或红斑，伴荨麻疹样反应，常兼见关节肿痛、腹痛、便血、尿血。实验室检查血小板计数、出血时间、血块收缩试验均属正常。

（五）复合题（病案分析题）

诊断：免疫性血小板减少症（风热伤络证）。

证候分析：患儿急性起病，皮肤瘀点瘀斑，色鲜红，伴有外感风热证候，患儿感受外感风热之邪，内窜血络，迫血妄行，血瘀于皮下，则皮肤瘀点瘀斑；风热袭表，阻遏卫气，宣发失司，则咳嗽；咽喉为肺之门户，风热袭肺，门户不利，则咽痛。四诊合参，符合紫癜的诊断。

治法：疏风清热，凉血止血。

代表方：银翘散（《温病条辨》）加减。

处方：金银花 10g，连翘 10g，薄荷 5g^(后下)，淡竹叶 10g，牛蒡子 10g，桑叶 10g，紫草 10g，茜草 10g，牡丹皮 10g，生地黄 10g，火麻仁 5g。

日一剂，水煎温服，每服 100mL，每日两次。

第六节　过敏性紫癜

一、选择题

（一）A1 型题

1. 过敏性紫癜患儿常见年龄为（　　）

　　A. 2～8 岁　　　　　　　　　B. 1～3 岁　　　　　　　　C. 8～10 岁

　　D. 新生儿　　　　　　　　　E. 10～14 岁

2. 过敏性紫癜风热伤络证的治法为（　　）

　　A. 清热解毒，凉血止血　　　　B. 清热利湿，通络止痛

　　C. 祛风清热，凉血安络　　　　D. 健脾益气，养血摄血

　　E. 滋阴清热，凉血化瘀

3. 过敏性紫癜气不摄血证治疗首选方是（　　）

　　A. 右归丸　　　　　　　　　　B. 四君子汤　　　　　　　C. 理中丸

　　D. 归脾汤　　　　　　　　　　E. 参苓白术散

4. 以下哪项中成药可用于过敏性紫癜阴虚火旺证（　　）

　　A. 银黄颗粒（口服液）　　　　B. 血康口服液　　　　　　C. 知柏地黄丸

　　D. 归脾丸　　　　　　　　　　E. 右归丸

5. 过敏性紫癜临床表现的首发症状大多是（　　）

　　A. 消化道症状　　　　　　　　B. 关节症状　　　　　　　C. 肾脏症状

　　D. 神经系统症状　　　　　　　E. 皮肤紫癜

（二）A2 型题

1. 患儿，6 岁。瘀点、瘀斑高出皮肤，色泽鲜红，大小不一，压之不退色；呈对称性，分批出现，多见于下肢伸侧及臀部、关节周围。伴有腹痛、呕吐、便血。实验室检查：血小板计数、出凝血时间、血块收缩时间均正常。尿常规见镜下血尿、蛋白尿。其诊断是（　　）

　　A. 水痘　　　　　　　　　　　B. 丹痧　　　　　　　　　C. 风痧

　　D. 过敏性紫癜　　　　　　　　E. 血小板减少性紫癜

2. 患儿，男，7 岁。起病较急，全身皮肤紫癜散发，尤以下肢及臀部居多，呈对称分布，色泽鲜红，大小不一，伴痒感，时有腹痛，舌质红，苔薄黄，脉浮数。其病机是（　　）

　　A. 血热妄行　　　　　　　　　B. 风热伤络　　　　　　　C. 湿热痹阻

　　D. 气不摄血　　　　　　　　　E. 阴虚火旺

3. 患儿，女，4 岁。起病较急，皮肤出现瘀点瘀斑，色泽鲜红，伴鼻衄、尿血，血色鲜红或紫红，偶有心烦，口渴，便秘，舌质红绛，脉数有力。其治法是（　　）

A. 祛风清热，凉血安络　　B. 清热利湿，通络止痛

C. 健脾益气，养血摄血　　D. 清热解毒，凉血止血

E. 滋阴清热，凉血化瘀

（三）A3 型题

患儿，女，8 岁。紫癜反复发作，以下肢多发，病程较长，兼有鼻腔、牙齿出血，低热，手足心热，盗汗，心烦不宁，口干咽燥，两颧潮红，舌红少苔，脉细数。

（1）其证候是（　　）

A. 风热伤络　　　　B. 血热妄行　　　　C. 阴虚火旺

D. 气不摄血　　　　E. 脾肾阳虚

（2）其治法是（　　）

A. 祛风清热，凉血安络　　B. 清热利湿，通络止痛

C. 健脾益气，养血摄血　　D. 清热解毒，凉血止血

E. 滋阴清热，凉血化瘀

（3）治疗首选方是（　　）

A. 犀角地黄汤　　　B. 银翘散　　　　C. 归脾汤

D. 四妙丸　　　　　E. 大补阴丸

（四）B 型题

A. 头面部　　　　　B. 四肢　　　　　C. 躯干

D. 四肢及头面部　　E. 下肢伸侧及臀部

1. 过敏性紫癜皮疹的常见部位（　　）

2. 免疫性血小板减少性紫癜的常见部位（　　）

A. 益气摄血，滋阴降火　　B. 疏风清热，活血化瘀　　C. 清热凉血

D. 清热解毒　　　　E. 健脾益气

3. 过敏性紫癜实证的治疗原则是（　　）

4. 过敏性紫癜虚证的治疗原则是（　　）

（五）X 型题

1. 下列哪些是关于过敏性紫癜的正确描述（　　）

A. 发病前可有上呼吸道感染或服食（接触）某些过敏物质等诱因

B. 皮疹特点为小型荨麻疹或紫红色斑丘疹，高出皮肤，压之不退色，无压痛

C. 除瘀点、瘀斑、出血点外，余无明显体征

D. 血小板计数正常或升高，出血和凝血时间正常，血块收缩试验正常，部分毛细血管脆性试验阳性，血沉轻度增快，大便潜血试验可阳性

E. 男孩发病率高于女孩

2. 过敏性紫癜的常见证型有（　　）

A. 血热妄行　　　　B. 风热伤络　　　　C. 湿热痹阻

　　D. 气不摄血　　　　　　　　　E. 阴虚火旺

3. 以下哪些中成药可以治疗过敏性紫癜（　　　）

　　A. 升血小板胶囊　　　　　　B. 归脾丸　　　　　　　C. 血康口服液

　　D. 银黄颗粒　　　　　　　　E. 知柏地黄丸

4. 过敏性紫癜的预防与调护应注意（　　　）

　　A. 密切观察腹痛、腹泻、黑便及关节疼痛、肿胀情况

　　B. 积极找出引发本病的各种原因，去除过敏原。防治上呼吸道感染，清除慢性感染灶

　　C. 急性期或出血量多时，要卧床休息，限制患儿活动，消除其恐惧紧张心理

　　D. 发病期间饮食宜清淡，宜软而少渣，且富于营养，易于消化。呕血、便血者应进半流质饮食，甚至禁食；忌硬食及粗纤维食物，忌辛辣刺激食物

　　E. 定期复查尿常规，注意预防肾脏损害的发生

（六）判断题

1. 过敏性紫癜皮疹多呈对称性分布，多见于面部、上肢，下肢少见。（　　　）

2. 过敏性紫癜早期多为气不摄血，后期多见血热妄行。（　　　）

二、非选择题

（一）填空题

1. 过敏性紫癜的治疗不外＿＿＿＿＿＿＿＿和＿＿＿＿＿＿＿＿两方面，可标本同治，症因兼顾。

2. 紫癜性肾炎早期以＿＿＿＿＿＿＿＿、＿＿＿＿＿＿＿＿、＿＿＿＿＿＿＿＿为主要病机。

（二）名词解释

过敏性紫癜

（三）简答题

请简述过敏性紫癜的病因病机。

（四）问答题

论述过敏性紫癜的辨证思路。

（五）复合题（病案分析题）

王某，男，9岁。双下肢膝关节周围皮肤出现瘀斑瘀点，高出皮肤，大小不一，压之不退色，关节肿胀灼痛，肢体活动不便，时有腹痛、腹泻，舌红，苔黄腻，脉滑数。实验室检查：血常规、凝血常规正常，尿常规见镜下血尿及蛋白尿。

请写出诊断、辨证分型、证候分析、治法、代表方药。

参考答案

一、选择题

（一）A1 型题

1. A 2. C 3. D 4. C 5. E

（二）A2 型题

1. D 2. B 3. D

（三）A3 型题

(1) C   (2) E   (3) E

（四）B 型题

1. E 2. D 3. C 4. A

（五）X 型题

1. ABDE 2. ABCDE 3. BCDE 4. ABCDE

（六）判断题

1. × 2. ×

二、非选择题

（一）填空题

1. 祛因；消斑

2. 风；热；瘀

（二）名词解释

过敏性紫癜是小儿时期常见的出血性疾病之一，是一种以小血管炎为主要病变的全身性血管炎综合征，临床以皮肤紫癜、关节肿痛、腹痛、便血及血尿、蛋白尿为主要表现。

（三）简答题

小儿素体正气亏虚是过敏性紫癜发病的内因，外感风热及饮食不当等是发病的外因。风热邪毒蕴于肌肤，热伤血络，或气阴亏虚，虚火上炎，血脉受损，血溢脉外而致。离经之血经久不去，导致瘀血阻络，往往加重出血，使病程迁延。

（四）问答题

(1) 辨虚实：根据起病、病程、紫癜颜色等辨虚实。起病急，病程短，紫癜颜色鲜明者多属实；起病缓，病情反复，病程延绵，紫癜颜色较淡者多属虚。

(2) 辨轻重：以出血量的多少及是否伴有肾脏损害或颅内出血等作为依据。凡出血量少者为轻症；出血严重伴大量便血、血尿、明显蛋白尿者为重症；头痛、昏迷、抽搐等则为危证。

（3）辨病与辨证相结合：过敏性紫癜早期多为风热伤络，血热妄行，常兼见湿热痹阻或热伤胃络，后期多见阴虚火旺或气不摄血。

（五）复合题（病案分析题）

诊断：过敏性紫癜（湿热痹阻证）。

证候分析：邪热侵袭与内湿相合，湿热邪毒浸淫腠理，郁于肌肤，流注四肢关节，阻滞经络，痹阻关节，则关节肿痛屈伸不利；湿热邪毒损伤血络，血溢脉外，泛溢肌肤则出现紫癜，且多布于关节周围。舌质红，苔黄腻，脉滑数为湿热痹阻之征象。

治法：清热利湿，通络止痛。

代表方：四妙丸（《成方便读》）加减。

处方：黄柏9g，苍术9g，桑枝9g，牛膝9g，独活9g，薏苡仁9g，牡丹皮9g，赤芍9g，葛根9g，白芍15g，生地黄9g，甘草6g。

日一剂，水煎温服，每服150mL，每日两次。

第七节　湿　疹

一、选择题

（一）A1 型题

1. 下列不属于湿疹的发病特点的是（　　）

　　A. 皮损对称分布　　　　　　B. 皮损呈多形性损害

　　C. 病情反复发作　　　　　　D. 有明显的接触史，自觉瘙痒剧烈

　　E. 慢性倾向

2. 湿疹脾虚湿蕴证的首选方是（　　）

　　A. 养血定风汤　　　　　　B. 甘露消毒丹　　　　　　C. 消风导赤汤

　　D. 防风通圣散　　　　　　E. 除湿胃苓汤

3. 湿疹湿热俱盛证皮损焮红灼热者，可加（　　）

　　A. 藿香、佩兰　　　　　　B. 地肤子、白鲜皮　　　　　　C. 桑叶、菊花

　　D. 赤芍、牡丹皮　　　　　　E. 土茯苓、鱼腥草

4. 下列哪项是用于湿疹脾虚湿蕴型的中成药（　　）

　　A. 玉屏风颗粒　　　　　　B. 参苓白术丸　　　　　　C. 消风止痒颗粒

　　D. 启脾丸　　　　　　E. 润燥止痒胶囊

5. 下列哪项不是湿疹的病因（　　）

　　A. 先天禀赋不足　　　　　　B. 乳食不当　　　　　　C. 痰湿内阻

　　D. 风湿热邪入侵　　　　　　E. 调护失宜

（二）A2 型题

1. 患儿，8岁。皮疹日久，反复发作，皮疹干燥、脱屑，有色素沉着及苔藓样改变，

瘙痒难忍，夜寐不安，大便干结，纳差，舌质红，苔少，脉弦细。其证候是（　　）

    A. 血虚不足　　　　　　　　B. 血虚风燥　　　　　　　　C. 气血两虚

    D. 气阴两虚　　　　　　　　E. 脾虚湿蕴

    2. 患儿，8岁。皮疹日久，反复发作，皮疹干燥、脱屑，有色素沉着及苔藓样改变，瘙痒难忍，夜寐不安，大便干结，纳差，舌质红，苔少，脉弦细。其治法为（　　）

    A. 养血润燥，祛风止痒　　　　B. 益气养血，润燥止痒

    C. 滋阴养血止痒　　　　　　　D. 清热利湿，祛风止痒

    E. 健脾除湿止痒

    3. 患儿，8岁。皮疹日久，反复发作，皮疹干燥、脱屑，有色素沉着及苔藓样改变，瘙痒难忍，夜寐不安，大便干结，纳差，舌质红，苔少，脉弦细。首选方是（　　）

    A. 甘露消毒丹　　　　　　　　B. 养血定风汤　　　　　　　C. 除湿胃苓汤

    D. 防风通圣散　　　　　　　　E. 消风导赤汤

（三）A3 型题

    患儿6个月大，体形肥胖，家属外带游玩后出现颜面部皮肤潮红，有红斑水疱，可见黄水淋漓、糜烂，结黄色痂皮；大便干，小便黄赤；苔黄腻，脉滑数。辅助检查：血常规提示嗜酸性粒细胞增多，余未见明显异常。患儿父亲有过敏性鼻炎病史。

    （1）该患儿最可能的诊断是（　　）

    A. 荨麻疹　　　　　　　　　　B. 神经性皮炎　　　　　　　C. 湿疹

    D. 接触性皮炎　　　　　　　　E. 脓疱疮

    （2）内治宜选用的方剂为（　　）

    A. 消风导赤汤　　　　　　　　B. 小儿化湿汤　　　　　　　C. 龙胆泻肝汤

    D. 参苓白术散　　　　　　　　E. 当归饮子或四物消风饮

（四）B 型题

    A. 皮损对称分布，多形性损害，剧烈瘙痒，反复发作，易成慢性

    B. 好发于颈项、肘、尾骶部，皮损分布常不对称

    C. 发于接触部位，皮损表现单一，伴有痒或灼热感

    D. 皮损多局限于某一部位，皮损处肥厚粗糙，触之较硬，皮纹显著或呈苔藓样变

    E. 损害多为暗红、淡紫色或皮肤多角扁平丘疹，有蜡样光泽、网状纹

    1. 神经性皮炎的皮损特点是（　　）

    2. 慢性湿疹的皮损特点是（　　）

    A. 风热　　　　　　　　　　　B. 湿热俱盛　　　　　　　　C. 脾虚湿蕴

    D. 血虚风燥　　　　　　　　　E. 气阴两虚

    3. 患儿2个月大，颜面部迅速出现潮红、水疱、糜烂，边界弥漫，抓痒流滋，结黄色痂皮，且剧烈瘙痒；大便秘结，小便黄赤；苔黄腻，脉滑数。其中医辨证是（　　）

4. 患儿 6 个月大，主因面部、腋下潮红、水疱、糜烂 2 个月来诊。现皮损暗淡不红，渗液少而清稀，或以结痂及轻度浸润增厚的斑片为主；面色无华，纳差，大便溏薄，小便不黄；舌淡，苔薄白或白腻，脉缓。其中医辨证是（　　　）

（五）X 型题

1. 湿疹临床根据发病年龄及皮损特点可分为（　　　）

A. 急性　　　　　　　　B. 脂溢性　　　　　　　　C. 亚急性

D. 湿性　　　　　　　　E. 干性

2. 以下属于亚急性湿疹皮损的是（　　　）

A. 丘疹　　　　　　　　B. 苔藓样变　　　　　　　C. 鳞屑

D. 结痂　　　　　　　　E. 轻度糜烂

（六）判断题

1. 慢性湿疹皮损的特点是苔藓样变，关节处易出现皲裂，可伴有抓痕、血痂、色素沉着。（　　　）

2. 湿疹患儿应避免接触可能诱发湿疹的各种因素，如皮毛、花粉、油漆、化纤衣物等；保持皮肤清洁，避免不良刺激，防止患儿搔抓和摩擦；避免强烈日光照射，衣着不宜过厚，头部可戴柔软布帽，以减轻后枕部的摩擦。（　　　）

二、非选择题

（一）填空题

1. 湿疹根据病程和皮损特点，一般分为＿＿＿＿＿、＿＿＿＿＿、＿＿＿＿＿三类。

2. 湿疹中医学又称为＿＿＿＿＿、＿＿＿＿＿。常根据发病年龄及皮损特点分为＿＿＿＿＿、＿＿＿＿＿、＿＿＿＿＿三型。

（二）名词解释

1. 湿疹

2. 苔藓样变

（三）简答题

1. 何谓接触性皮炎？

2. 简述湿疹治疗原则。

3. 简述湿疹辨证思路。

（四）问答题

请简述小儿湿疹的病因病机。

（五）复合题（病案分析题）

刘某，男，7 岁，素体虚弱，既往患过敏性鼻炎 4 年余。现主因"反复的红斑、丘疹、结痂 3 年"收住院。3 年前不明诱因患者双前臂、双下肢、面部出现丘疹、丘疱疹，伴瘙痒，搔破后流滋，有结痂。院外治疗后皮损消退，后每年皮损反复发作，且范围扩大。今年 3 月皮损再次发作，且泛发全身，皮疹暗红，有水疱、渗液，部分干燥结痂，伴有抓痕；自觉困乏身重，纳差；舌淡胖，脉缓。

要求对该病案进行分析，写出病证、病机、治法、方药。

参考答案

一、选择题

（一）A1 型题

1. D 2. E 3. D 4. B 5. C

（二）A2 型题

1. B 2. A 3. B

（三）A3 型题

（1）C　　（2）A

（四）B 型题

1. B 2. D 3. B 4. C

（五）X 型题

1. BDE 2. ACDE

（六）判断题

1. √ 2. √

二、非选择题

（一）填空题

1. 急性；亚急性；慢性

2. 奶癣；湿疮；脂溢性；湿性；干性

（二）名词解释

1. 湿疹是由多种内外因素引起的一种具有明显渗出倾向的炎症性皮肤病，临床以皮损形态多样，对称分布，剧烈瘙痒，有渗出倾向，反复发作为特征。

2. 苔藓样变又称苔藓化，因反复搔抓、摩擦导致的皮肤局限性增厚。表现为皮肤粗糙似皮革样，皮嵴隆起，皮沟加深，皮损界限清楚，常伴剧痒。常见于慢性单纯性苔藓、慢性湿疹等慢性瘙痒性皮肤病。

（三）简答题

1. 接触性皮炎有明显的接触史，初次接触发病有一定的潜伏期，在 4～5 天或 5 天以上。再次接触一般潜伏期时间缩短，皮损发于接触或暴露部位，皮损多为单一形态，境界清楚。一般除去致病物质后可自愈。

2. 湿疹的治疗原则是以祛风除湿止痒为基本治则，标本兼顾，内外合治。根据证候特点佐以清热、养血、健脾等法。外治宜用药温和，避免刺激皮肤而加重病情。

3. 湿疹的辨证可根据发病的缓急、皮损形态及伴随症状辨别。若发病急，皮疹以红斑、水疱、糜烂为主，伴便干溲赤，舌红苔黄腻者为湿热俱盛证；若发病较缓，皮疹以水疱、渗液为主，伴纳差便溏，舌淡苔白腻者为脾虚湿蕴证；若发病日久，皮疹干燥、脱屑，或苔藓样改变，瘙痒甚者为血虚风燥证。风湿热邪常相互搏结为病，临证还当辨清风湿热孰轻孰重，随症加减。

（四）问答题

小儿湿疹多由内、外因引起。常因禀赋不耐，乳食不当，脾胃受损，湿热内生，复受风湿热邪侵袭，内外邪气相搏，郁于肌肤所致。其发生与脾、肺、心、肝关系密切。小儿若先天禀赋不足，加之孕母喜食辛辣香燥之物，湿热内蕴，母体胎火湿热遗于小儿，复感风热，内外相合发于肌肤而致湿疹。小儿肌肤嫩薄，易感外邪。风为百病之长，可夹湿热而入。风湿热邪相互搏结，浸淫肌肤发为湿疹。小儿脾常不足，若乳食不当，脾胃受损，运化失司，脾虚湿蕴，外泛肌肤；或湿聚郁而生热，湿热俱盛，搏结肌肤；或因调护失宜，接触过敏物质、衣物摩擦及肥皂水洗等刺激，均可诱发湿疹。若湿疹迁延日久，湿郁化火，耗伤津血，致血虚风燥，肌肤失养，则反复发作，缠绵难愈。

（五）复合题（病案分析题）

病证：湿疹（脾虚湿蕴证）。

病机：患儿素体虚弱，脾虚不运，日久湿邪内聚，外泛肌肤则皮疹暗红，有水疱、渗液；湿困脾胃，阻滞气机，升降失常则纳差、困乏身重；舌淡胖，脉缓，指纹淡红，均为脾虚湿蕴之象。

治法：健运脾胃，除湿止痒。

方剂：除湿胃苓汤。

药物：苍术、厚朴、陈皮、猪苓、泽泻、茯苓、白术、滑石、防风、肉桂、白鲜皮、苦参、甘草。

第八节　维生素 D 缺乏性佝偻病

一、选择题

（一）A1 型题

1. 维生素 D 缺乏性佝偻病的主要病机是（　　）

　　A. 肺脾气虚　　　　　　B. 气血虚弱　　　　　　C. 脾肾虚亏

　　D. 肾精亏损　　　　　　E. 脾虚肝旺

2. 维生素 D 缺乏性佝偻病患儿出现坐迟立迟、行走无力、性情急躁、时有惊惕，甚或抽搐，其病位在（　　）

　　A. 肺　　　　　　　　　B. 肾　　　　　　　　　C. 肝

D. 脾　　　　　　　　　　E. 心

3. 维生素 D 缺乏性佝偻病患儿出现肌肉松弛、形体消瘦或虚胖、纳差便溏，其病位在（　　　）

A. 肺　　　　　　　　B. 肾　　　　　　　　C. 肝

D. 脾　　　　　　　　E. 心

4. 维生素 D 缺乏性佝偻病患儿出现毛发稀软、面色欠华、多汗、易患伤风感冒，其病位在（　　　）

A. 肺　　　　　　　　B. 肾　　　　　　　　C. 肝

D. 脾　　　　　　　　E. 心

5. 维生素 D 缺乏性佝偻病患儿出现精神烦躁、夜啼、睡卧不安、语迟，其病位在（　　　）

A. 肺　　　　　　　　B. 肾　　　　　　　　C. 肝

D. 脾　　　　　　　　E. 心

6. 维生素 D 缺乏性佝偻病患儿出现囟门逾期不合、天柱骨倒、鸡胸龟背、下肢弯曲，其病位在（　　　）

A. 肺　　　　　　　　B. 肾　　　　　　　　C. 肝

D. 脾　　　　　　　　E. 心

7. 维生素 D 缺乏性佝偻病形胖神疲，面白多汗，发稀枕秃，肌肉松软属轻症者治法是（　　　）

A. 健脾平肝　　　　　　B. 健脾补肺　　　　　　C. 健脾助运

D. 补肾平肝　　　　　　E. 补肾填精

8. 维生素 D 缺乏性佝偻病形胖神疲，面白多汗，发稀枕秃，肌肉松软属轻症者，其治疗可选（　　　）

A. 人参五味子汤（《幼幼集成》）

B. 益脾镇惊散（《医宗金鉴》）

C. 缓肝理脾汤（《医宗金鉴》）

D. 补天大造丸（《医学心悟》）

E. 补肾地黄丸（《医宗金鉴》）

9. 治疗维生素 D 缺乏性佝偻病脾虚肝旺证的首选方剂是（　　　）

A. 人参五味子汤（《幼幼集成》）

B. 益脾镇惊散（《医宗金鉴》）

C. 缓肝理脾汤（《医宗金鉴》）

D. 补天大造丸（《医学心悟》）

E. 补肾地黄丸（《医宗金鉴》）

10. 维生素 D 缺乏性佝偻病出现抽搐的机理是（　　　）

A. 肝阳亢盛而化风　　　　B. 邪入肝心而化风

C. 脾虚肝旺而化风　　　　　D. 脾肾阳衰而风动

E. 肾虚肝亢而化风

11. 治疗维生素 D 缺乏性佝偻病肺脾气虚证的首选方剂是（　　）

A. 玉屏风散　　　　　　　　B. 四君子汤　　　　　　　　C. 六君子汤

D. 人参五味子汤　　　　　　E. 补肺汤

12. 维生素 D 缺乏性佝偻病患儿若出现抽搐者，临证可选用（　　）

A. 益脾镇惊散　　　　　　　B. 羚角钩藤汤　　　　　　　C. 缓肝理脾汤

D. 镇肝熄风汤　　　　　　　E. 大定风珠

13. 维生素 D 缺乏性佝偻病患儿后遗症期其主要累及（　　）

A. 肺脾　　　　　　　　　　B. 肺肾　　　　　　　　　　C. 肝肾

D. 肝心　　　　　　　　　　E. 脾肾

14. 维生素 D 缺乏性佝偻病可出现慢惊风抽搐等症状的证型是（　　）

A. 表虚不固证　　　　　　　B. 肺脾气虚证　　　　　　　C. 脾虚肝旺证

D. 脾肾亏损证　　　　　　　E. 肝肾阴虚证

15. 据维生素 D 缺乏性佝偻病激期的症状分析，中医学认为其病位主要在（　　）

A. 肺脾肾　　　　　　　　　B. 肝脾肾　　　　　　　　　C. 心肝肾

D. 心肝脾　　　　　　　　　E. 肺肝肾

16. 据维生素 D 缺乏性佝偻病初期的症状分析，中医学认为其病位主要在（　　）

A. 肺脾　　　　　　　　　　B. 脾肾　　　　　　　　　　C. 肝肾

D. 肝脾　　　　　　　　　　E. 肺肾

17. 据维生素 D 缺乏性佝偻病恢复期的症状分析，中医学认为其病位主要在（　　）

A. 肺脾　　　　　　　　　　B. 脾肾　　　　　　　　　　C. 肝肾

D. 肝脾　　　　　　　　　　E. 肺肾

18. 据维生素 D 缺乏性佝偻病后遗症期的症状分析，中医学认为其病位主要在（　　）

A. 肺脾　　　　　　　　　　B. 肾脾　　　　　　　　　　C. 肾肝

D. 肝脾　　　　　　　　　　E. 肺肾

19. 维生素 D 缺乏性佝偻病，临证主要采用的辨证方法是（　　）

A. 八纲辨证　　　　　　　　B. 卫气营血辨证　　　　　　C. 三焦辨证

D. 脏腑辨证　　　　　　　　E. 六经辨证

20. 维生素 D 缺乏性佝偻病活动期骨骼畸形与年龄相关，其颅骨软化好发于何年龄组（　　）

A. 1～2 个月　　　　　　　　B. 3～6 个月　　　　　　　　C. 8～9 个月

D. 10～12 个月　　　　　　　E. 12～18 个月

21. 维生素 D 缺乏性佝偻病活动期骨骼畸形与年龄相关，其方颅好发于何年龄组（　　）

A. 1～2 个月　　　　　　　　B. 3～6 个月　　　　　　　　C. 8～9 个月

D. 10～12 个月　　　　　E. 12～18 个月

22. 治疗维生素 D 缺乏性佝偻病脾肾亏损证的首选方剂是（　　）

　　A. 人参五味子汤（《幼幼集成》）

　　B. 益脾镇惊散（《医宗金鉴》）

　　C. 缓肝理脾汤（《医宗金鉴》）

　　D. 补天大造丸（《医学心悟》）

　　E. 调元散（《活幼心书》）

23. 维生素 D 缺乏性佝偻病出现坐立、行走迟缓，方颅，鸡胸，龟背，下肢弯曲等症的机理是（　　）

　　A. 肝血不足，筋脉失养　　　B. 脾虚气弱，化生乏力

　　C. 肝肾亏损，筋骨软弱　　　D. 肾精亏虚，筋骨软弱

　　E. 肾精亏虚，髓海空虚

24. 维生素 D 缺乏性佝偻病出现智识不聪等症的机理是（　　）

　　A. 肝血不足，筋脉失养　　　B. 脾虚气弱，化生乏力

　　C. 肝肾亏损，筋骨软弱　　　D. 肾精亏虚，筋骨软弱

　　E. 肾精亏虚，髓海空虚

25. 维生素 D 缺乏性佝偻病后遗症期，应主要治以（　　）

　　A. 顾护脾胃　　　　　　B. 健脾益气　　　　　　C. 平肝安神

　　D. 温补肾阳　　　　　　E. 补肾填精

（二）A2 型题

1. 患儿，10 个月。2000 年 3 月 12 日就诊。因经常感冒、咳嗽来诊。生后曾患感冒 5 次、肺炎喘嗽 2 次。系第一胎足月剖宫产，生后哭声弱，人工喂养，未添加鱼肝油。体重 12kg，精神疲乏，呼吸平稳，头围 47cm，方颅，且有枕秃，前囟 1.5cm×2cm 大小，无囟陷及囟填，头发稀且黄，未出牙，脊柱无畸形，手镯不明显，神经系统检查未见异常。现多汗，纳差，大便不实，面色无华。舌质淡，苔薄白，指纹淡。其证候是（　　）

　　A. 肺脾气虚证　　　　　B. 脾虚肝旺证　　　　　C. 表虚不固证

　　D. 肝肾阴虚证　　　　　E. 脾肾亏损证

2. 一 3 岁维生素 D 缺乏性佝偻病患儿，症见坐立行走无力，夜惊啼哭，神疲纳差，面色少华，其脉象特点为（　　）

　　A. 数而无力　　　　　　B. 虚而无力　　　　　　C. 细弦而有力

　　D. 细弦而无力　　　　　E. 弦而有力

（三）A3 型题

患儿，10 个月。2000 年 3 月 12 日就诊。因经常感冒、咳嗽来诊。生后曾患感冒 5 次、肺炎喘嗽 2 次。系第一胎足月剖宫产，生后哭声弱，人工喂养，未添加鱼肝油。体重 12kg，精神疲乏，呼吸平稳，头围 47cm，方颅，且有枕秃，前囟 1.5cm×2cm 大

小，无囟陷及囟填，头发稀且黄，未出牙，脊柱无畸形，手镯明显，神经系统检查未见异常。现多汗，纳差，大便不实，面色无华。舌质淡，苔薄白。

(1) 该患儿诊断为 (   )

　　A. 虚劳　　　　　　　　　B. 汗证　　　　　　　　　C. 五迟

　　D. 解颅　　　　　　　　　E. 维生素 D 缺乏性佝偻病

(2) 患儿指纹颜色应为 (   )

　　A. 红　　　　　　　　　　B. 紫　　　　　　　　　　C. 青

　　D. 淡　　　　　　　　　　E. 黑

（四）B 型题

　　A. 人参五味子汤（《幼幼集成》）

　　B. 益脾镇惊散（《医宗金鉴》）

　　C. 缓肝理脾汤（《医宗金鉴》）

　　D. 补天大造丸（《医学心悟》）

　　E. 调元散（《活幼心书》）

1. 治疗维生素 D 缺乏性佝偻病脾虚肝旺证的首选方剂是 (   )
2. 治疗维生素 D 缺乏性佝偻病脾肾亏损证的首选方剂是 (   )

（五）X 型题

1. 维生素 D 缺乏性佝偻病激期常见体征有 (   )

　　A. 方颅　　　　　　　　　B. 鸡胸或龟背　　　　　　C. 脊柱后突

　　D. 肋骨串珠　　　　　　　E. 下肢畸形

2. 下列哪些是脑积水（解颅）的特有症状 (   )

　　A. 囟门逾期不合，反而逐渐加宽

　　B. 头颅明显增大，头皮光急

　　C. 头大颈细，头倾不立

　　D. 烦躁，呕吐，嗜睡或惊厥

　　E. 叩之呈现破壶声，目珠下垂如落日状

3. 下列关于维生素 D 缺乏性佝偻病的发病季节、多发年龄组的叙述正确的是 (   )

　　A. 北方地区发病率高　　　B. 南方地区发病率高

　　C. 多发于 1 岁以内小婴儿　D. 多发于 2 岁以上的小儿

　　E. 多发于户外活动少的小婴儿

4. 治疗维生素 D 缺乏性佝偻病常用中成药有 (   )

　　A. 玉屏风口服液　　　　　B. 补中益气颗粒　　　　　C. 六味地黄口服液

　　D. 小儿牛黄清心散　　　　E. 龙牡壮骨颗粒

5. 江育仁教授治疗维生素 D 缺乏性佝偻病的验方，其组成为紫河车、牡蛎、黄芪、蜈蚣、青盐。可用于治疗 (   )

　　A. 肺脾气虚证　　　　　　B. 脾虚肝旺证　　　　　　C. 心肾不交证

D. 肝肾不足证　　　　　　　　E. 脾肾亏损证

6. 治疗维生素 D 缺乏性佝偻病的常用方剂有（　　）

A. 人参五味子汤　　　　B. 益脾镇惊散　　　　C. 缓肝理脾汤

D. 补天大造丸　　　　　E. 补肾地黄丸

7. 下列哪些疾病可影响婴幼儿生长发育，可出现囟门逾期不合等症状（　　）

A. 维生素 D 缺乏性佝偻病　　B. 五迟　　　　　C. 疳证

D. 解颅　　　　　　　　E. 五软

8. 维生素 D 缺乏性佝偻病可影响患儿生长发育，出现五迟症状。亦可出现五迟症状的病证有（　　）

A. 疳证　　　　　　　B. 解颅　　　　　　C. 泄泻

D. 积滞　　　　　　　E. 汗证

9. 维生素 D 缺乏性佝偻病恢复期骨骼改变虽可恢复，但仍可有哪些脏腑不足的症状（　　）

A. 肺　　　　　　　B. 脾　　　　　　C. 心

D. 肝　　　　　　　E. 肾

10. 维生素 D 缺乏性佝偻病激期，可累及（　　）

A. 肺　　　　　　　B. 脾　　　　　　C. 心

D. 肝　　　　　　　E. 肾

11. 维生素 D 缺乏性佝偻病，初期的病变部位在（　　）

A. 肺　　　　　　　B. 脾　　　　　　C. 心

D. 肝　　　　　　　E. 肾

12. 维生素 D 缺乏性佝偻病，后遗症期遗有不同程度的骨骼畸形，其病变脏腑主要在（　　）

A. 肺　　　　　　　B. 脾　　　　　　C. 心

D. 肝　　　　　　　E. 肾

（六）判断题

1. 临证诊断维生素 D 缺乏性佝偻病时应依据病史、病因、临床表现、血生化及骨骼摄片检查综合来判断。（　　）

2. 临证诊断维生素 D 缺乏性佝偻病时，详细询问病史非常重要。除询问是否有缺乏日照与维生素 D 摄入不足，详细询问孕母孕期日照、维生素 D 及钙的摄入情况外，尚需询问家族史及遗传代谢病史。有助于排除相关其他疾病。（　　）

3. 治疗维生素 D 缺乏性佝偻病脾虚肝旺证的首选方剂是缓肝理脾汤。（　　）

二、非选择题

（一）填空题

1. 提出"数见风日"的佝偻病预防措施的医家是_____。

2.《小儿药证直诀》将维生素 D 缺乏性佝偻病胸骨与脊柱畸形称为_____。

3. 6 个月龄以上维生素 D 缺乏性佝偻病患儿,额顶部出现对称性颅骨圆突者,称为_____。

4. 维生素 D 缺乏性佝偻病患儿护理时,不宜_____,以防止发生骨骼畸形。

5. 维生素 D 缺乏性佝偻致成慢惊风的机理是_____。

6. 维生素 D 缺乏性佝偻病患儿出现囟门迟闭,骨骼畸形,发育迟缓的机理是_____。

7. 维生素 D 缺乏性佝偻病患儿出现夜啼、惊惕的机理是_____。

8. 维生素 D 缺乏性佝偻病患儿出现语言迟缓的机理是_____。

9. 若维生素 D 缺乏性佝偻病脾虚肝旺患儿出现抽搐明显者,可用缓肝理脾汤进行治疗,试问缓肝理脾汤中治肝旺的方法与措施是_____。

10. 维生素 D 缺乏性佝偻病诊断要点中,_____是诊断的金标准。

(二) 名词解释

维生素 D 缺乏性佝偻病

(三) 简答题

简述维生素 D 缺乏性佝偻病的预防与护理。

(四) 问答题

1. 维生素 D 缺乏性佝偻病的临床表现有哪些?

2. 维生素 D 缺乏性佝偻病的病因病机是什么?

3. 维生素 D 缺乏性佝偻病的中医辨证要点为何?

4. 维生素 D 缺乏性佝偻病引起抽搐的机理及治疗是什么?

5. 维生素 D 缺乏性佝偻病的治疗原则是什么?

6. 试述维生素 D 缺乏性佝偻病的分证论治。

(五) 复合题 (病案分析题)

患儿,10 个月。2000 年 3 月 12 日就诊。因经常感冒、咳嗽来诊。生后曾患感冒 5 次、肺炎喘嗽 2 次。系第一胎足月剖宫产,生后哭声弱,人工喂养,未添加鱼肝油。体重 12kg,精神疲乏,呼吸平稳,头围 47cm,方颅,且有枕秃,前囟 1.5cm×2cm 大小,无凹陷及囟填,头发稀疏且黄,未出牙,脊柱无畸形,手镯不明显,神经系统检查未见异常。现多汗,纳差,大便不实,面色无华。舌质淡,苔薄白,指纹淡。

请分析该患儿为何多次患感冒、肺炎喘嗽,并做出初步诊断及选用何种方剂治疗。

参考答案

一、选择题

(一) A1 型题

1. C 2. C 3. D 4. A 5. E 6. B 7. B 8. A 9. B 10. C 11. D

12．C　13．E　14．C　15．C　16．A　17．A　18．B　19．D　20．B　21．C　22．D
23．D　24．E　25．E

（二）A2 型题

1．A　2．D

（三）A3 型题

（1）E　　（2）D

（四）B 型题

1．B　2．D

（五）X 型题

1．ABCDE　2．ABDE　3．ACE　4．ACDE　5．BE　6．ABDE　7．ABCD
8．AB　9．AB　10．CDE　11．AB　12．BE

（六）判断题

1．√　2．√　3．×

二、非选择题

（一）填空题

1．巢元方《诸病源候论》

2．龟背、龟胸

3．方颅

4．久坐久立

5．脾虚生风，或筋脉失养

6．肾虚骨弱

7．心阴不足，心火内亢

8．心气不足

9．缓肝，扶土抑木

10．血生化、骨骼 X 线

（二）名词解释

维生素 D 缺乏性佝偻病简称佝偻病，是由于儿童体内维生素 D 不足，致使钙磷代谢失常的一种慢性营养缺乏性疾病，以正在生长的骨骺端软骨板不能正常钙化，造成骨骼病变为特征，以多汗，夜啼，烦躁，枕秃，肌肉松弛，囟门迟闭，甚至鸡胸肋翻、下肢弯曲等为主要临床表现，是小儿时期常见的疾病之一。

（三）简答题

①加强孕期保健，孕妇应有适当的户外活动，多晒太阳，增强体质，并积极防治慢性病。②加强户外活动，多晒太阳，增强小儿体质。婴儿于 2 个月开始多晒太阳，每日平均 1 小时以上。③提倡母乳喂养，及时添加辅食，多食富含维生素 D 及钙磷丰富的食物。④患儿衣带应宽松，不要久坐、久立，防止发生骨骼变形。不系裤带，穿背带裤，

防止肋骨外翻。帮助患儿做俯卧抬头动作，每日 2～3 次，防止鸡胸形成。

（四）问答题

1. 临床上按活动程度将本病分为四期，即初期、激期、恢复期、后遗症期。①初期：多见 6 个月以内，特别是 3 个月以内的小婴儿。多为神经兴奋性增高的表现，如夜惊、易激惹、烦躁、汗多刺激头皮而摇头等。血液生化改变轻微，一过性血钙下降，血磷降低，碱性磷酸酶正常或稍高。此期常无骨骼病变，骨骼 X 线可正常，或钙化带稍模糊。②激期：多汗、夜惊、易激惹等症状更加明显。体征方面主要是骨骼的改变，表现部位与该年龄骨骼生长速度较快的部位相一致。6 个月龄以内婴儿以颅骨改变为主，如颅骨软化；6 个月龄以后可出现方颅、佝偻病串珠、佝偻病手镯或脚镯；1 岁左右的小儿可见鸡胸、郝氏沟；小儿开始站立与行走后可出现股骨、胫骨、腓骨弯曲，形成"O"形或"X"形腿，有时有"K"形样下肢畸形；患儿会坐与站立后可出现脊柱畸形。严重低血磷使肌肉糖代谢障碍，出现全身肌肉松弛、肌张力降低和肌力减弱。此期血生化除血钙稍低外，其余指标改变更加显著，25-（OH）D_3＜8ng/mL。X 线摄片改变明显。③恢复期：患儿经治疗或日光照射后，临床症状和体征逐渐减轻或消失，X 线示临时钙化带重现，血生化恢复正常。④后遗症期：患儿因症重常残留不同程度的骨骼畸形或运动功能障碍，多见于 2 岁以上小儿，临床症状消失，血生化正常，骨骼 X 线摄片干骺端病变消失。

2. 本病的发生主要责之于先天禀赋不足、后天调护失宜、或其他因素影响，导致脾肾亏虚。病位主要在脾肾，先天之本不足、后天化生无力，病变亦可涉及五脏。①禀赋不足：孕妇的饮食起居、精神调摄，都会直接或间接影响胎儿的营养与发育。孕母胎孕之期户外活动少，日照不足，或妊娠后期维生素 D 营养不足，或孕母患病等因素，或父母体质素虚，均可导致孕妇胎养失宜，使胎元禀赋未充，肾脾不足。②调护失宜：母乳缺乏、人工喂养，未及时添加辅食，或食品的质和量不能满足小儿生长发育的需要，致使营养失衡，脏腑失于濡养，脾肾亏损，筋骨肌肉不充而发病。③日照不足：长期不接受阳光照射，可造成小儿气血虚弱，影响脾肾功能，致骨骼发育不坚。日照不足的原因，常与户外活动少或生于寒冷地区，空气中多烟雾，或阳光被玻璃所挡有关。④疾病影响：无论是外感疾病，还是内伤病证；无论是他病已愈，还是他病未愈或缠绵，皆可影响脾、肝、肾与气血津液，导致脾肝肾亏虚而发病。⑤需要量相对增加：小儿生长发育迅速，需要的物质相对较多，形成相对的不足。婴儿早期生长发育速度较快，也极易发生本病。肾为先天之本，肾虚骨弱，筋骨不坚，囟门迟闭，骨骼畸形，发育迟缓；脾为后天之本，气血生化之源，脾虚则无以化生水谷精微、四肢百骸失其充养，可见消瘦、肌肉软弱、毛发稀疏、纳差便溏；心阴不足，心火内亢，则夜啼、惊惕；肝阴不足，肝阳偏旺，土虚木亢而生风，或筋脉失养则致抽搐之慢惊风；心气不足则见语言迟缓。因本病造成体质虚弱，抗邪能力低下，致易感外邪，或易为乳食所伤，而形成反复感冒、肺炎喘嗽、厌食、积滞、泄泻等病证。

3. 本病以虚为主，临证按脏腑进行辨证。根据病史、临床表现，首先应区分病因，其次分清病情轻重，最后应辨脏腑病位。①辨病因：区分早产、双胎，以及孕期孕母患病等先天因素；区分乳食喂养不当，生长发育，病后失调等诸后天调摄因素。②辨病情轻重：症见烦躁，多汗，枕秃，纳呆，囟门开大，未见骨骼变化者为轻；症见精神淡漠，汗出如淋，肌肉松弛，颅骨软化，或方颅、前囟迟闭，严重鸡胸，下肢弯曲，脊柱畸形者为重。③辨脏腑：病在脾者，症见肌肉松弛、形体消瘦或虚胖、纳差便溏；病在肺者，症见毛发稀软、面色欠华、多汗、易患伤风感冒；病在肝者，症见坐迟立迟、行走无力、性情急躁、时有惊惕，甚或抽搐；病在心者，症见精神烦躁、夜啼、睡卧不安、语迟；病在肾者，症见囟门逾期不合、天柱骨倒、鸡胸龟背、下肢弯曲。一般初期病变脏腑以肺脾为主，激期累及心肝肾，恢复期骨骼改变虽近恢复、但仍可有肺脾等不同程度的虚证，后遗症期病变脏腑以肾脾为主。

4. 维生素 D 缺乏性佝偻病引起的抽搐，属于传统中医学"慢惊风"范畴。肝主筋，肝血不足、筋脉失养、肝木偏旺，故坐立行走无力、夜惊啼哭；脾虚肝亢化风、内风扰动，可见抽搐。治以扶土抑木，息风止抽。方选缓肝理脾汤（《医宗金鉴》）治疗。

5. 本病当以调补脾肾为要，以健脾益气、补肾填精为基本治则。顾护脾胃尤为重要。病之初期、激期以健脾益气补肺为主，佐以敛阴、固表、平肝、安神；后遗症期则补肾填精壮骨为主，佐以益气、养血、固表、生髓。特别强调以防止畸形及复发为目的，宜及早采取综合措施加以调治，包括日光照射，合理膳食及药物，防止并发症等。

6. ①肺脾气虚证，症见：多汗，睡眠不宁，囟门开大，头发稀疏而见枕秃，面色少华，肌肉松弛，纳呆，大便不调，反复感冒，舌质淡，苔薄白，指纹淡，脉虚无力。治法：健脾补肺，益气固表。主方：人参五味子汤（《幼幼集成》）加减。②脾虚肝旺证，症见：面色少华，多汗，夜惊啼哭，甚至抽搐，神疲纳呆，坐立行走无力，舌质淡，苔薄，指纹淡，脉细弦。治法：扶土抑木，理脾平肝。主方：益脾镇惊散（《医宗金鉴》）加减。③脾肾亏损证，症见：面色苍白无华，头汗淋漓，肢软乏力，神情淡漠、呆滞，甚或生长发育迟缓，如出牙、坐立、行走迟缓，囟门不闭，头颅方大，鸡胸、龟背，或见漏斗胸，肋外翻，下肢弯曲，舌质淡，苔少，指纹淡，脉细无力。治法：补肾填精，佐以健脾。主方：补天大造丸（《医学心悟》）合补肾地黄丸（《医宗金鉴》）加减。

（五）复合题（病案分析题）

易患感冒、肺炎喘嗽的原因：该患儿体质虚弱，肺脾气虚，肺气虚表气亦虚，表虚不固，抗病能力低下，易感受外邪，感邪易于发病，常易蕴郁肺络，肺气郁闭。

初步诊断：维生素 D 缺乏性佝偻病（肺脾气虚证）。

治疗：治以健脾补肺，选方为人参五味子汤。